刑事精神鑑定ハンドブック

編集
五十嵐禎人／岡田幸之

中山書店

序

　刑事責任能力鑑定は，古くから司法精神医学の最重要課題のひとつとされてきた．2005年7月から施行された「心神喪失等の状態で重大な他害行為を行った者の医療及び観察等に関する法律」（以下，「医療観察法」という．）による司法精神医療では，心神喪失・心神耗弱者の認定が要件とされており，質の高い刑事責任能力鑑定の重要性が増すこととなった．また，2009年5月から施行された「裁判員の参加する刑事裁判に関する法律」（以下，「裁判員裁判法」という．）による裁判員裁判では，口頭主義の徹底をはじめ審理の在り方が大きく変化したが，それに伴い，刑事責任能力鑑定の実施や報告にも大きな変化が要請されるようになった．さらに，医療観察法や裁判員裁判法の施行を契機として，刑事責任能力鑑定の在り方について，活発な議論が行われるようになった．

　編者の一人である五十嵐が責任編集を担当した『刑事精神鑑定のすべて』は，《専門医のための精神科臨床リュミエール》シリーズ（総編集：松下正明）の第1巻として，2008年に刊行された．精神科医としての初期研修をすでに修了した医師が，初めて刑事精神鑑定を行うにあたりまず読むべき教科書として企画された同書は，新しい時代の刑事責任能力鑑定の在り方を示す書として，幸いにも多くの読者の好評を得ることができた．しかし，『刑事精神鑑定のすべて』は，裁判員裁判法が施行される前に刊行されており，裁判員制度による刑事責任能力鑑定の変化や最近の刑法学や司法精神医学における議論については，対応していない．

　本書『刑事精神鑑定ハンドブック』は，『刑事精神鑑定のすべて』をふまえて企画された．五十嵐，岡田の両名で編集を行い，裁判員制度による刑事責任能力鑑定の変化に対応する内容とすること，刑事責任能力鑑定の経験をもつ精神科医が読んでも，その技量の向上に役立つような内容の本とすることを目指して企画を行った．執筆者については，わが国の司法精神医学・司法精神医療の中核を担っている方々にお願いすることとしたが，『刑事精神鑑定のすべて』との重複を避けるとともに，なるべく若手の先生方にお願いすることとした．

　総論では，刑事責任能力鑑定の基礎をなす概念の解説や刑事責任能力判定の具体的な方法論にはじまり，医療観察法，刑事訴訟能力，少年事件，犯罪被害者に関する精神鑑定の問題や犯罪心理学・臨床精神病理学の視点からみた精神鑑定の問題を取り上げた．次いで，鑑定を依頼する立場である法曹関係者が刑事責任能力鑑定に求めるものについて，裁判官，検察官，弁護士のそれぞれの立場から述べていただいた．各論では，刑事責任能力鑑定で問題となることの多い精神疾患について，自験例に基づいたモデル鑑定書を提示したうえで，責任能力判定のポイントや鑑定書の書き方などについて解説をしていただいた．

　本書は，精神科医を主たる読者として想定しているが，刑事責任能力鑑定をめぐる諸問題を幅広く網羅しており，裁判官，検察官，弁護士などの法律実務家や刑事法学者，さらには精神鑑定に興味をもつ一般の方が読まれても，刑事責任能力鑑定に関する精神医学の現在の考え方を知るうえでの参考になるものと思われる．

本書の編集にあたり，松下正明先生には，企画当初から大所高所からの貴重なご助言を賜った．松下先生のご助言のおかげで，本書を，刑事責任能力鑑定をめぐる幅広い課題に対応した本とすることができた．ここに特記して，深謝の意を表したい．

　刑事責任能力鑑定の件数が増加し，経験や知識が十分でない精神科医が刑事責任能力鑑定を依頼されることも少なくない．日本司法精神医学会では，研修・教育の場として刑事精神鑑定ワークショップを開催し，また，刑事責任能力鑑定に関する専門医資格として，学会認定精神鑑定医制度を実施している．本書は，学会認定精神鑑定医に必要とされる刑事責任能力鑑定に関する知識や鑑定書作成に当たり行われるべき作業をカバーする内容となっている．

　本書を手にした読者の方々が，刑事責任能力鑑定に関する知識を深め，質の高い刑事責任能力鑑定を行うことができるようになるとすれば，編者として望外の喜びである．

2019年1月

五十嵐禎人，岡田幸之

I. 総論

1 刑事責任能力鑑定の精神医学的基礎　　五十嵐禎人　2

はじめに　2　／　1. 刑法における犯罪と責任能力　2　／　2. 責任能力の判定基準　3　／　3. 刑事責任能力の歴史的な展開　4　／　4. 刑法学における責任能力　5　／　5. 精神医学からみた刑事責任能力　7　／　6. 可知論的アプローチによる刑事責任能力判定の実際　10　／　7. 刑事責任能力鑑定における中立性の問題　19

2 刑事責任能力鑑定の実際　　岡田幸之　22

はじめに　22　／　1. ①精神鑑定の依頼を受ける　22　／　2. ②資料を精読する　24　／　3. ③本人への面接を行う　24　／　4. ④家族への面接を行う　26　／　5. ⑤心理検査を行う　26　／　6. ⑥医学的検査を行う　26　／　7. ⑦収集した情報をまとめる　27　／　8. ⑧精神医学の診断をする　27　／　9. ⑨事件を説明する　28　／　10. ⑩鑑定書を作成する　29　／　11. ⑪出廷する　30　／　12. ⑫鑑定を終了する　31　／　13. ⑬再鑑定をする　32　／　おわりに　32

3 刑事責任能力の判定（1）
刑事責任能力判断において精神科医の果たすべき役割　　五十嵐禎人　33

はじめに　33　／　1. 主な精神科医の見解　33　／　2. 精神科医の見解に対するコメント　36　／　3. 刑事責任能力判断における裁判官と精神科医の役割　38

4 刑事責任能力の判定（2）
刑事責任能力判断の構造の8ステップについて　　岡田幸之　42

はじめに　42　／　1. 刑事責任能力判断の構造の8ステップ　42　／　2. 8ステップによる整理の活用　45

5 医療観察法に関する精神鑑定　　椎名明大　47

はじめに　47　／　1. 医療観察法における鑑定　47　／　2. 医療観察法鑑定における原則　48　／　3. 医療観察法鑑定で評価すべき項目　52　／　4. 医療観察法鑑定の進め方　59　／　5. 医療観察法鑑定実務における留意点　62　／　6. 医療観察法鑑定書様式と鑑定書例　64　／　おわりに　64

6 刑事訴訟能力に関する精神鑑定　　中島　直　67

1. 訴訟能力とは　67　／　2. 総論　67　／　3. 障害別検討　71　／　おわりに　76

7　少年の司法システムと精神鑑定　　　　安藤久美子　78

はじめに　78　／　1. 少年犯罪と少年法　79　／　2. 少年事件における司法システムの流れ　81　／　3. 少年における精神鑑定の実際　82　／　4. 精神鑑定の目的と治療的効果　87　／　5. 鑑定書の作成　88　／　6. 鑑定人尋問　88　／　おわりに　89

8　刑事事件における被害者の鑑定　　　　小西聖子，山本このみ　90

はじめに　90　／　1. 鑑定の委嘱　91　／　2. 被害者の診断の方法について　93　／　3. 被害者への配慮　98

9　犯罪心理学からみた精神鑑定　　　　渡邉和美　101

はじめに　101　／　1. 犯罪心理学とは　101　／　2. 犯罪原因論　102　／　3. 犯罪行動を理解する視点　105　／　4. 犯罪行動の評価　113

10　臨床精神病理学からみた精神鑑定　　　　古茶大樹　115

はじめに　115　／　1. 伝統精神医学（ハイデルベルク学派）の思想　115　／　2. 詐病について　121　／　3. 健忘について　124

II. 刑事精神鑑定に望むもの──法曹からみた刑事精神鑑定

1　裁判官の立場から　　　　稗田雅洋　128

はじめに　128　／　1. 責任能力判断の構造と法律家と精神科医の役割分担　128　／　2. 刑事精神鑑定に求められるもの　129　／　3. 訴訟能力に関する精神鑑定について　130

2　検察官の立場から　　　　高嶋智光　132

はじめに　132　／　1. 責任能力が必要とされる理由をふまえた鑑定　132　／　2. 鑑定事項（検察官鑑定と裁判所鑑定の相違）　133　／　3. 可知論に立った鑑定　133　／　4.「7つの着眼点」の活用　134　／　5. 行動制御能力を独立に判断することは可能か　134　／　6. 鑑定資料の不足　135　／　7. 鑑定資料の信用性への配慮　135　／　おわりに　136

3　弁護人の立場から　　　　菅野　亮　137

はじめに　137　／　1. 鑑定の種類と弁護人の関わり方　137　／　2. 弁護人が鑑定に望むこと　138　／　おわりに　141

III. 各論―各種疾患の精神鑑定例

1 統合失調症（1） 岡田幸之 144
はじめに 144 ／ 1. 精神鑑定書 144 ／ 2. 解説 148 ／ おわりに 151

2 統合失調症（2） 五十嵐禎人 152
はじめに 152 ／ 1. 統合失調症の症状と刑事責任能力 152 ／
2. 精神鑑定書 153 ／ 3. 解説 158 ／ おわりに 161

3 気分（感情）障害 赤崎安昭 162
1. うつ病者の精神鑑定 162 ／ 2. 精神鑑定書 163 ／
3. 解説および精神鑑定から得た教訓 170 ／ 4. 拡大自殺に対する私見 173

4 アルコール関連障害 村田昌彦 175
はじめに 175 ／ 1. 酩酊状態の判断 175 ／ 2. 精神鑑定書 177 ／
3. 事例の考察 183 ／ おわりに 184

5 薬物関連障害 今井淳司 186
はじめに 186 ／ 1. いわゆる覚せい剤精神病と統合失調症の鑑別 186 ／
2. 福島の不安状況反応 188 ／ 3. 操作的診断とわが国における慢性覚せい剤中毒概念 188 ／ 4. 鑑別困難な場合の対処 189 ／ 5. 自招性の問題 190 ／
6. 精神鑑定書 190 ／ おわりに 194

6 解離性障害 安藤久美子 196
はじめに 196 ／ 1. 解離症状と解離性健忘 196 ／ 2. 解離性同一症／解離性同一性障害（DID） 197 ／ 3. 精神鑑定書 198 ／ 4. 解説 204

7 摂食障害 五十嵐禎人 206
はじめに 206 ／ 1. 摂食障害と万引きの関係 206 ／
2. 万引きを繰り返す摂食障害患者に対する嗜癖モデルによる治療 208 ／
3. 万引きを繰り返す摂食障害患者の治療と司法処分との関係 209 ／
4. 万引きを繰り返す摂食障害患者の責任能力に関する精神科医の見解 210 ／
5. 万引きを繰り返す摂食障害患者の責任能力に関する司法の判断 212 ／
6. 精神鑑定書 213 ／ 7. 解説 219

8　パーソナリティ障害　　　　　　　　　　　　　　　　　　　岡田幸之　223

はじめに　223　／　1. 各種のパーソナリティ障害と犯罪　223　／
2. 刑事責任能力の判断と機序の説明　224　／
3. 機序を説明するうえでのディメンショナル方式の利用　225　／
4. 鑑定実施とパーソナリティ障害　226　／　5. 精神鑑定書　226

9　認知症・器質性精神障害　　　　　　　　　　　　　　　　　村松太郎　232

はじめに　232　／　1. 鑑定書作成例　232　／　2. 鑑定書の書き方についての解説　239　／
3. 将来の展望　241　／　おわりに　245

10　知的能力障害　　　　　　　　　　　　　　　　　　　　　　森　裕　247

1. 精神遅滞者による犯罪　247　／　2. 司法精神医学における伝統的見解と刑事司法における
責任能力判断　247　／　3. 精神遅滞の精神医学的診断と評価　248　／　4. 精神遅滞者の
供述の取り扱いについて　249　／　5. 精神遅滞者の刑事精神鑑定の実際　250　／
6. 精神鑑定書　251　／　7. 解説　255

11　自閉症スペクトラム障害　　　　　　　　　　　　　　　　　村杉謙次　259

1. 自閉症スペクトラム障害とその責任能力　259　／　2. 鑑定事例の提示　260　／
3. 事例の解説と自閉症スペクトラム障害診断の留意点　267　／　おわりに　271

索引　　　　　　　　　　　　　　　　　　　　　　　　　　　　　　　　273

執筆者一覧 (執筆順)

五十嵐禎人	千葉大学社会精神保健教育研究センター法システム研究部門
岡田　幸之	東京医科歯科大学大学院医歯学総合研究科精神行動医科学分野
椎名　明大	千葉大学社会精神保健教育研究センター治療・社会復帰支援研究部門
中島　　直	多摩あおば病院
安藤久美子	聖マリアンナ医科大学精神神経科学，国立精神・神経医療研究センター精神保健研究所
小西　聖子	武蔵野大学人間科学部 / 大学院人間社会研究科人間学専攻 / 心理臨床センター
山本このみ	武蔵野大学大学院人間社会研究科人間学専攻 / 心理臨床センター
渡邉　和美	科学警察研究所
古茶　大樹	聖マリアンナ医科大学神経精神科学
稗田　雅洋	早稲田大学大学院法務研究科（元東京地方裁判所）
高嶋　智光	法務省人権擁護局（最高検察庁）
菅野　　亮	法律事務所シリウス
赤崎　安昭	鹿児島大学医学部保健学科・同大学院保健学研究科
村田　昌彦	国立病院機構 榊原病院
今井　淳司	東京都立松沢病院
村松　太郎	慶應義塾大学医学部精神神経科
森　　　裕	大阪精神医療センター
村杉　謙次	国立病院機構 小諸高原病院

I

総論

1 刑事責任能力鑑定の精神医学的基礎

はじめに

　刑事責任能力鑑定に関する論点は多岐にわたる．主なものをあげれば，自由意志をめぐる問題，可知論・不可知論の問題，限定責任能力の問題，鑑定の拘束性の問題などである．多くは，古くから論じられてきた論点であり，おおよそ 2 つの対立する立場が存在している．哲学的あるいは形而上学的な問題も含んでおり，自然科学の課題のように，実験を行ったり，何らかのデータを収集・分析することによって，対立する見解のどちらが正しいのかについて，検証することは事実上不可能である．こうした刑事責任能力鑑定に関する主な論点に関しては，これまでにも種々の文献があり，最近では，仲宗根[1]，中田[2]，西山[3]，岡田[4]，中谷[5]，山上[6] などが述べている．「刑事責任能力鑑定の精神医学的基礎」と題する総説的な論考としては，本来であれば，これらの論点をめぐるこれまでの議論を紹介・検討すべきとも思われる．しかし，筆者の能力の限りもあり，これらの詳細については，前掲の諸論文を参照していただくこととし，本項では，刑事責任能力鑑定に関する基礎的な概念を解説するとともに，精神医学からみた刑事責任能力とその判定の実際について，筆者の私見も含めて述べることとする．

1. 刑法における犯罪と責任能力

　近代刑法では，ある人が行った行為が法律に規定された犯罪行為の型（構成要件）に該当し，その行為が法の保護しようとする生活利益（法益）を害するものであり（違法性），かつ，その行為について行為者を非難しうる（有責性）場合にはじめて，その行為を犯罪として処罰することができるとされている．つまり刑法上の犯罪とは，構成要件に該当する，違法にして有責な行為である．

　たとえば 6 歳の幼児がライターをいたずらして火を出し，家を全焼させた場合を考えてみよう．その幼児の行為は，放火ないし失火の罪に該当する違法な行為であっても，その幼児を刑務所に収容して処罰すべきであると考える人はまずいない．それは，6 歳の幼児には，自らの行為の善悪を判断する能力やその結果を予測したりする能力がほとんどないと考えられるからである．

　「責任なければ刑罰なし」という法格言に示されるように，その行為者の判断能力が，何らかの理由で一般人と比較して著しく低い場合には，たとえ，構成要件に該当する違法な行為を行ったとしても，その行為者を一般人と同様に非難することはできず，したがって，その責任を問うたり，刑罰を科したりすることはできないと考えられている（これを刑法学で

は責任主義と呼ぶ）．刑法学では，こうした行為の善悪，すなわち違法性を認識・判断し，その認識・判断に従って自己の行為を制御する能力を責任能力と呼ぶ．

2. 責任能力の判定基準

　多くの先進諸国の刑法には，刑事責任能力ならびに免責後の処遇制度が規定されている．しかし，なかには例外もある．たとえば，スウェーデン刑法には，責任能力に関する規定はなく，いかなる者も罪を犯した場合には相応の制裁を受けなければならないとされている．したがって，たとえ統合失調症のような重篤な精神障害に罹患している人が精神病状態で行った触法行為であっても免責されることはない．ただし，スウェーデン刑法には，重篤な精神障害の下で触法行為を行った者に対する治療処分が定められており，これらの人は，制裁として，刑務所ではなく，司法精神科病院へ入院することになる．

　刑事責任能力に関する規定がある国の刑法における責任能力の規定の仕方については，① 精神病等の生物学的要素を基準とする生物学的方法，② 自由な意思決定（弁別・制御能力）の排除といった心理学的要素を基準とする心理学的方法，③ 両者を併用する混合的（複合的）方法の3つの方法がある．

　①の手法を採用した例は，フランス旧刑法典やアメリカの一部で一時期採用されていたダラム・ルール（Durham Rule）である．1810年に制定されたナポレオン（Napoléon）刑法典の第64条は，「被告人が痴呆（démence）の状態にあった場合，又は抵抗不能な力によって強制された場合は，重罪もしくは軽罪とならない」と規定していた．また，ダラム・ルールでは，「被告人は自己の違法行為が精神の疾患または欠陥の所産であったときは，刑事上の責任を負わない」とされていた．

　②の心理学的要素のみを基準とする方法を採用しているのは，最近改正されたスイス刑法である．スイス刑法19条1項は，「行為者が行為の時に自己の行為の不法を弁識し，又はその弁識に従って行動する能力を有していなかったときは，罰しない」，2項は，「行為者が行為の時に自己の行為の不法を弁識し，又はその弁識に従って行動する能力を部分的にしか有していなかったときは，裁判所は，刑を減軽する」[7]と規定しており，生物学的要素を要件とはしていない．なお，スイス刑法は，ドイツ刑法と同様に刑罰と処分の二元主義を採用している．

　これに対してわが国をはじめとした多くの先進諸国の現在の立法は，混合的方法によっている[*1]．ただし，混合的手法を採っている国であっても，責任能力の規定の仕方は国によって異なっている．たとえば，ドイツ刑法では，責任無能力と判断される人を「病的な精神障害」「根深い意識障害」「精神薄弱」「その他の重い精神的偏倚」という4つのグループに分けて明示している．また，英米法では，精神異常抗弁（insanity defense）とは別に，自動症（automatism）の抗弁があり，てんかんや睡眠時遊行症（夢遊病）などは，自動症の抗弁の成否の問題として争われることになる．

---

*1：ちなみに1994年施行されたフランス新刑法典では，旧刑法典の ① の方法から ③ の方法へと改正された．

1907年に制定されたわが国の現行刑法は，責任能力を正面から定義するのではなく，責任無能力者と限定責任能力者を規定し，それにあたらない者はすべて完全責任能力者であるという消極的方法で責任能力を定義している．刑法39条は「心神喪失者の行為は，罰しない．」「心神耗弱者の行為は，その刑を減軽する．」と規定し，41条は，「14歳に満たない者の行為は，罰しない．」と規定している．つまり，心神喪失者と14歳未満の者（刑事未成年者）は，責任無能力者であり，かりにその者が，殺人や放火といった重大な犯罪に相当する行為を行ったとしても，その責任を問うことはできず，一律に免責すなわち無罪とされる．また，限定責任能力者である心神耗弱者と認定された場合には，刑を必ず減軽しなければならない（これを必要的減軽という）．

　それでは，刑法に定義される，心神喪失者，心神耗弱者とはどのような人であろうか．刑法の条文には，その具体的な内容や判断方法については，何も書かれていない．1931（昭和6）年の大審院（現在の最高裁判所）判決[*2]が，心神喪失・心神耗弱の具体的な内容・基準を示すものとして，現在でも使用されている．それによれば，心神喪失とは，「精神の障害により事物の理非善悪を弁識する」能力またはその「弁識に従って行動する能力」のない状態をいい，心神耗弱とは，精神の障害がまだこのような能力を欠如する程度には達しないが，その能力の「著しく減退した状態」をいうとされている．

　刑法学では，「精神の障害」の部分を生物学的要素と呼び，「事物の理非善悪を弁識する能力」を弁識能力，「弁識に従って行動する能力」を制御能力，両者を合わせて心理学的要素と呼ぶ[*3]．なお，ここでの「生物学的」「心理学的」という用語は，あくまでも刑法学上の呼称であり，日常用語や精神医学で使用する用語とは同義ではないことに注意が必要である．

3. 刑事責任能力の歴史的な展開

　精神障害者の犯罪に関しては，一般の人が行った犯罪と同様には罰しないという概念は，古くから文化，時代を問わずに人類に共通するものといえる．わが国最古の法令とされる大宝律令にも高齢者や知的障害者，精神障害者に対しては，刑を軽減したり，刑具を用いたりしないなどの規定があったという．こうした精神障害者に対する刑の減免の制度が設けられた理由について，中田[8]は以下のように述べている．

　　「狂った者，愚かな者，幼い者では，是非善悪を判断する能力や，判断にもとづいて自分の行為を統御する能力が失われているか，著しく減退しているであろうというのは，すべての人間に共通した認識ではなかろうか．この種の人たちと日常接していると，自然とそういう認識が起こるに違いない．そして，この種の人達がたとえ罪を犯しても，彼らに対して普通人と同じように罰したりすることは妥当ではなく，刑罰を免除したり，軽くすべきであると考えるのも，人間としてごく自然なことである．したがって，責任能力の概

[*2]：大審院第1刑事部判決昭和6年12月3日刑集10巻，p682.
[*3]：弁識能力を「弁別能力」「認知基準」「知的要素」，制御能力を「統御能力」「意思基準」「動機付け制御要素」と呼ぶこともある．

念は人間の心のなかにごく自然に胚胎したもので，その意味では非常に根深いものである．つまり，責任能力の概念の起源はごく日常的な人間の経験の中にあるといえよう．」

近代的な意味での責任能力や精神障害者免責制度が確立されるのは，近代市民社会の成立に伴う近代刑法の制定によるとされるが，責任能力や精神障害者免責制度の根底には，ここで述べられているような人道主義的な考え方があるのは確かである．こうした，ある意味素朴な人道主義に基づく責任能力や精神障害者免責制度と今日につながる近代的な意味での責任能力や精神障害者免責制度との関係を検討する意味で興味深いのは，イングランドにおける最初の触法精神障害者処遇制度である Criminal Lunatics Act 制定の前後にみられた精神障害者による2つの国王暗殺未遂事件の経緯である[9]．ひとつは，1786年8月2日の Margaret Nicolson による事件であり，もうひとつは，1800年5月15日の James Hadfield による事件である．精神障害であることが明らかであった Nicolson は，裁判にかけられることなく病院に収容されたが，素人目には精神障害とは思えないような状態で犯行を行った Hadfield は，起訴され，当時の最新の医学知識を活用した弁護活動によって妄想に基づく犯行であることが明らかとなり，無罪となった．しかし，Hadfield は釈放するには危険すぎると考えられたために，触法精神障害者の免責後の処遇を定めた新たな法律である Criminal Lunatics Act に基づいて，病院に収容された．つまり，医学の進歩は精神障害の概念や認知度を広げ，それに伴い責任無能力とされる人の範囲が拡大し，その結果，重大な触法行為を行った精神障害者に関する特別な法的枠組みを制定することが必要となったといえるのである．

重度の統合失調症や知的障害・認知症などにより一般人からみても明らかに判断能力を欠くと考えられる精神障害者については，それ以前からヒューマニズム思想に基づき刑事責任は問われていなかった．しかし医学の進歩は，こうした精神障害者だけではなく，一般人からみると精神障害者とは思われないような人であっても，その行動が妄想などの病的体験に支配されている人が存在していることを明らかとした．そして専門的知識をもった精神科医によってはじめて病的体験に支配された犯行であるということが明らかとなる精神障害者を免責するためには，社会一般がその免責に合意できるような明確な責任能力判断基準や免責後の特別な処遇制度が必要とされたのである[10]．

その後の責任能力判断基準や免責された精神障害者の処遇制度の変遷，たとえば，アメリカで1981年3月に起きた Hinckley JR による Reagan 大統領暗殺未遂事件での責任無能力による無罪判決に対する公衆の非難とその後の責任能力判断基準の厳格化や挙証責任の転嫁などの法制度改変の動向[11]などをみても，この問題が法律学や精神医学だけの問題ではなく，広く社会一般の合意のうえに成立している制度であることを示しているといえよう[10]．

4. 刑法学における責任能力

刑事責任能力は，法的概念であることは，刑法学でも司法精神医学でも確立された考え方であり，裁判実務でも定着している．刑法における責任や責任能力あるいはその前提となる

刑罰の本質や根拠，目的，さらに刑罰を科すことが正当化される理由などは，刑法学の根本問題であり，精神科医である筆者の立ち入るべき問題ではない．しかし，後の議論のために，以下に，筆者の理解の範囲で，刑法学における責任能力について述べておきたい．

a. 刑罰の本質

19世紀以来，刑罰の本質については，応報刑論と目的刑論の2つの立場があったとされる．応報刑論の立場に立てば，刑罰とは，違法な行為に出たことに対する非難，すなわち責任の程度に見合った苦痛を与えることであり，刑罰は，自らの違法行為に対する責任に応じて，応報として正当化される．これに対して，目的刑論では，刑罰は，行為者が再び犯罪を行うことの防止，すなわち特別予防のための手段であり，再犯防止という社会的に有益な目的のために不可欠な手段であるからこそ正当化される．この立場では，刑罰は非難とは無関係であり，行為者に再犯の危険性がある限度で，その性格に適応した刑が科されるべきことになり，罪刑の均衡ないし責任主義の原則は否定される．つまり，応報刑論では，過去の違法行為が，目的刑論では，将来の再犯の危険性が刑罰の根拠である．

わが国における，現代の刑罰理論では，応報刑論を基本としながらも，目的刑論のもつ長所を取り入れる考え方，すなわち，相対的応報刑論が主流とされる．そこでは，刑罰の本質は，行為者の「非難可能性」にあり，その責任に応じた範囲内で，一般予防のみならず，特別予防の要請をも考慮される．刑は「正義のために」科されるのではなく，将来の犯罪の予防（すなわち一般予防および特別予防）によって法益を保護するためにこそ科せられるものである．いいかえれば，刑罰とは，過去の行為への非難を通じて将来の犯罪を予防するものである．

b. 刑法における責任

刑法における責任とは，犯罪が成立するための要件として，構成要件に該当する違法な行為が行為者に主観的に帰属することである．刑法でいう責任の要素ないし要件としては，故意・過失のほか，違法性の意識の可能性，期待可能性，責任能力がある．責任がなければ，犯罪の成立を肯定し，行為者に刑罰を科すことは許されないという責任主義の原則は罪刑法定主義と並ぶ刑法の基本原則である．

応報刑論では，責任の本質は，違法行為を思い止まることもできたのに，あえて違法行為に出たことについての道義的非難（の可能性）に求められる（道義的責任論）．道義的責任論によれば，責任の根拠は個々の行為における非難されるべき意思決定であり，個々の行為に対する責任が問題とされる（行為責任論）．これに対して，目的刑論では，責任とは，危険な性格をもつ人が再犯防止のために刑を受けるべき負担，すなわち社会的責任（社会的責任論）である．社会的責任論では，責任の問われる根拠は，行為者の危険な性格に求められる（性格責任論）．現在では，応報刑論を基本とする行為責任論が支配的であり，社会的責任論・性格責任論は支持されていない．最近では，刑法上の責任は，道徳的・倫理的責任とは異なる点に注目し，責任を道義的非難としてではなく，法的非難とする法的責任論が支持を集めている．法的責任論においても，責任の根拠は，当該違法行為に出た，非難されるべ

き意思決定であり，行為者ではなく，個別行為に対する責任が問われることになる．

また，責任判断と責任要素の関係については，心理的責任論と規範的責任論という2つの立場があった．心理的責任論では，責任判断とは，行為者の心のなかに存在する事実（心理的事実）の確認とされ，「悪意」のある，悪い心理状態としての故意と，注意を欠いた悪い心理状態である過失という2つの「責任の種類」があり，責任能力は，責任そのものではなく，「責任の前提」と考えられていた．これに対して，現在の通説である規範的責任論では，責任の本質は，違法行為への意思決定に対する非難可能性であると考えられており，責任要素として，責任能力，違法性の意識の非難可能性，適法行為の期待可能性の3つが問題とされることになる．

c. 意思の自由の問題

責任との関係で，自由意思の存在を認めるか（非決定論）認めないか（決定論）は，自由意思というものをどのように考えるかということに関わる哲学上の大問題であり，刑法における学説も多岐にわたる．かつての古典学派（旧派）による道義的責任論においては，およそ行為の法則性・因果性を否定して完全な意思の自由を認める絶対的非決定論が支配的であった．これに対して，近代学派（新派）による社会的責任論においては，自由意思をまったく否定する宿命的決定論が支配的であった．最近では，① 人間の行為は素質的・環境的要因により強く影響されるものの，異常な精神状態・心理状態にあったという場合を別にすれば，因果的要因により完全に決定されてしまうものではなく，人は制限された範囲内で自由な意思決定を行い，主体的に行為を選択することが可能であるとする立場（相対的非決定論），② 人間の意思決定の及ぶ行動は因果的要因により決定されているとしつつ，当該行為が行為者の規範意識により決定されているといいうる限りでは，その行為は自由であり，かつ責任を問うことができるとする立場（やわらかな決定論），③ 法秩序は，成人であれば，重度の精神障害等特段の事情がない限り，その構成員が，法規範に従い，犯罪行為に出ないことを前提として成り立っているのであり，その意味で，一般的標準的な人の他行為可能性は法秩序が成り立つための当然の前提であるとする立場などがある．

なお，刑法学の通説では，責任能力は犯罪の実行行為時に存在すること（行為と責任の同時存在の原則）が要求されている．

5. 精神医学からみた刑事責任能力

a. 現代社会の価値観と刑事責任能力

刑事責任能力は，民法における意思能力や成年後見制度における事理弁識能力と同様に法的判断能力の一種であり，広く社会一般の合意のもとに成立しているものである．陪審制を採用する国があるように，本来，刑事責任能力は適切な援助を受ければ誰にでも判定できるものである[12]．

法的判断能力の定義やその判断基準は，国により，社会・文化によって異なり，また，時

代によっても変化するものである．意思能力や事理弁識能力など民法の領域における法的判断能力については，ノーマライゼーションや自己決定の尊重といった現代社会の価値観にふさわしい方法で評価する必要がある[13]．ただし，刑事責任能力は，その人を刑罰の対象とするか否かを分かつ判断能力であり，道徳や哲学の問題も関係しており，民事法上の判断能力と同一に扱うことはできない．しかし，社会一般の合意のうえに成り立っている制度である以上，ノーマライゼーションや自己決定の尊重といった現代社会の価値観とも整合性のある方法で評価する必要があるように思われる．東京高等裁判所は，「責任能力は，その実質が犯人に対する非難可能性にあるところ，この非難可能性については，共同社会に身を置く以上，その秩序維持という観点からも，共同社会あるいは一般人の納得性を考えて，規範的に捉えるべきものである．したがって，それを固定的，絶対的なものとして捉えるのは相当ではなく，時代の推移，社会の流れの中で変容する可能性のあるものと考えるべき」[*4]であるとしているが，この見解は，精神医学の観点からも適切なものと思われる．

b. 刑事責任能力と自由意思——可知論と不可知論

　刑法学において自由意思の存在をめぐって決定論と非決定論という2つの立場が存在するように，司法精神医学においても，ある人間が自己の決定に基づいて別の行為をすることができたかという問いに対して答えることが，そもそも可能なのか否かに関して，可知論と不可知論という2つの立場が存在している．不可知論とは，精神医学にはこのような問いに答えることは不可能であると考える立場であり，可知論とは，ある程度は回答することが可能であると考える立場といえる．

　不可知論とは，弁識・制御能力とは自由意思であり，それは形而上学的，哲学的な次元の問題であるから，経験科学的に回答することは不可能であると考える立場である．不可知論の立場では，たとえば，統合失調症という精神医学的診断が確定すれば，その者は常に責任無能力と判定する（「真の精神病は常に責任無能力」）ことになる．精神医学的診断と責任能力の判定との間に，司法と精神医学の間であらかじめ合意を形成しておき，それに従って責任能力を判定するという意味で，「慣例」(Konvention)と呼ばれる．このような判定方法は，事実上，生物学的方法による判定方法である．これに対して，可知論とは，不可知論に対するアンチテーゼであり，弁識・制御能力とは自由意思のような形而上学的，哲学的な能力ではなく，より具体的・実体的な能力であり，経験科学的な証明がある程度は可能であると考える立場である．可知論の立場では，精神医学的な診断だけではなく，個々の事例の症状の質や程度，それらと触法行為との因果関係についての考察に基づいて，責任能力を判定することになる．

　従来，わが国の司法精神医学の専門家の間では，不可知論を支持する見解が強かった．しかし，精神障害者免責制度の主たる対象となる統合失調症についても，向精神薬療法の発展，社会復帰活動の促進，さらには早期発見・早期治療などによって，入院することなく社会生活を継続できる事例が増えている．また，ノーマライゼーション運動の進展や開放化・

---

*4：東京高等裁判所判決平成21年5月21日高刑集62巻2号，p1.

脱施設化とそれに伴うコミュニティ・ケアへの移行により，精神科病院への入院期間も大幅に短縮されている．統合失調症という診断が確定しただけで統合失調症に罹患した人による触法行為を原則として責任無能力と判定することは，こうした精神科医療の進歩や障害者観の変化と明らかに矛盾する．

また，現在の精神科臨床においてはICD-10やDSM-5などの操作的診断基準が普及しているが，かつての不可知論が前提としていた病因論に基づく診断分類とは異なり，これらの操作的診断基準は症候学に基づいた診断分類である．従来の病因論に基づく診断分類では，その人の生涯診断が重要視されていたが，操作的診断基準では，そのときにその人が示していた症状に基づいて診断される．そのため，精神障害の診断名は，生涯診断とは異なり，症状によって常に変わりうることが前提とされる．また，重複障害（comorbidity）のように1人の人に同時に2つ以上の診断名がつくこともしばしばあり，従来の不可知論では，責任能力の有無の判定に大きな差異の生じる精神病とパーソナリティ障害の重複もしばしば起こりうる．つまり操作的診断基準による診断は，かつて不可知論が前提とした病因論に基づく診断のように，責任能力判定の根拠におくことができるような普遍的，絶対的な診断とはいえないものなのである．

以上のような理由で，今日の精神科医は，好むと好まざるにかかわらず可知論の立場に立って責任能力の判定を行う必要があるといえる[10]．

ただし，臨床における面接場面を考えればわかるように，たとえ目の前で診察している患者であっても，患者の言動とその背後にある内面の心理状態や病的体験との関係を常に解明することができるわけではない．刑事責任能力鑑定で問われるのは，被鑑定人が触法行為を行った時点，すなわち過去のある時点における被鑑定人の精神状態である．行為時の被鑑定人の個々の言動と内面の心理状態や病的体験との関係について解明することはより困難となる．また，たとえば統合失調症の急性期では，幻覚・妄想等の精神病症状が活発となり，その人の判断や行動に大きな影響を与えているが，特に緊張病状態と評価されるような状態では，その人の思考・行動は，断片的かつ場当たり的になっており，病的体験と個々の言動との関係自体が断ち切られてしまっていることも少なくない．したがって，可知論の立場で責任能力の判定を行うとしても，自ずと限界があることは十分に認識される必要がある．西山[3]は，「われわれは疾病分類学による画一的判断（注：不可知論）にも個別的心理学的判断（注：可知論）にも，いずれにもある程度の過誤が含まれざるをえないことを知りながら後者を選び，なおかつこの過誤を最小にしようと努力し始めたのである」と述べているが，刑事責任能力鑑定を行う精神科医は，可知論を基本としつつも，その限界を十分に弁えたうえで，鑑定に取り組む必要があるといえよう．

なお，ここで，刑法学における責任能力に関する学説に対する私見を述べておきたい．規範的責任論を採用し，責任能力を「責任の前提」としてではなく，「責任の要素」と考え，さらに，道義的責任論に基づき，行為者責任ではなく，個別行為に対する責任（行為責任）を問うとする，最近の刑法学の通説の考え方は，現代社会の価値観や最近の精神医学・精神科医療における障害者観や治療観とも整合性があり，精神医学の立場から考えても適切と思われる．また，自由意思をめぐる議論についても，重度の精神障害等特段の事情がない限り

は，一般人には，法規範に従い，犯罪行為に出ないことを期待しうるという考え方を前提とすることが，私見の立場からは，最も適切なように思われる．

6. 可知論的アプローチによる刑事責任能力判定の実際

　これまで述べたように，現在のわが国では，刑事責任能力の判定は，可知論的アプローチで行うことが要請されている．以下，その実際について私見を述べることとする．なお，具体的な適用については，各論を参照していただきたい．

a. 生物学的要素の診断について

「精神の障害」とはどのようなものか

　最高裁判所昭和58年9月13日決定が「被告人の精神状態が刑法39条にいう心神喪失または心神耗弱に該当するかどうかは法律判断であつて専ら裁判所に委ねられるべき問題であることはもとより，その前提となる生物学的，心理学的要素についても，右法律判断との関係で究極的には裁判所の判断に委ねるべきである」[*5]と判示しているように，生物学的要素と呼ばれる「精神の障害」は，あくまでも法的概念であって，医学的概念ではない．諸外国の立法をみても，混合的手法を採用している国では，わが国の「精神の障害」＝生物学的要素にあたる部分は，法的概念であり，医学的概念ではないことが明確にされている[*6]．

医学的概念としての精神障害

　「精神の障害」は法的概念であるとして，「精神の障害」と医学的概念である「精神障害」との関係はどのように考えるべきであろうか．

　医学的概念としての精神障害は，医学・医療のための概念である．たとえば，精神病者監護法や精神病院法の時代は，精神障害＝精神病と考えられていたように，かつては，平均からの質的な異常である精神病だけが精神障害と考えられていた時代もあった．しかし，今日では，精神病だけでなく，平均からある程度偏った精神状態を症状とする神経症やパーソナリティ障害もまた，精神障害のなかに含まれるようになっている．医学的概念である「精神障害」の診断については，世界保健機関（World Health Organization：WHO）が策定し，わが国の厚生労働省が疾病分類に採用しているICD-10（International Classification of Diseases 10th version）[14]とアメリカ精神医学会（American Psychiatric Association：APA）が作成しているDSM-5（Diagnostic and Statistical Manual of Mental Disorders, 5th edi-

---

[*5]：最高裁判所第三小法廷決定昭和58年9月13日判時1100号，p156．
[*6]：たとえば，イングランドの責任能力判断基準であるマクノートン・ルール（McNaughton Rules）では，生物学的要素として，「精神の疾患（disease of the mind）」の存在が要求されている．R. v. Kemp [1957]，WLR 1 QB 399では，「法が問題とするのは脳（brain）ではなく「精神」（mind）である．そして法にいう「精神」とは，あくまでも日常語と同じ意味であり，理性（reason），記憶（memory），理解（understanding）を行う精神的能力を意味する．被告人が理性を欠いた原因が脳の変性によるものか，あるいはその他の精神機能不全によるものであるかを区別することは，医学的には重要であろうが，法にとってはまったく重要ではない．法が問題にするのは，犯行時に被告人がどのような精神状態にあったかだけであり，被告人がどうしてそのような精神状態になったかではない．法的判断には脳の状態は無関係であり，同様に被告人の犯行時の精神状態が治療可能か否か，一時的なものか永続的なものかも無関係である」とされており，ここでいう「精神の疾患」が，医学的概念ではなく法的概念であることが明確にされている．

tion)[15]という2つの国際的診断基準に基づいて診断するのが精神医学・精神科医療における標準である．

ICD-10では，精神障害とは，「臨床的に認知される一連の症状や行動でたいていの場合苦痛や個人的機能の障害を伴う」ものとされている．なお，「個人的機能の障害を伴わない単なる社会的逸脱や葛藤それ自体は精神障害に含まれない」と定義されている．DSM-5では，「精神疾患とは，精神機能の基盤となる心理学的，生物学的，または発達過程の機能障害によってもたらされた，個人の認知，情動制御，または行動における臨床的に意味のある障害によって特徴づけられる症候群である．精神疾患は通常，社会的，職業的，または他の重要な活動における著しい苦痛または機能低下と関連する．よくあるストレス因や喪失，例えば，愛する者との死別に対する予測可能な，もしくは文化的に許容された反応は精神疾患ではない．社会的に逸脱した行動（例：政治的，宗教的，性的に）や，主として個人と社会との間の葛藤も，上記のようにその逸脱や葛藤が個人の機能障害の結果でなければ精神疾患ではない」と定義されている．どちらの定義をみてもわかるように，社会的に逸脱した行動があることや人とは違った考え方や反応をするからといって精神障害と診断されるわけではない．精神障害と診断されるためには，その人に臨床的に意味のある機能障害が生じていなければならないのである．

精神科臨床における診断行為は，基本的には患者や家族等から聴取する病歴・生活史・既往歴・家族歴などの過去の情報と，診察場面において得られる患者の精神症状や検査結果などという現在の情報を総合して行われるものである．そして，古代より，患者の疾病の予後や病状の予測は，医師の重要な責務の一つであり，医療とは，患者の疾病に関連する過去と現在の情報から，その人の疾病の今後の経過を予測し，さらに，その予測に基づいて，疾病の経過を少しでも本人の利益になる方向へ（病状の改善や悪化の防止，疾病による苦痛の除去・軽減など）と変化させるための営為である．医学・医療の概念としての精神障害の診断には，その診断を受けた人の予後や今後の病状の予測を含むものであり，どのような治療が適切と考えられるのかに関する知見も含まれている．さらに，精神障害の診断は，精神障害が，その人の過去の判断や行動に与えた影響を分析するうえでも有用である．たとえば，認知症という診断を受けた人の過去の問題行動を振り返ると，認知症による健忘や実行機能の障害によるものであったことが明らかとなることは，精神科臨床においてはしばしば経験することである．精神障害の診断が明らかとなった時点で，その精神障害の可能性を考慮しながらその人の過去の行動を振り返り，分析することにより，その人の過去の行動と精神障害との関係を一定程度以上の根拠をもって推測することが可能となるのである．精神医学の立場からいえば，医学的概念としての精神障害の診断なくして，法的概念である「精神の障害」に関する専門的な見解を，精神科医が述べることはできないといえよう．したがって，私見では，法的概念である「精神の障害」は，医学的概念としての精神障害[*7]の部分集合であり，人の判断や行動に影響を与えるような精神症状を呈するものと考えるのが適切なように思われる[*8]．ただし，生物学的要素の分析の段階では，通常の精神科臨床と同じレベルの診断，すなわち，医学的概念としての精神障害の診断名の確定とその病状の程度の評価までとし，個別的・具体的な評価が必要となる．精神障害が犯行時の被鑑定人の判断や行動に

与えた影響に関しては，心理学的要素への影響の分析の段階で行うべきもののように思われる．

刑事責任能力鑑定における診断──操作的診断基準使用の意義

　刑事責任能力鑑定における精神科診断については，一般の精神科臨床と同様に ICD-10 や DSM-5 などの国際的な診断基準に基づいた診断を行うことが適切である[10]．操作的診断基準には，種々の非難があるが，それぞれの精神疾患について明確な定義があり，一定の臨床経験をもった人が適切に使用すれば，診断の斉一性が保たれやすいという特徴がある．刑事責任能力鑑定における精神科診断は，精神医学の専門家である精神科医に向けて行われる診断行為ではなく，精神医学の素人である裁判官や裁判員に向けて行われる診断行為である．一定の訓練を受けた精神科医であれば，同一の精神科診断となるという点で，病因論に基づく伝統的な診断より，症候論に基づく操作的診断基準による診断のほうがより適切である．ちなみに，ドイツにおいて裁判官と司法精神医学の専門家が共同で策定した「責任能力鑑定に対するミニマム要求」[16]では，責任能力鑑定における精神科診断は，原則として ICD ないしは DSM の診断・分類体系に従うことを要求している．

　DSM の以下の記載を理由に，刑事責任能力鑑定において，DSM を使用することは不適切であるとする意見も見られる．

　　DSM-5 の使用にあたっては，司法場面において危険と限界があることを知っておくべきである．DSM-5 分類，診断基準，本文の記載が司法的な目的のために用いられるとき，診断に関する情報が誤用されたり誤解されたりする危険がある．この危険が生じるのは，法律上の究極の関心という問題と臨床診断に含まれる情報とが完全には一致しないためである．ほとんどの状況で，知的能力障害（知的発達症），統合失調症，認知症，ギャンブル障害，小児性愛障害のような DSM-5 の精神疾患の臨床診断は，その疾患をもつ人が，精神疾患の存在または特定の法的な要件（例：法的行為能力，犯罪責任能力，法的行為無能力）のための法的基準を満たすことを意味しない．後者のためには，通常 DSM-5 で診断される以上に付加的な情報が必要であり，その中には，その人の機能についておよびその障害が問題となっている特定の能力に対していかに影響を及ぼしているかについての情

＊7：ICD-10 では，てんかんは精神障害（「F 精神及び行動の障害」）ではなく神経障害（「G 神経系の疾患」）に位置づけられているが，てんかんの発作時の異常行動は，「精神の障害」に該当する可能性のある疾患である．ICD-11 では，睡眠障害は，精神障害（「精神及び行動の障害」）とは独立したカテゴリーに位置づけられている．また，認知症も一時は，精神障害のカテゴリーから除外することが検討されていた．このように，従来は精神障害のカテゴリーに分類されていた疾患が，医学の進歩により精神障害以外のカテゴリーに分類し直されることがある．法的概念に対する医学的概念としての精神障害のなかには，精神障害以外のカテゴリーに分類し直された疾患も含めて考える必要があるといえよう．

＊8：くたびれて家路を急ぐサラリーマンが，横丁の赤提灯が目に入り，ついふらっと店に入ってしまうことがあるように，特段の理由もなしに何らかの意思決定を行うことは，誰にでもあることである．振り返って，あのときなぜあのような意思決定をしてしまったのかよくわからずに後悔することもしばしばある．そのような意思決定の結果，犯罪に至ったとしても，精神障害と診断されないような人の場合には，故意や過失等が問題とされることはあっても，責任能力が問題とされることはない．それは，重度の精神障害等特段の事情がない限りは，一般人には，責任能力があると考えるのが原則だからである．意思決定の理由が理解できないから責任能力に問題があるというような誤解が生じることを避けるためにも，医学的概念としての精神障害の存在を，法的概念としての「精神の障害」の前提と考えておくことの意義があるように思われる．

報が含まれるだろう．これはまさに，各診断分類の中で機能障害，能力，能力低下は広く多様であり，特定の診断の決定が一定水準の機能障害や無能力を意味するものではないためである．

しかし，刑事責任能力鑑定の文脈でいえば，この記載は，あくまでも DSM による臨床診断から直接，責任能力の判定を行うという不可知論的な判定方法を否定しているだけであり，刑事責任能力鑑定における DSM の使用を不適切としているわけではない．

なお，刑事責任能力鑑定における診断は，治療的関与を行いながら経過観察を行える日常臨床における診断とは異なるところがある．刑事責任能力鑑定における精神科診断は，得られた情報を総合的に考慮し，操作的診断基準を厳密に適用したうえで，犯行時に確実に存在していたと診断できる精神障害のみを診断名とすべきである[10]．

判例において「精神の障害により」と明示されているように，刑事責任能力判定における被鑑定人の判断能力の障害は，「精神の障害」によるものであることが必要である．したがって，「犯行時のことを覚えていない」とか「犯行時には興奮していた」ということだけでは，「精神の障害」によるという要件を明らかに満たさない．医学的概念としての精神障害の診断基準を満たしてはじめて，心理学的要素に及ぼした影響を考察することができるのである．同様に，脳波や脳画像検査などをはじめとした臨床検査で何らかの異常所見が認められたということだけでは，「精神の障害」という要件は満たさない[*9]．心理検査を含め刑事責任能力鑑定で施行される検査は，あくまでも臨床診断の補助手段である．臨床症状の評価なしに検査所見の異常をもって医学的概念としての精神障害や「精神の障害」と診断することは明らかに誤りである．

b. 心理学的要素への影響の分析について

心理学的要素への影響の分析の重要性

最高裁判所は，「生物学的要素である精神障害の有無及び程度並びにこれが心理学的要素に与えた影響の有無及び程度については，その診断が臨床精神医学の本分である」[*10]と判示している．つまり，刑事責任能力鑑定において，鑑定人は，生物学的要素についてだけでなく，生物学的要素が心理学的要素に与えた影響の有無・程度，最近では，機序（仕組み）についても精神医学の立場から意見を述べることができること，また，そうしたことを行うことこそが精神科医である鑑定人の本分であることを最高裁判所は明確にしたといえよう．かつての不可知論では，刑事責任能力鑑定において精神科医は生物学的要素に関する意見のみを述べるべきとする意見もみられたが，可知論的アプローチでは，生物学的要素の心理学的

[*9]：近年の脳科学の進歩には目覚ましいものがあり，さまざまな精神障害に関して脳画像検査を使用した研究が進んでいる．しかし，少なくとも現時点までの知見によれば，精神障害と脳画像検査所見との関係は，相関関係はあっても，因果関係は不明である．かりに因果関係が証明されたとしても，脳の所見は人の行動に影響を及ぼす多数の因子の一つにすぎず，脳画像所見から人の行動が解明できたように考えることは危険かつ不当であり，brain overclaim syndrome（脳所見過剰評価症候群）として警告されている[17]．刑事責任能力は，広く社会一般の合意のうえで成り立っている制度であり，鑑定書は，自説や新説を展開するための研究論文ではない[18]．刑事責任能力鑑定における脳科学の知見の活用にあたっては，科学の最先端を追うことよりも，その知見の臨床精神医学的な意義を十分に考慮したうえで，慎重に行うのが妥当である．

[*10]：最高裁第二小法廷判決平成 20 年 4 月 25 日刑集 62 巻 5 号，p1559．

要素への影響の分析こそが，刑事責任能力鑑定の中核である．心理学的要素に与えた影響についてまで踏み込んで，被告人の精神障害と犯行との関係を分析したうえで，医学的判定を行うところにこそ，一般の精神科臨床とは異なる司法精神医学の専門性が存在する理由があるともいえよう．

精神医学からみた心理学的要素

　心理学的要素について，判例のいうように「弁識能力」と「制御能力」の2つの要素に分けて考えることは，論理学的には合理的といえる．しかし，実際の鑑定を考えると，被鑑定人の犯行時の行為のどの部分が弁識能力の問題であり，どの部分が制御能力の問題に該当するかを明確に区別することは，必ずしも容易な作業ではない．弁識能力，制御能力はあくまでも法的概念であり，制御能力が「その弁識に従って行動する能力」と定義されているように，両者は心理学における構成概念のような完全に独立した概念とはいえない．裁判員制度の導入に備えて，これまでの判例を分析した司法研究[19]のなかでも，「実務上，弁識能力と制御能力とを明確に区別した上で，具体的な事実関係を各能力に当てはめて両者を個別的にそれぞれ検討するという運用が定着しているかというと，必ずしもそうではないように思われる」と指摘されている．「弁識能力」と「制御能力」の具体的な内容や両者の関係については，刑法学の領域でもいくつかの学説があり，「制御能力」を重視する見解もあれば，「弁識能力」に集約されるとする見解もある．刑法学の学説に関する検討を行う能力は筆者にはないが，この問題に関する筆者の見解を示せば以下のようになる．

　「弁識能力」を単に違法性の認識に関する能力としてだけではなく，自分が行っている行為の社会的な意味や道徳的な意義を認識しているかどうかに関する能力と定義すれば，たとえば，統合失調症のために幻覚や妄想等の精神病症状が生じ，そうした認識を行う能力に障害が生じている場合には，「弁識能力」がないか低下していると考えられ，責任能力の減免が認められることになるであろう．また，「制御能力」を重視し，精神医学でいうところの「行動制御能力」と同一のものであると誤解してしまうと，たとえばクレプトマニアや放火癖などのような衝動制御の障害による犯行は，すべて責任能力の減免を要するというような誤った判定にもつながりかねない．したがって，心理学的要素の基本は，「弁識能力」の障害・低下にあると考えることが妥当なように思われる．その一方で，たとえば，前頭側頭型認知症の人の万引きは，その症状である社会的な行動異常と位置づけられているが，この場合は，「弁識能力」というよりは「制御能力」の問題と考えたほうがより妥当な結論につながりやすいように思われる．

　「弁識能力」「制御能力」のいずれも法的概念である．私見では，心理学的要素とは，事理弁識能力[*11]と同様に，「弁識能力」を中心としつつ，「制御能力」の問題も含めた判断能力ととらえるのが精神医学的には妥当なように思われる．そして，心理学的要素への影響の分析にあたっては，精神障害（＝生物学的要素）がその人の判断や行動にどのような影響を与

---

*11：民法改正の立法担当者[20]によれば，事理弁識能力とは，知的能力，日常的な事柄を理解する能力（狭義の事理弁識能力），社会適応能力の3つの概念をすべて統合した広義の判断能力であり，その判定にあたっては，制御能力（認識の内容に従って自己の行動を制御する能力）も考慮の対象となりうるとされている．

えていたのかいなかったのかという観点から，犯行前後の被鑑定人の主観的体験や具体的な行動を分析していく方法を採ることが妥当なように思われる．

精神障害の種類と判断・行動への影響

最近，ゲーム症（gaming disorder）がICD-11で精神障害に位置づけられたことが話題となったように，医学的概念としての精神障害の範囲は精神医学における治療の意義や考え方の変化に伴い，拡大される傾向にある．しかし，刑事責任能力鑑定を行う場合には，医学的概念としての精神障害のリストに収載されている精神障害が，すべて等しく，人の判断や行動に影響するわけではないことを十分に認識しておくことが重要である．

かつての不可知論やその基盤となっていた伝統的診断では，精神障害には疾患であるものと，そうでないものがあることを前提としていた．同じ正常からの異常・偏倚であっても，精神病の症状は，了解困難な病的体験であり，質の異常とされていたのに対して，神経症やパーソナリティ障害の症状は，正常からの偏倚にすぎず，量の異常であると考えられてきた．判断能力に対する影響についても，精神病の場合には，その人の行動や判断に大きな影響を与え，その影響は生活全般にわたる場合があるのに対して，神経症やパーソナリティ障害では，特定の行為に関して行動や判断に影響が出ることはあっても，それ以外の領域に関しては行動や判断には影響は及ぼさないと考えられてきた．こうした精神障害の種類による判断能力への影響の差異が，精神病は原則として責任無能力，神経症・パーソナリティ障害は原則として完全責任能力という「慣例」の基盤にあった．

可知論的アプローチでは，精神障害の診断名だけで責任能力を判定しない．つまり，すべての医学的精神障害を「精神の障害」となりうるものとして取り扱い，心理学的要素への影響の分析の段階で，個別・具体的な状況における，精神障害の判断・行動への影響を分析することになる．操作的診断基準は，病因論を前提とせず，基本的には症状をもとに精神障害を類型化している．そのなかには，「種」（原因が明らかである疾患，疾患単位）と「類型」（原因が明らかでない疾患，症候群）が混在している[21]．しかし，類型化の過程では，それぞれの精神障害について，どのような症状が出現し，それはどの程度継続するのか，症状や病状の推移はどのようなものか，症状や病状が，その人の精神機能（意識，現実検討，判断，行動等）に与える影響はどのようなものか，などについての精神医学的な知見を考慮して作成されている．古茶と針間[21]は，伝統的診断をふまえ，精神障害を，第1層「心の性質の偏り」，第2層「循環病を含む非特徴的な内因性精神病」，第3層「統合失調症を含む特徴的な内因性精神病」，第4層「身体の原因が明らかな精神病」の4つの階層に分けて考えることを提唱している．操作的診断基準に基づいて精神科診断を行うとしても，その診断名が，伝統的診断の考え方をふまえた精神障害の分類ではどのような階層にあたるのかを知っておくことは，心理学的要素への影響の分析を行ううえで有益である．

たとえば，統合失調症と診断した場合には，重篤な判断能力の障害が生じる可能性があり，たとえ精神病症状が明らかではない場合であっても，言語化されていない精神病症状がないかどうか，そうした症状が犯行前後の行動や判断に影響を与えていないかどうかを綿密に検討することが必要である．そのような検討を十分に行うことは，精神病症状による影響

の見落とし（いわゆる「見せかけの了解可能性」の問題）を防ぐことにつながるであろう．その一方で，クレプトマニアと診断された人が万引きを行った場合はどうであろうか．一見すると万引きはクレプトマニアの症状のようにみえるかもしれないが，実際は，経済的な利得のない万引きを繰り返す人にクレプトマニアという診断名をつけているだけである．クレプトマニアという診断からは，判断能力への影響の有無・程度はわからない[*12]．実際，鑑定で，犯行前後の被鑑定人の行動を分析してみても，影響がないという結論に達することのほうが多いように思われる．つまり，生物学的要素の診断が，伝統的診断でいう精神病（古茶と針間の分類でいえば，第2層，第3層，第4層に該当する精神障害，ドイツ司法精神医学の分類でいえば，「疾患である精神障害」）に該当する場合には，精神障害による影響がある可能性が高いことを前提として，犯行前後の被鑑定人の主観的体験や行動を分析するのである．これに対して，伝統的診断でいう神経症・パーソナリティ障害（古茶と針間の分類でいえば，第1層に該当する精神障害，ドイツ司法精神医学の分類でいえば，「重いその他の精神的偏倚」）に該当する場合には，精神障害による影響がない可能性が高いことを前提として，犯行前後の被鑑定人の主観的体験や行動を分析するのである．

臨床精神医学による知見の応用

前述したように，それぞれの精神障害によって，症状や病状の推移，症状や病状の精神機能（意識，現実検討，判断，行動等）に与える影響についての精神医学的知見がある．心理学的要素への影響の分析にあたっては，臨床精神医学におけるこうした知見を活用する必要がある．

症状評価の重要性

たとえば，統合失調症にみられる自我意識の障害として，離人症と作為体験という症状がある．離人症とは，自我意識の能動性（自分がやっている）や境界性（他者・外界と区別される）の意識が障害され，自分で考え，感じ，知覚している実感が喪失あるいは減弱していると感じる症状である．これに対して，作為体験は，自我意識の能動性が障害され，自分の思考・感情・行動が他人や外部の力により支配されると体験される症状である．こうした定義から明らかなように，作為体験は判断や行動に大きな影響を与える可能性があるのに対して，離人症は，ほとんど影響を与えない．同じ精神科診断名であっても，被鑑定人の主観的体験を精神病理学の知識に基づいて正しく評価することは，精神科診断だけでなく，心理学的要素への影響の分析にあたっても重要である．

病状評価の重要性

精神障害の診断が同一であっても，病状によって，精神障害が人の判断や行動に及ぼす影響は大きく異なっている．統合失調症のような精神病の場合には，病状の評価とそれに基づいてなされる病相・病期の評価は，精神科治療を適切に行っていくうえでは必須の評価とされている．病状や病相・病期の評価は，個々の症状の有無や推移だけで決まるものではな

[*12]：DSM-5[15]の前文にある司法場面でのDSM-5使用に関する注意書きでは，「その人の行動制御能力の低下が診断の特徴である場合ですら，診断を有すること自体が，特定の個人が特定の時点において自己の行動を制御できない（あるいはできなかった）ということを示しているわけではない」とされている．

く，生活全般に対する影響（社会生活機能）も含めた総合的な評価に基づいて行われる．精神病のように，病相・病期が明確にある精神障害もあれば，パーソナリティ障害や発達障害のように，病相・病期がない（あるいは明確ではない）精神障害もある．

　病相・病期が明確にある精神障害については，それぞれの病相や病期にみられる症状やそれに対する治療法に関する知見が集積されており，そのなかには，精神障害が精神機能に与える影響に関する知見も含まれている．これらを活用することにより，精神障害が判断や行動に及ぼす影響を検討することができる．たとえば，統合失調症と診断され，同じ内容の幻覚や妄想をもっていたとしても，急性期にある人と回復期や安定期にある人とでは，幻覚や妄想が判断や行動に与える影響は大きく異なる．急性期であれば，幻覚や妄想がその人に与える影響は甚大であり，判断や行動も大きく幻覚や妄想に左右される．しかし，病状が落ち着き，回復期や安定期に至っていれば，かりに同じ内容の幻覚や妄想が残存していたとしても，幻覚や妄想を現実とは異なる病的体験と認識できるようになり，それらの症状に判断や行動が左右されることは少なくなる．

　行為と責任の同時存在の原則があるように，刑事責任能力鑑定で問われるのは，究極的には，犯行時という過去の特定の時点における被鑑定人に対する精神障害の影響である．しかし，精神医学的には，犯行時という過去の特定の時点における幻覚や妄想といった個別の症状の有無・程度に注目するだけでは，精神障害の影響を的確に評価することは困難である．病相や病期といった病状に関する評価を合わせて行うことによってはじめて，精神医学的に一定程度以上の根拠をもって，その影響を評価することが可能となるのである．また，統合失調症のような精神病では，病状悪化にはその人ごとに特有のパターンがあることが知られている．被鑑定人の生活史や現病歴を分析し，病状悪化のパターンを把握し，その情報をもとに，犯行前後の被鑑定人の行動を分析することにより，犯行時に関する客観的な情報が乏しい場合であっても，一定程度以上の根拠をもって，犯行時の精神状態や心理学的要素への影響を推測することが可能となる（第Ⅲ章「統合失調症（1）」p.144 参照）．このように，病相・病期に基づく分析，すなわち病状の評価は，心理学的要素への影響の分析の基盤をなす作業である[*13]．

「機序」の解明はどこまで可能か

　裁判員制度導入以降の裁判所による刑事責任能力鑑定の鑑定嘱託事項は，当初は，「精神障害が犯行に与えた影響」の「有無・程度」であったが，その後「有無・程度・機序（仕方）」となり，最近では，単に「機序（仕方）」とされることも多い．

　岡田[22]は，鑑定意見の報告における精神障害の影響について，「有無・程度」ではなく「機序（仕方）」とすべきであると提案しており，実務における鑑定嘱託事項の「有無・程度・機序（仕方）」から「機序（仕方）」への変更の背景にも，岡田のこうした提案があると思わ

[*13]：法曹関係者からみれば，生活史・現病歴は，精神障害の診断のために必要な情報ではあっても，犯行時の精神状態とは無関係なもののように思われるかもしれない．しかし，生活史・現病歴の分析を行うことは，病状の推移や病状悪化のパターンを把握するために必要な作業であり，心理学的要素への影響の分析を行うための必須の作業といえる．

れる．岡田は，こうした提案の理由として，「ステップ④（注：精神の機能，症状，病態病理（健常部分を含む）と事件の関連性）で影響の程度を表現する言葉を使用すると，あたかもステップ⑦（注：弁識・制御能力の程度の評価）の評価であるかのように受け取られる可能性が高い」ことをあげている．

　しかし，すべての事例について精神障害の影響の「機序」が解明できるとは，筆者には思われないし，「機序」が解明できなければ，心理学的要素への影響に関する分析が行えないとも思われない．たとえば，犯行の動機は妄想に基づいていたという評価ができたとしても，その人の精神科診断が，統合失調症であるか，妄想性障害であるか，あるいは妄想性（猜疑性）パーソナリティ障害であるかによって，妄想が判断や行動に及ぼす影響は異なっている．また，同じ統合失調症であっても，幻覚・妄想が明確な人もいれば，解体症状が主で幻覚・妄想がはっきりしない人もいる．特に，緊張病状態にあった人の場合には，「機序」の解明は困難であるが，緊張病状態の存在そのものが，精神医学的には，少なくとも著しい判断能力の障害を示唆する所見である．また，境界性パーソナリティ障害やクレプトマニアと診断される人が放火や万引きを行った場合の「機序」の解明とはいったいどのようなものなのであろうか．これらの場合は，放火や万引きは精神障害の症状によるものではなく，そういう行動を繰り返すがゆえに，精神障害と診断されているのであり，因果関係が逆ということになる．

　「程度」ではなく「機序」に関する意見を求める法曹の要望も理解できないわけではないし，そうした要望を考慮して，精神科医のほうからも「定性的可知論的判断」の必要性が提唱されている[23]．しかし，精神医学的に不可能な判定を行うことを要望されてもそれに対応することは困難であり，法曹の要望に応えるために，精神医学的に不可能な判定を行うとすれば，それは本末転倒以外の何ものでもない．刑事責任能力は，判断能力の一種であるが，判断能力は，そもそも連続量としてとらえられる次元的現象である．可知論的アプローチを採用する以上，可能な限り「機序」の解明を心がけることは重要である．しかし，同時に，その解明には，自ずと限界があることも弁えておかなければならないのである．事例の特性を考慮せずに，一律に「機序」の解明を求める最近の法曹の動向には，精神医学の立場からは危惧を抱かざるをえない．

判断能力の評価という視点——正常な機能への着目

　精神医学は，異常な精神現象である精神障害を解明し，治療するための方策を探求する学問といえ，精神科医療は，精神障害に罹患している人の治療を行う医療である．こうした精神医学・精神科医療の性質もあって，精神科医は，人の正常な部分より，異常な部分に注目しがちである．しかし，判断能力の有無・程度に関する精神医学的評価においては，精神障害により損なわれている機能だけでなく，残された正常な機能にも注目して，両者の比較衡量を行う必要がある．たとえば，幻覚・妄想状態で非自発的入院となった統合失調症の人の治療経過を考えてみればわかるように，精神科における臨床判断は，それが明確に意識されるかどうかは別として，精神障害により損なわれている機能と残された正常な機能を比較衡量した判断能力の評価に基づいて行われている．刑事責任能力鑑定においても，こうした視

点を忘れないことは重要であろう．つまり，まずは，精神障害の影響を明らかにするために損なわれている機能に着目した分析を行ったうえで，その結果を，正常な機能にも着目して改めて見直すのである．こうした見直しを行うことによって，犯行前後の被鑑定人の判断能力の有無・程度に関する精神医学的評価をより妥当なものにすることができるであろう[*14]．

鑑定結果の報告は，精神医学の専門家ではない法曹関係者や裁判員に対して行われる．法曹関係者や裁判員は，どうしても犯行前後の被鑑定人の正常な部分に注目しがちである．正常な機能にも着目した見直しを行っておくことは，法曹関係者や裁判員にとっても理解しやすい鑑定結果の報告につながるであろう．

裁判員制度導入以降，刑事責任能力鑑定では，弁識能力・制御能力への影響に関する言及を裁判所から求められることはなくなり，最近では，検察官依頼の鑑定でも同様の傾向があるようである．しかし，たとえ法曹関係者から報告を求められることがないとしても，鑑定人は，犯行前後の被鑑定人の判断能力の有無・程度に関する精神医学的立場からの意見をもっておくべきであるというのが私見の立場である．

なお，精神障害がどのような種類のものであれ，精神障害と診断されている人とそうした診断を受けていない健常な人とを比較すれば，精神障害と診断されている人の判断能力に何らかの障害が存在している可能性を否定することはできない．しかし，刑事責任能力判断における「著しく」（低下した状態）という要件は，価値基準による評価であり，精神医学で使用されている平均基準による単なる正常からの偏倚を意味するものではない．判断能力の有無・程度に関する精神医学的立場からの評価にあたっては，このことを忘れてはならないことを強調しておきたい．

7. 刑事責任能力鑑定における中立性の問題

鑑定人が検察側・弁護側の専門家証人として出廷し，時には"Battle of Expert"と呼ばれるような鑑定人同士の激しい論争が行われるアメリカなどとは異なり，わが国では鑑定人は裁判所の鑑定人である．鑑定人は学識経験のある者として，被告人の心神や身体に関して鑑定を行うことを裁判所から命ぜられた者である．刑事訴訟法上の位置づけは，証人と同様に裁判においては第三者であり，裁判所に対する補助者である．したがって，鑑定人は，検察官からも被告人・弁護人からも独立した公平かつ中立な立場から，精神医学の専門家として，鑑定嘱託事項に従って，犯行時の被告人の精神状態や犯行と精神障害との因果関係について検討・分析し，その結果を裁判所に報告するように努めることが重要である．

鑑定人の刑事訴訟法の位置づけは，このように公平中立な立場にある．しかし，刑事訴訟の場では，検察官は被告人の有罪をめざし，弁護人は被告人の無罪をめざす．刑事責任能力の文脈でいえば，検察官は責任能力があることを，弁護人は責任能力がないことを立証すべ

[*14]：被鑑定人は，多くの場合，精神障害者であると同時に触法者である．精神科医は，精神障害に関する専門知識は有しているが，一般に犯罪や触法行為に関する専門知識を有してはいない．犯罪・触法行為に関する専門知識は，犯罪学の知見であり，これは，法曹関係者の専門領域である．法曹関係者は，被鑑定人の触法者としての側面の評価に関しては，精神科医よりも経験を積んでいる．犯罪学の知見を活用して，正常な機能にも着目した見直しを行うことは，法曹関係者にも理解しやすい鑑定結果の報告につながるように思われる．

く活動する．刑事裁判における結果は，有罪か無罪かの二分法であり，その中間は存在しえない．鑑定結果の報告にあたって，刑事責任能力の判断に直結する内容に言及しないとしても，法的結論が「あり」か「なし」かであるのと同様に，当事者の鑑定結果の受け取り方は，犯行時の被鑑定人に刑事責任能力の減免を必要とする程度以上の精神障害の影響が「あった」か「なかった」かの二分法しかありえない．鑑定人が公平中立な立場で鑑定を行ったとしても，その結果は，当事者のどちらか一方にとって有利な内容にならざるをえず，不利と考えた当事者からは証人尋問で糾弾されることになる．裁判員制度導入によって刑事責任能力に直結する内容を問われなくなったことを歓迎する意見を述べた精神科医もいたが，現実の刑事訴訟の構造を考えれば，刑事責任能力が争点となっている事例では，刑事責任能力に直結する内容に言及しないとしても，鑑定人が法廷における当事者双方の争いに巻き込まれないということはありえない．

　鑑定人が公平中立な立場で臨むべきは，あくまでも生物学的要素の診断と生物学的要素が心理学的要素へ与えた影響の分析にあたっての姿勢であって，鑑定結果についてではない．刑事責任能力に直結する内容について問われることがないとしても，鑑定人は，犯行前後の被鑑定人の判断能力の有無・程度についての精神医学的立場からの意見をもっていなければならず，それは，鑑定結果を不利と考える当事者からの糾弾にも耐えられるだけの根拠をもった意見である必要がある．そうした根拠のある鑑定結果を構築するためには，操作的診断基準に基づいて被鑑定人の精神障害の診断を行うとともに，被鑑定人の生活全体を通して，診断された精神障害が被鑑定人の行動や判断に及ぼしている影響の有無・程度を慎重に検討したうえで，犯行前後の被鑑定人の判断能力の有無・程度を評価しなければならない．そうした作業を行うことにこそ，一般の精神科臨床にはない，司法精神医学の専門性があるものと思われる．

（五十嵐禎人）

文献

1) 仲宗根玄吉．責任能力に関する基礎的諸問題．懸田克躬ほか（編）．現代精神医学大系 24　司法精神医学．中山書店；1976．pp26-45．
2) 中田　修．責任能力の判定に関する実際的諸問題．懸田克躬ほか（編）．現代精神医学大系 24　司法精神医学．中山書店；1976．pp46-78．
3) 西山　詮．責任能力の精神医学的基盤．風祭　元ほか（編）．臨床精神医学講座 19　司法精神医学・精神鑑定．中山書店；1998．pp27-51．
4) 岡田幸之．精神鑑定の現状と問題点．風祭　元ほか（編）．臨床精神医学講座 19　司法精神医学・精神鑑定．中山書店；1998．pp106-116．
5) 中谷陽二．刑事精神鑑定の歴史と現状―争点と課題．中谷陽二（編）．司法精神医学 2　刑事事件と精神鑑定．中山書店；2006．pp2-10．
6) 山上　皓．精神医学からみた責任能力．中谷陽二（編）．司法精神医学 2　刑事事件と精神鑑定．中山書店；2006．pp11-19．
7) 小池信太郎，神馬幸一．スイス刑法典第 1 編総則．慶応法学 2016；36：295-361．
8) 中田　修．刑事責任能力論．法と精神医療 1989；3：1-18．
9) 五十嵐禎人．司法精神医学の歴史と現状：イギリスにおける歴史と現状．松下正明（編）．司法精神医学 1　司法精神医学総論．中山書店；2006．pp94-119．

10) 五十嵐禎人．刑事責任能力総論．五十嵐禎人（編）．専門医のための精神科臨床リュミエール1 刑事精神鑑定のすべて．中山書店；2008．pp2-15.
11) 影山任佐．レーガン大統領暗殺未遂（1981）．中谷陽二（編）．司法精神医学6 鑑定例集．中山書店；2006．pp129-140.
12) 西山 詮．成年後見制度における弁識能力とその判定．新井 誠ほか（編）．成年後見と意思能力．日本評論社；2002．pp138-157.
13) 五十嵐禎人．判断能力の精神医学的評価．司法精神医学 2017；12：34-46.
14) World Health Organization／融 道男ほか（監訳）．ICD-10 精神および行動の障害 臨床記述と診断ガイドライン（新訂版）．医学書院；2005．
15) American Psychiatric Association／高橋三郎ほか（監訳）．DSM-5 精神疾患の診断・統計マニュアル．医学書院；2014．
16) 安田拓人．刑事精神鑑定の現状と課題 ドイツにおける「責任能力鑑定に対するミニマム要求」．法と精神医療 2012；27：106-124.
17) 村松太郎ほか．法廷に踊る生物学的検査．臨床精神医学 2012；41：907-913.
18) 中谷陽二．司法精神医学と脳科学—善悪の彼岸．臨床精神医学 2010；39：1045-1050.
19) 司法研修所（編）．難解な法律概念と裁判員裁判．法曹会；2009．
20) 小林昭彦，原 司．平成11年民法一部改正等の解説．法曹会；2002．
21) 古茶大樹，針間博彦．病の「種」と「類型」，「階層原則」—精神障害の分類の原則について．臨床精神病理 2010；31：7-17.
22) 岡田幸之．責任能力判断の構造と着眼点—8ステップと7つの着眼点．精神神経学雑誌 2013；115：1064-1070.
23) 森 裕．責任能力に関する四つの最高裁判例を踏まえた精神鑑定の在り方について．法と精神医療 2013；28：13-36.

I. 総論

2 刑事責任能力鑑定の実際

はじめに

　刑事責任能力鑑定は精神科診断学の応用である．それは鑑定医には2つの条件が求められることを意味する．

　第一に，応用であるから，その基礎が確実でなければならない．オーソドックスな精神科診断を行えるだけの相応の臨床経験は必要となる．オーソドックスというのは簡単ではない．精神科の診断には，たとえ操作的診断基準を用いたとしても解決できない次元で，診断者の主観が大きく影響することは，精神科医の誰もが否定しないであろう．

　第二に，応用であるから，法律場面の問題解決に活かされるものを提供できなければならない．法律家との対話の経験を積み，法律が精神医学に求めているものは何か，精神医学は何を提供すべきなのかを知っておく必要がある．精神科医としてあくまでも精神医学的な判断の提供によって，法律家の法律判断に資するのである．

　これらのことを実践するための具体的方法論を示す．鑑定実施はおおよそ，①精神鑑定の依頼を受ける，②資料を精読する，③本人への面接を行う，④家族への面接を行う，⑤心理検査を行う，⑥医学的検査を行う，⑦収集した情報をまとめる，⑧精神医学的診断をする，⑨事件を説明する，⑩鑑定書を作成する，⑪出廷する，⑫鑑定を終了する，という流れとなっている．そして，まれならず⑬再鑑定が行われる．この手順を追ってポイントを説明していく．

1. ①精神鑑定の依頼を受ける

　鑑定の依頼は通常，依頼者からの電話での打診から始まる．事件の概要，いつまでにどのようなかたちで結果を報告してほしいのか，といったことが伝えられる．

a. 受諾の判断

　依頼があった時点でその先数か月にわたる作業過程を想像するとよい．もし想定される期間に時間や労力の面での余裕がないのであれば，勇気をもって断わるべきである．質のよい鑑定をするためにはどうしても手間がかかる．

　一度でも断ると，鑑定の依頼が来なくなってしまうのではないかと不安に思うかもしれない．しかし，基本的に鑑定人は不足しているのが現状である．良質な鑑定をしていれば，二度と依頼が来ないというようなことはない．次の機会にぜひということになるであろう．むしろ，多忙のあまり，質の悪い鑑定を行ったときに失う法律家からの信頼のほうがよほど取

り返しがつかないものと考えるべきである．鑑定は，加害者，被害者といった多くの人の一生に関わる責任ある仕事である．臨床と同様に片手間にやるべきものではない．

b. 確認事項

鑑定依頼を承諾し，具体的な作業に入る際には，鑑定事項，鑑定実施期間，鑑定中の留置場所をはじめとする鑑定実施体制，鑑定入院や病院での検査のための受診，鑑定結果の報告方法，などについて確認する．

鑑定事項

鑑定の依頼者が何を明らかにしてほしいのかを箇条書きにしたものである．たとえば，「1．本件犯行時の精神障害の有無．もしそれがある場合にはその種類．2．上記精神障害が本件犯行に与えた影響の機序．3．その他の参考事項．」といったものである．鑑定作業を進めていくうえではその目的を明確にしておく必要がある．何をどこまで説明することを求められているのかをこの鑑定事項で確認する．

鑑定実施期間

簡易鑑定であれば半日から1日で完了させる．起訴前本鑑定や公判鑑定の場合は，最近では2〜3か月程度が標準的である．当初に決めるのは予定期間である．できる限り予定通りに行うことになるが，実際に鑑定を行うなかで必要に応じて短縮や延長をすることもある．依頼者におよその調整を伝えることになる．鑑定は刑事手続の一連の流れのなかで行われているので，遅滞なく余裕をもった連絡をする．

鑑定中の留置場所をはじめとする鑑定実施体制

鑑定のために身柄をどこに留置するのかを決める．多くの場合，本人は拘置所（起訴前であれば警察署の留置場のこともある）にいる．鑑定では面接を繰り返し行うので，身柄はできるだけ鑑定人が通いやすい場所におくことが望ましい．他県などの遠方の事例であれば，依頼者に相談して，身柄を近くの拘置所に移送するということも考えられる．また，次に述べるように一定期間病院に入院させることもある．鑑定助手についても登録しておくことになる（途中で追加することも可能である）．

鑑定入院や病院での検査のための受診

精神症状の観察や医学的検査を実施するために医療機関への入院や外来受診をすることがある．鑑定依頼を受けた時点である程度の相談をしておくとよいが，鑑定を開始してから具体的な日程を決定することも多い．このとき，鑑定依頼者，拘置所・留置場，病院の都合を調整する必要がある．

鑑定結果の報告方法

鑑定の結果をどのようなかたちで報告するのかを決めておく．鑑定書を提出せずに概略を

説明する書類だけでよいと言われることもある．また，法廷での鑑定人尋問を予定している場合には，そこでの鑑定人によるプレゼンテーションを求められることもある．

2. ② 資料を精読する

　鑑定が開始されると，事件に関する資料が依頼者から提供される．資料は，警察官と検察官によって作成された取調べの調書が中心となるが，公判鑑定などでは弁護人から提出された資料が加わるであろう．

　資料はたとえば被害者が多数である場合などには相当な量になる．提供される資料にはすべて目を通さなければならないから，そのための時間も多く必要になる．最近では，かなりの事件で取調べの様子が録音録画されている．これも生の言葉であり，しかも事件に近い時期の状態像についての視覚的な情報も得られるので，診断上も非常に有用である．こうした動画資料についても利用できるように再生機器を用意し，そして視聴する時間を確保する必要もある．また，こうした生に近い資料であればあるほど，紛失や流出があってはならない．セキュリティに配慮した保管場所を確保しておく．

　ところで資料の大半を占めることになる調書については，その読み方に注意が必要である．捜査段階で作成される取調べの調書は，「私はそこで～と気がついたので，とっさに～をしました」のように，取調べを受けた人物を一人称の主語とした，語り口調の文体で書かれている．このような文体を見ると，それがいわゆる生の言葉をそのまま記録したものであるかに受け取るかもしれない．しかし，取調べの調書というものは，捜査担当者がいろいろな質問をしたうえで，本人の返答をまとめて本人を主語とする文章にし，それを本人に読み聞かせて，あなたが言いたいことはこういうことでよいかと確認し，修正してほしいところがあればそれを反映させ，本人が納得すれば署名と指印をするというかたちで作られる．それはたとえば，検察官が法廷で読み上げたとき，それを聞いていた第三者がそのまま意味をとれるようなものになっている．つまり，調書はとても理路整然とした文章になっている．このことからすると，そこに示されている文章の「表現ぶり」は，精神医学的な評価の対象とすべきではないということになる．逆に言えば，その表記から想像される状態像がいくら実際に本人に会ったときのそれと異なっていたとしても，そのことをもって調書のねつ造などと受け取るべきではないということになる．一方，法廷の尋問を速記のかたちで記録して作成される公判調書は，まさに生の言葉で記録されたものである．このような調書の特性を理解したうえで，資料にする必要がある．

3. ③ 本人への面接を行う

　精神鑑定の最も中核的な作業は本人への面接である．これはオーソドックスな精神科診断面接を基礎とするが，鑑定に特殊な点があるとすれば，面接が「証拠」という性質をもつことを意識する点であろう．

　この視点で改めて精神科医の日常臨床での面接を振り返ってみると，実は意外と証拠とし

ては適さない質問を，むしろ積極的にしていることがある．たとえば「言い換え」などといわれる技法がある．語り手が「〇〇〇です」と言ったとき，聞き手は「それは△△△ということですね？」といった具合にほんの少しだけ先回りしたり，サマライズして意図を汲む姿勢を見せるわけである．語り手に受容と共感をされているという実感を伝え，また思考内容を咀嚼して内省を促進する意味でしばしば利用されている．

しかし，これは誘導や暗示を与えるおそれがある．鑑定面接においてはできる限り控えるべきである．精神鑑定のなかで出会う詐病のなかには，鑑定人や弁護人による，こうした誘導的な面接を契機にして，そしてその誘導的な問いかけを手がかりにして出現したり，増強したりしているものも多い．事例によっては，有罪の場合には何年もの間刑務所で暮らす可能性があるのである．その疾病利得は臨床場面で遭遇するケースとは比べものにならないほど大きいということは意識されるべきである．

誘導を避けるためには，とりあげる話題こそ一定のコントロールはするものの，本人にできるだけ自由に語ってもらうようにする．黙り込むとか，なかなか語ることができないという様子も一つの回答と位置づける．鑑定人からは，できる限りオープンクエスチョンを投げかけることに徹しようとするのである．

また同時に，その問答は究極的には，事件がなぜ起こったのかという疑問を解消することを求めたものでなければならない．たとえば，臨床面接においては「妄想についてあまり聞きすぎ（＝語らせすぎ）てはいけない」といった考え方があるかもしれない．しかし鑑定においては，「それについてもう少し説明をしていただけますか」といった言葉を多用することになる．

したがって，たとえば鑑定医のほうでその精神内界で起こっていることが（教科書的パターンで）想像できたとしても，先回りしてクローズドクエスチョンを投げかけることはしないし，逆に想像ができるからといって回答を得ずに放置することもしない．生活歴も疾患の背景という視点だけにとらわれず，幅広く質問する．そして事件について説明をすることが鑑定の最大の目的である．そのためには"一つの過去の行為"に集中した質問をすることになる．これも臨床ではあまり行わないであろう．

このように鑑定では実に質問が多い．けれども考えてみれば，事件のときにどう考えていたのか，どのような理由で事件を起こしたのかというのは，鑑定を受ける以前の取調べのなかでも散々聞かれているし，法廷でも確実に尋ねられる質問である．鑑定の場で時間をかけたやり取りのなかで本人が能動的に整理をした結果出てくる言葉を聞き出しておくことは，治療的に考えても有益であるというべきである．少なくとも，筆者の経験ではこうした問答が病状を悪化させたということはない．むしろ，これほど自分の話を聞いてもらったことはなかったと感謝されることのほうが多い．筆者は多くの鑑定で1回2時間程度の面接を10回以上行っているが，こうしたことを意識していると自然とそれくらいの時間をかけることになるのである．

また，鑑定中は他の接見が禁止されることも多い．そうするとこの期間中に本人に会うのは鑑定人と弁護人だけということになる．長期にわたって面接に行かないで放置すると，それだけでも拘禁反応を起こしやすくする．そのような事態は精神科医として避けなければな

らない．

　なお，面接の際には，どのような質問にどのような回答があったのか，一問一答形式で記録していくことは必須である．正確な問診記録を残すことは誘導や暗示を与えていないということの証拠にもなる．自らの速記でもよい．鑑定助手に記録をしてもらうことができれば，彼らの教育にもなる．

4. ④ 家族への面接を行う

　本人の家族に対しても面接を実施する．基本的には，一般精神科臨床においてそうであるように，これは診断の補助である．また，事件当時に本人がどのような状態であったのかを裏づける証拠ともなる．

　ある程度本人の面接が進み，誰に尋ねるのが適切であるかがみえてから実施するほうがよいかもしれない．あまりにも遠方の場合には電話による聴取などで代用することもあるだろう．家族への面接のスケジュール調整の方法は，鑑定依頼者に確認することになる．

5. ⑤ 心理検査を行う

　心理検査も，特に特殊なものを考えるのではなく，まずはオーソドックスなものをおさえておく．知能検査（WAIS-III 成人知能検査，WISC-IV 知能検査），質問紙法による性格検査（ミネソタ多面人格目録，Y-G〈矢田部 - ギルフォード〉性格検査），投影法による性格検査（ロールシャッハテスト，P-Fスタディ，SCT 文章完成法，HTP 検査，バウムテスト，風景構成法）などである．言うまでもなく，ケースごとに実施すべき検査は異なる．検査バッテリーの組み方の決定は非常に重要である．

　心理検査の実施には，鑑定人自らが行わない場合でも，できるだけ検査場面に立ち会うことを勧める．検査のレポートには表されない有益な情報が得られることも多い．鑑定書には，検査のレポートをそのまま転記するだけにならないようにする．鑑定人もその検査と検査所見の意味についてよく吟味しておくべきである．

　医学的検査にも通ずることであるが，その検査が専門家の間で認められているものなのか，汎用されているのか，その結果の信頼性はどのようなレベルで確認されているのかといったことに注意を払わなければならない．最終的に報告を聞くことになるのは法律家であるが，彼らにはそれを見極める力はない．たとえば自分たちの研究グループで独自に開発したとか，翻訳しただけで，信頼性や妥当性を検証していない検査を行い，間接的であれ鑑定の結果に反映させたり，それによって煙に巻いたりしてはならない．

6. ⑥ 医学的検査を行う

　医学的検査では，特定の疾患が疑われるというわけでなければ，通常は神経学的所見，血液検査，尿検査，脳波，頭部 MRI など，一般的なルーチン検査を実施する．特殊な疾患の

鑑別が必要となった場合には，他科の専門家にコンサルテーションをする．

医学的検査を行うためには病院に身柄を移送する必要がある．入院をする場合や外来のみで終えることもあるが，いずれにせよ病院の検査などの各種の予約，警察署や拘置所から病院への身柄移送の都合，鑑定依頼者によるその指示など関係機関との調整が必要になる．保安上の理由で，病院の構造や検査時の移動経路などについて事前確認をすることもある．病院内では手錠が他の患者の目にふれないようにするといった配慮をしたり，車椅子を利用して逃走の危険性を低減したりするなど，現場ごとの工夫も必要である．

7. ⑦ 収集した情報をまとめる

②～⑥で収集した情報をまとめるにあたっては，必ず情報ソースを明確に示すようにする．たとえば，「被疑者の友人○○○○の○月○日の検察官調書によれば」などと引用元の記載をしておく．文章が長くなる場合には，適宜，小括やまとめをつけて，鑑定人自身も情報整理をしておくことが望ましい．

多方面から情報を収集すると，その内容に齟齬がある場合がある．証言者によって，たとえば加害者と被害者の間で証言が食い違っている場合というのもあるが，同一人物の証言が変遷していて時間を追って食い違ってしまっている場合もある．

鑑定医として特に注意すべきなのは取調べのときと，鑑定人の前で供述する内容とが食い違う場合である．その理由の検証なども必要となってくる．本人が鑑定面接で話すことばかりにとらわれて，こうした資料との齟齬に気づかないということがあってはならない．また，逆に資料を読み込むことに熱心になりすぎて，本人の話を十分に聞かないということもあってはならない．どちらが正しいのかという以前に，まずこのような齟齬がないかについて，そして齟齬があったならばその原因が何であるかを考察する．

8. ⑧ 精神医学的診断をする

精神鑑定であっても診断の方法は変わらない．操作的診断基準に沿って，あるいは必要に応じて従来診断による整理を示す．本人が何かに困って，主訴をもって来院するという臨床とは違い，まったく精神障害がない場合（無病）も当然ありうるので，精神障害をくまなく，そして正確に鑑別する．

精神鑑定のケースでは「覚えていない」「わからない」という発言が多く聞かれる．そしてそのなかにはやはり虚偽の訴えも含まれている．むしろ後悔するようなことをしてしまったときには本能的にそれを語りたくないとか，言い訳をしたり，嘘をついたりしようとするほうが人間として自然であるというくらいに考えるべきである．そうした心理を十分に念頭においたうえで，この人の「覚えていない」「わからない」という発言が，どのような心理，症状，病理としてとらえられるのかを判断し，精神医学的診断に反映させるのである．安易に，記憶障害とか健忘と判断してはいけない．

9. ⑨ 事件を説明する

　精神科臨床では，特定の診断名にたどり着くまでにかなりの手間がかかることはまれではない．しかし，それは目的ではなく，有効な治療方針を決めるためのプロセスである．これと同様に，鑑定でも診断名を確定することが最終目的となることはない．最終的に鑑定に求められているのは，事件がなぜ起こったのか，それを精神医学的な側面から説明することである．精神障害がどのように事件に影響したのかという機序（mechanism）の説明である．
　たとえば次のような事件の場合を考えてみる．

事例　A　25歳　男性　無職

犯罪事実
Aは某日午後4時頃，Aの居住するアパート前の路上において，被害者V（42歳）に対し，殺意をもって刃渡り18 cmのナイフでその前胸部を数十回突き刺すなどし，よって同日午後6時40分頃Z総合病院において死亡させたものである．

逮捕後の捜査の結果次のような情報が明らかになっている：
Vは，Aの部屋の真上の部屋の住人であった．事件当日の朝，Vが出勤時のゴミ出しで出会ったAに対して「夜中に天井を叩いているのか」などと言っているのを近隣住民が目撃していた（近隣住民Bの検察官調書）．事件時の様子も別の住民に目撃されている．夕刻のまだ明るい時間にVがアパート前まで帰ってきた様子だったが，そこに2階から飛び出してきたAがナイフを構えてVに切りかかった．しかし，Vが一瞬Aに向かってキックをしようとしたため，Aはひるんだようだった．すぐにAはよく聞き取れない内容の奇声をあげながら激しく興奮し，AをナイフでVを何度か刺していた（近隣住民Cの検察官調書）．警察官が駆け付けると，Aは大声で「こいつのほうが悪いんです」などと叫びながら，仰向けになったVに馬乗りになっていた．VからAを引き離し，取り押さえた（警察官D作成による捜査報告書）．

鑑定面接では次のように語っていた：
〈事件は〉　上の階のVが，半年くらい前に引っ越してきて，脳に電磁波をかけ始めたんです．頭を麻痺させたり，そのせいで頭がまとまらないし，集中力も奪われたんです．変な考えを入れてきたり，ビリッて感じるときもある．
〈ほかには〉　最近になって寝苦しくさせられて…睡眠時無呼吸です．でもあれは太った人がなるんです．だから僕の場合には，Vが電磁波で呼吸中枢まで止めようとしていたんです．見てください，こんなに痩せているんですよ．睡眠時無呼吸なんて，ありえないです．
〈刺そうと思ってたのですか〉　あのときは拳法の達人のような鋭い蹴りを入れてきたので殺されるところだったんです．
〈でもそのときにナイフを持ってたのは〉　その日の朝にVとゴミ捨て場ですれ違ったときに，にらみつけてきて，下から叩くなと言ったんです．
〈下から叩いたんですか〉　電磁波を懲りずに送ってきてたから，止めさせるためにホウキの柄で天井をつついたけど，あいつは止めなかったからいけないんですよ．
〈朝に文句を言われたからナイフを持って行ったのですか〉　そうです．カッときました．自分からやってきておいてその態度は何だ！って．ここ1か月くらいはずっと思ってました．
〈夕方に刺したのですよね〉　朝から待ってたんですよ．そしたら電磁波で「どうせできやしないだろ」「口だけ」とか言ってきた．待ち伏せして，帰ってきたから，やってやろうと…．
〈ナイフで刺したのでしたか〉　そう．
〈もともと持っていた〉　部屋にやってこられるかもしれなかったから買っておいた．2か月くらい前．刑事さんは買った日まで調べてたんですよ．まるでこっちが悪人みたいです．

> 〈Aさんのほかにはそういう人はいますか〉 これまでにも引っ越すたびに，運悪くて，隣人がそういうタイプなんですよ．
> 〈そういうタイプって，どんなタイプ〉 いや，だから盗聴器とかですね，監視をするような人．電車の中までいるんですよ．なんで僕なんかに注目するのかわかりませんけどね．放っておいてほしいんです．
> 〈放っておかれないのですか〉 なんでか知りたいですよ．まあ，だいたいわかりますけどね．テレビで流しちゃってましたから．
> 〈テレビ？〉 勝手に，人の…自分の考えたこと，全国…か，わからないけど，地方局でも，知らない人にまで流されるって，気持ちわかりますか，先生．

　この事件における「機序」の諸側面のなかで最も注目されやすいのは「動機」であろう．加害者Aは被害者Vに対して「自分の脳に電磁波をかけてきて考えを入れてきたり，麻痺させたりする．最近息苦しいのは，呼吸中枢まで止めようとしているからだ」などと荒唐無稽な被害妄想を抱いていた．これが動機となっているという面は，おそらく最も重要で中核的な機序である．しかし，それだけではなく，当日の朝にVがAに対して苦情を言ったことが犯行着手の「契機」にはなっている．さらに，このようにVが怒ったのはAが天井を叩くなどしたからである．それは結局，Aが抱いていたVへの被害妄想に端を発しているので，現実的なトラブルがもともとあるわけではない．そして，その慢性的な被害感からナイフを購入して準備をしていたのであり，そういった計画性にも妄想が影響している．現場では激しく暴れて攻撃を繰り返し加えた様子があったので，ここにも注目することになるかもしれない．そこには鑑定人の診立てとして，精神病症状としての精神運動興奮が影響したとみるかもしれないし，一方では相手が予想外の反撃に出たことに対して慌てていたという部分があるとみるかもしれない．こうした点は事件当時の病状やその前後の病状の変化がどのようなものであったかを示唆するような具体的エピソードを集めるなどして，さらに評価を進めていく．

　そして最終的には，(A)被害妄想が犯行のほぼ唯一の動機となっていること，(B)事件当時には精神運動興奮があり，攻撃行動を激しくする要因となっていたこと，(C)Vから当時の朝に苦情を言われたことが直接の契機になっていること，(D)事件時に被害者が予想外の抵抗をしたことが反撃行動をとらせた一因になっていること，などをまとめることになる．

　このように，具体的な症状，病理，病態，あるいは正常心理や現実的な葛藤状況などが，事件の背景，事件前後の経緯，動機，契機，犯行の態様などにどのようなかたちで関係したのかを描き出すことが，機序の説明である．

10. ⑩ 鑑定書を作成する

　集めた情報とそれに基づく診断と考察をまとめ，鑑定書を完成させる．通常の項目立てとしては，被鑑定人の情報，事件の概要，鑑定事項，本人生活歴・現病歴，家族歴，医学的検査所見（身体所見），心理所見，犯行前後の精神状態，考察とまとめ，鑑定主文などである．
　記述にあたっては，客観的情報と鑑定人自身の主観的評価を明確に区別する．そして，論理の矛盾や破綻がないか，頑強な論理構成となっているか，そのなかでも脆弱なところがあ

るとすればどこかといったことも，繰り返し検討する．提出する鑑定書は，必ず誰かは批判的に読むと心得ておかなければならない．

　鑑定書のなかには一般論を何ページにもわたって解説しているものや，独自の学説を長々と書いているものがある．鑑定は学術論文ではない．まして精神医学の領域においても十分に認められていない独自の学説を主張することはあってはならない．

　また，素人が読むということも意識しなければならない．当然，専門用語の使用の間違いがあってはならないが，その使用頻度も過剰にならないようにする．専門用語の乱発は，鑑定人自身が整理を十分に仕切れずに専門用語に逃げた結果である場合もある．

　鑑定書の結論である「鑑定主文」は，依頼時に示された鑑定事項の各項目に対応させて簡潔に記す．改めて問われていることに答えているか，余計な言及をしていないかを確認しておく．たとえば，精神障害の診断と精神障害が犯行に与えた影響の機序までを書いてほしいというリクエストであるにもかかわらず，刑事責任能力の結論にまで言及するといったことは間違いである．また，どうしても答えが出せないのであれば，無理に答えを示すべきではない．なぜ答えが示せないのか，たとえばどのような情報があればその不明な部分について言及できるのかといった説明をしておく．

　Aのケースであれば，鑑定主文は次のようになる．特に主文2は前項⑨で読み解いた機序を簡潔に記すかたちになっている．

> **鑑定主文（例）**
>
> 1　精神障害の有無およびその種類
> 　Aは事件当時，統合失調症（妄想型）に罹患していた．
>
> 2　精神障害が犯行に与えた影響の有無，および機序
> 　本件犯行については，統合失調症の症状である被害妄想がほぼ唯一の動機として，また同じく統合失調症の症状である精神運動興奮は事件時の攻撃性を高める要因として影響していた．
>
> 3　その他の参考事項
> 　Aは現在も引き続き統合失調症に罹患しており，今後いかなる処遇におかれるとしても，精神医学的治療は行われるべきである．

　最近は，裁判員裁判で法廷期日の短縮化に伴い，証拠の量もできるだけ制限する方向にある．鑑定書の扱いもそういった流れにあり，簡にして要を得たものを目指したものが好まれるようになっている．とはいえ十分な情報を収集したうえでの丁寧な検証は必須である．そこで，鑑定主文，犯行前後の精神状態，考察とまとめなどの具体的な考察と説明部分を抽出した本体部分を作成してこれを裁判員が参照する証拠と位置づけ，それらの根拠となったさまざまな情報としての本人生活歴・現病歴，家族歴，医学的検査所見（身体所見），心理所見は別紙としておくといった工夫をすることもある．

11. ⑪ 出廷する

　提出した鑑定書について疑問があった場合，反論がある場合などには，鑑定人尋問が行わ

れる．検察官，弁護人の双方が鑑定に納得しているような場合でも，鑑定人から直接説明を聞きたいということで出廷を求められることもある．

　簡易鑑定については，あくまでも起訴・不起訴の判断や措置通報の判断の参考とするためのスクリーニング的な位置づけにあることから，原則として法廷での証言を求めないという運用をしている．

　鑑定人尋問を受けるにあたっては，自分の鑑定書を読み直しておくことを勧める．鑑定書を提出してからかなりの時間が経過していることも多く，内容があやふやになっていることもある．自分がどのような具体的なエピソードを重視したのか，どのように整理された理論構成のもとで，その結論を出したのかといったことを確認しておく．

　また，出廷の経験を重ねると，法律家がどのようなところを質問してくるのか，重視しているのかがわかってくる．あらかじめそうしたところには答えを用意しておくとよいであろう．

　法廷では，質問の意味がわからなければ，質問し直してもらってもよい．わからないことについては，わからないと答えるべきである．なお，法廷で鑑定人自身の年齢，所属，学歴などについて詳細に尋問が行われると，被告人や傍聴人にそれが知られることになり，不安なケースもあるだろう．そのような懸念がある場合には，個人情報については手元の書面で確認してもらう方法などをとってもらえるように裁判所にあらかじめ対応を求めることもできる．

　最近の法廷では，尋問に先立って，鑑定人によるプレゼンテーションが行われることも多くなっている．主尋問と反対尋問をするだけでは，鑑定人の意見の趣旨が理解しにくいこともあるためである．プレゼンテーションでは，配布資料を用いたり，法廷に画像を投影したりすることもある．こうしたプレゼンテーション資料は事前に裁判所に提出しておくことになる．基本的に直前の差し替えはできないので注意が必要である．

12. ⑫ 鑑定を終了する

　起訴前本鑑定や公判鑑定では上記の手順のうち①〜⑩を全体で2〜3か月をかけて行うことになる．③に述べた通り，この間に面接をせずに長期にわたって放置するようなことのないように注意する．

　これに対して簡易鑑定の場合には半日から1日で完了しなければならないことから，通常は④⑤⑥は行わない．結論に大きく影響するので詳細な検査が必要だということであれば，鑑定としての結論をいったん保留して，「本鑑定を要する」という意見をその理由をつけて述べることになる．

　鑑定を終了した際には，ぜひ，その鑑定がどのように法的結論に反映されたのかを確認することを勧めたい．そのために必要なことは，鑑定依頼者にその情報の提供を頼むことである．起訴前鑑定であれば検察官に起訴，不起訴の判断はどうしたのか，そして可能であればたとえば不起訴の後に措置入院をしたのか，などについて尋ねてみる．これによって自分の鑑定のどういう部分が有用であったのかを知ることができる．あるいは自分の鑑定では説明

が行き届かなかった点もわかるかもしれない．

鑑定終了後にも，鑑定書や鑑定作成に使用した各種資料の保管に注意しておく．鑑定依頼者に確認して，鑑定資料の返却など適切な処理をする．

13. ⑬ 再鑑定をする

それまでに行われてきた鑑定が十分に法的な要請に応えるものではなかったというような場合，再鑑定が行われる．その方法は①〜⑫と同様である．なぜ，どのようなところが問題となって再鑑定が行われることになったのかを理解しておく．

前鑑定との間での証言の変化がないか注意すること，不必要な検査を繰り返さないこと，鑑定書の枚数を競うべきではない（多ければよいというものではない）こと，もとの鑑定と無理に意見を違える必要はない（意見が一致してもよい）こと，意見の違いがあるとすればそれはどこに由来するのかを説明することなどが留意点である．

おわりに

これまで精神鑑定は，鑑定を多く行う一部の著名な精神科医のもとに弟子入りをするようなかたちで学ぶか，あるいは周囲に鑑定をするような医師がおらず地元の捜査機関が困り果てて要請をしてきたことに応えて独学のようなかたちで行われてきたのではないかと思われる．

一方で近年は，医療観察法鑑定が加わったこと，また裁判員裁判を見据えて盤石の体制で起訴や公判を迎えたいという検察官や裁判官の考えがあるのか，刑事鑑定自体の数も増加してきている．このため以前よりも，さらに多くの精神科医が鑑定をするようになってきている．

精神鑑定はこうしてそれぞれの鑑定人によって独自になされてきたところも多分にあって，そして近年，新たに鑑定を請け負う医師が増えてきたこともあって，多様化しつつあるかもしれない．そして鑑定人によってそれぞれに流儀があるようにも思われる．しかし，冒頭にも述べた通り，精神鑑定はオーソドックスな一般精神医学の延長線上にある．逆に言えば，質の高い精神鑑定を目指すためには必然的に精神科診断学の基礎を確実にする必要があるのであり，鑑定を行っていくことはその力を向上させることにつながる．そして精神障害が事件に与えた影響の「機序」を確実に示すことは，臨床場面では，一つの問題行動に至る「リスク・フォーミュレーション」そのものである．それは治療戦略に活かされるものであり，精神科治療学の力を向上することにつながるであろう．

精神鑑定は確かに特殊な分野の特殊な作業ではあるけれども，このようにとらえ直すならば，精神科医にとって必修の技術といえるのである．

（岡田幸之）

I. 総論

3 刑事責任能力の判定（1）
刑事責任能力判断において精神科医の果たすべき役割

はじめに

　刑事責任能力鑑定に関する論点はいくつもあるが，刑事責任能力判断における精神科医と裁判官との役割分担の問題は，裁判官の鑑定への拘束性の問題として，古くから重要な論点のひとつとされてきた．

　2004年5月に成立した「裁判員の参加する刑事裁判に関する法律」（以下，「裁判員裁判法」という）は，2009年5月に施行された．裁判員裁判法施行の準備作業として行われた司法研究「難解な法律概念と裁判員裁判」[1]では，「精神医学の専門家である鑑定人が法律判断の一方に明示的に軍配を上げたときの裁判員に対する影響は相当に大きい」，「弁識能力及び統御能力の有無・程度に関して意見を示すことはできるだけ避けるのが望ましいし，少なくとも心神喪失等の用語を用いた法律判断を結論として明示することは避けるべきである．」と指摘し，鑑定を行った精神科医が，鑑定結果の報告において，刑事責任能力の判断に直結する内容を述べることを避けるよう提言した．司法研究の提言もあって，裁判員裁判はもとより，それ以外の裁判においても，最近では，鑑定人が心神喪失・心神耗弱などの法的概念について述べることはもとより，弁識能力・制御能力に関する言及も行わないように要請されている．

　本項では，代表的な精神科医の見解を歴史的にたどることを通じて，刑事責任能力判断における精神科医と裁判官との役割分担の問題に関する精神科医の考え方の変遷を検討したうえで，筆者のこの問題に関する私見を述べることとしたい．

1. 主な精神科医の見解

a. 榊俶と呉秀三の見解──旧刑法の時代

　1880年に制定された旧刑法は，「罪ヲ犯ス時知覺精神ノ喪失ニ因テ是非ヲ辨別セサル者ハ其罪ヲ論セス」（旧刑法78条）と規定し，刑法における責任主義をわが国においてはじめて明示した．刑事責任能力鑑定に関する当時の精神科医の認識を知るために，ここでは，わが国の精神医学の基礎を築いた榊と呉の教科書[2]の記載を紹介しよう．

　　責任能力ノ有無，處分能力[*1]ノ有無，信證能力[*2]ノ有無．是レ醫師ノ論究スヘキ所ニ

---

*1：處分能力とは，処分権を行使するのに必要な法律上の能力．
*2：信證能力とは，証言能力，供述能力と同義であり，法廷での証言の信用性と同一である．

アラス．醫師ノ講述スヘキハ唯科學上ノ審査法ニ由リテ，精神ノ健疾如何ヲ判定スルニアルノミ．

b. 三宅鑛一の見解

現行刑法は，1907年に制定された．その39条は，「心神喪失者ノ行為ハ罰シナイ」「心神耗弱者ノ行為ハソノ刑ヲ減軽スル」と規定しているが，心神喪失者・心神耗弱者の具体的な内容については，刑法の条文には記されていない．現行刑法は，ドイツ刑法や当時のドイツにおける刑法改正をめぐる議論を参照して制定された．

当時の代表的な精神科医である三宅鑛一は，著書『責任能力─精神病学より見たる』[3]の序言で，以下のように述べている．

　余は多年精神鑑定に従ひ，其の間多くの疑問に遭遇してその解決に苦しみしこと鮮なからず．而かもその甚だしきは，所謂責任能力なる用語の意義，従って心神喪失乃至耗弱なるものの程度を如何に定むべきやの問題とす．是は，たとひ法學上の文字にして醫學的文字ならずと雖も，實際に於て，醫師が或人を鑑定するに當り，鑑定人として，如何にこれを考へ置くべきやの豫備的知識なくては叶はぬことあり．假に漠然，精神病者を無責任者とし，常態の人を全責任者とし，其の中間に位すべきものを軽減せる責任能力者としても，その間，自然には割然たる境あるべき筈なし．従って，實際の事例に當りその標定を何れにしてよきやの疑惑を抱かしめらるる場合なきにあらず．人によりこれにはその犯人の人格に重きをおくべしと云ひ，他の人はその折りの行為に主なる據點を設くべしと説く．而もその兩者いづれを採るの可否につきてのみならず，又兩者何れも其の差異は斬新的のものにして，之に割然たる境界は自然には之なく，強ひて之に等差を設くることとならば，その評定に任意的なりとの譏りなき能はざるものなるべし．茲に余は，其等の場合を一々具體的に例示し，少なくも之が大體の標準を極めておくことは實に緊要の事と考ふ．殊に，將來鑑定すべき人が，その數を増し，中には各人勝手の標定によりて鑑定を下すごときことあらば，さなきだに，取捨に惑ふ法官は一層疑惑の眼を以て，之を見るに至ることもなきにはあらざるべし．

c. 内村祐之の見解

第二次世界大戦後のわが国では，憲法をはじめ多くの法律に英米法の考え方が導入された．しかし，刑事責任能力に関する規定は変更されなかった．この時代を代表する精神科医である内村祐之[4]は，責任能力について以下のように述べている．

　もともと精神が健常でないもの（少年，聾唖者をふくむ）の責任能力の問題は，法律學者と精神醫學者との共通の問題である．責任能力有無の最後の判定は，いうまでもなく裁判官の任務であるが，精神機能とその障碍の本質，およびこれが行為におよぼす影響を知るものは精神醫學者に如くはない．そこで，精神醫學者が鑑定人となった場合，己が分を守りつつ，精神状態が行為におよぼした影響を判断し，その判断にもとづいて，責任能力

に對する意見を述べることは，精神機能についての非專門家に對しても有力な資料を提供することである．

　公正に考えるときには，これは一部を法律學者が，他の一部を精神醫學者が取り扱うという問題ではなくて，精神醫學と法律學との共働において，一括的に攻究し，最も合理的な立場を發見すべき問題である．

d. 中田修の見解

内村以降の精神科医のなかで，刑事責任能力判断に関して，強い影響力を有したのは中田修といえよう．中田は，刑事責任能力判断における精神科医と裁判官の役割分担に関して，以下のように述べている[5]．

　責任能力の判定は裁判官の仕事であり，責任能力は個々の事例に応じてそのつど個別的に判定されるべき筋合いのものであることは自明のことである．しかし，責任能力の判定が裁判官のまったくの恣意に基づくものでなく，裁判官，専門家，法学者などのあいだに一定の合意に基づくおおよその規準が長い歴史のあいだに築かれている．これは Konvention（われわれは慣例と訳しているが，適訳かどうか疑問である）ともいわれている．われわれ専門家も裁判官もこのいわゆる慣例を無視することはできないと思われる．

e. 岡田幸之の見解

岡田幸之は，刑事責任能力鑑定に関する厚生労働科学研究の分担研究者として，「刑事責任能力に関する精神鑑定書作成の手引き」をまとめるなど，近年の刑事責任能力鑑定に関する議論をリードする存在であり，その見解の法曹界に与える影響も大きい．岡田は，わが国における刑事責任能力判断の構造を，①精神機能や精神症状に関する情報の収集，②精神機能や精神症状（健常部分を含む）の認定，③疾病診断，④精神の機能，症状，病態病理（健常部分を含む）と事件の関連性，⑤善悪の判断や行動の制御への焦点化，⑥法的な弁識・制御能力としての特定，⑦弁識・制御能力の程度の評価，⑧法的な結論，という8段階（「岡田の8ステップ」）に整理しており，この整理もまた，法曹界に強い影響を与えている．以下に，責任能力判断に関する精神科医と裁判官の役割分担に関する岡田[6]の見解を紹介する．

　あらためて考えてみると従来の法廷では，精神科医が「著しく障害されていた」と言えばそれを法曹が心神耗弱と読み取り，「失われていた」と言えばそれを心神喪失と読み取るということがしばしば行われてきた．そのためこうした"程度"の表現の言質を精神科医から引き出そうとする争いが行われてきた．この，⑦（注：弁識能力と行動制御能力の減損の有無，程度の評価）までを精神科医が言い，法曹が⑧（注：「責任能力」の決定）に解読するという構造は鑑定が裁判官の「知識経験の不足を補給する」という役割を果たしていることになるのか甚だ疑問である．「最後は法律家が責任を取る」ことにはなっていても，「刑事責任能力は法律判断である」という意味にはなっていないと思う．

法曹三者は口を揃えて「責任能力判断は難しい」「自分たちは素人だ」という．けれども，まがりなりにも精神医学の専門家として責任能力の判断を長年にわたって求められてきた立場から言わせてもらうが，それが難しいのは精神障害の問題だからではない．刑法39条をどう解釈し，弁識能力や制御能力とは何なのか，それが失われるとか著しく損なわれるというのはどういうことなのか，といった法律の基本問題が突き詰められていないからなのである．いくら正確に③の診断（注：疾病診断）をしても，また④の機序（注：精神障害とそれ以外が犯行に与えた影響の機序）を精緻に追及しても，責任能力の結論は得られない．つまり本質的にこの問題に関して，素人なのは精神科医のほうなのである．

2. 精神科医の見解に対するコメント

榊と呉の時代から，最近の岡田に至るまで，刑事責任能力判断における精神科医と裁判官との役割分担の問題に関する精神科医の見解を紹介した．それぞれ時代も異なり，法制度も異なる．精神医学における疾患概念も時代によって異なっており，精神障害者に対する医療・福祉制度や社会一般の精神疾患や精神障害者に対する考え方にも大きな相違がある．それにもかかわらず，刑事責任能力は法的概念であり，その判断権限が裁判官にあることについては，ここにあげたすべての精神科医が一致して認めている．それぞれの相違は，法的概念であることを前提としつつ，精神科医が精神鑑定において，刑事責任能力について，どのような意見を述べるべきなのか，また，述べた意見はどの程度まで裁判官の法的判断において尊重されるべきなのかについての相違とみることができよう．

榊や呉の時代には，刑事責任能力の有無は，医師が直接，検討すべきことではなく，精神科医の役割は，医学的な方法によって，被鑑定人の精神障害の有無を判定し，それを鑑定結果として報告するだけであると考えられていた．ただし，榊は現行刑法成立以前に亡くなっており，呉の精神鑑定書集である『精神病鑑定例』[7]に収載されている刑事鑑定例はすべて旧刑法の時代のものである．旧刑法は，責任無能力者の刑の免除のみを規定しており，精神病かどうかの判断が示されれば精神鑑定としては十分[8]であると考えられていた．精神医学は精神病の診断に専念し，法律学は精神医学の診断をもとに責任能力の判断を行うというような役割分担がなされていたといえよう．

三宅は，責任能力が医学の概念ではなく，法律学の概念であるとしても，精神鑑定を行う医師は，責任能力の判定に関する予備知識が必要であること，責任能力を3段階に分けるとしてもその境界は自然に定められるものではないこと，恣意的な判定を避けるためにも一定の基準を設定しておくことが必要であること，精神鑑定に関する修練を積んでいない精神科医が独断に基づいて精神鑑定を行うことが，法律家の精神鑑定に対する信用性を損なうことなどを指摘している．ここに示された三宅の見解は，最近の精神鑑定をめぐる状況について述べた見解としても十分に通用する内容といえよう．

内村の見解は，責任能力の認定の最終権限は裁判官にあることを前提としつつ，精神状態が行為に及ぼした影響を判断し，その判断に基づいて，精神科医が責任能力に対する意見を述べることの有用性を指摘し，責任能力は，精神医学と法律学とが協働して研究すべき問題

であるとするものである．風祭[9]が，「現在に至るまでわが国の法曹と精神医学における責任能力判断の底流となっているといってよい」と指摘するように，今日においても妥当な見解といえるであろう．

その一方で，内村[4]は，精神医学では，精神的正常人とは，価値規範ではなく平均規範を基準として評価される「正常概念」に基づいて決められるものであるが，法律の規定では，「精神的正常人以外のものをことごとく責任能力に鋏くる者とは認めず，精神能力が全く消失し，或はそうでなくても『著るしく減弱』している者」のみに責任能力の減免が認められていると述べている．「精神能力に相応した刑のほかに，改善と醫療と保安を兼ねた保安制度の設定」を焦眉の急とし，「かかる制度がないために，限定責任能力と思われるものに對しても，完全な責任を負わせるという不合理が生じ，また限定責任能力を鑑定した醫師が，疑惑の目でながめられるというような不愉快な事態がおこる」と述べていることも合わせて考えると，内村は，責任能力に関する法律の規定に疑義を感じており，精神医学と法律学の協働により，責任能力に関する法律の規定を，精神医学の立場からみてより合理的なものへと変化させることを希求していたようにも思われる．

中田は，刑事責任能力判断は裁判官の権限ではあるが，責任能力の判断は，裁判官が恣意的に行うものではなく，裁判官・法律学者・精神科医との間で構築された一定の基準（＝慣例）のもとに行われるべきであるという見解を述べている．仲宗根[10]によれば，当時の西ドイツでは，鑑定人の意見が尊重され，鑑定人の裁判支配の当否までもが議論されるようになっていたのに対して，わが国では，刑事責任能力の判断は裁判官の専権事項とされており，なかには，犯行当時の被告人の精神状態に異常がなかったという心証を裁判官が得た場合には，鑑定を行うことなく，責任能力判断を行っても経験則に反しないとする最高裁判所の判例[*3]もあったという．仲宗根は，この判例について，「日本の裁判官は精神分裂病の診断までできることになり，まさに全知全能というべきであろうか」[10]と評している．中田が，統合失調症にすら責任無能力を認めたがらないわが国の裁判の傾向を批判し，慣例の確立とその尊重を主張した背景には，わが国のこうした状況があったといえよう．中田の見解には，精神医学と法律学の協働により，責任能力に関する規定を，精神医学の立場からみてより合理的なものへと変化させることを希求した内村の見解と類似した構造をみることもできよう．

中田は，不可知論の立場に立ち，精神病即責任無能力[11]とするGruhleの責任能力論をわが国に紹介するとともに，それに基づいて多数の鑑定を行った．中田の慣例に依拠する責任能力論には，同時代の精神科医からも批判があったが，刑法学者への影響力はきわめて強いものであった．また，裁判実務においても，統合失調症の心性が正常な心性とは根本的に異質であるとする鑑定意見を裁判所が受け入れるのみならず，心神耗弱を示唆した鑑定意見を排し心神喪失を認定した事例もみられたという[12]．しかし，代表的な精神病である統合失調症についても，その予後はかつて考えられていたような悲惨なものではないことが明らかとなり，治療の進歩や社会復帰活動の進展によって，入院至上主義からコミュニティ・ケアへ

[*3]：最高裁判所第二小法廷判決昭和25年1月13日刑集4巻1号，p12.

の移行が要請されるようになった．こうした治療観の変化により，中田が主張した精神病即責任無能力とするような慣例には，精神科臨床の立場からも疑義が呈されるようになっていった．1984年の最高裁判所の決定要旨は，「被告人が犯行当時精神分裂病に罹患していたからといつて，そのことだけで直ちに被告人が心神喪失の状態にあつたとされるものではなく，その責任能力の有無・程度は，被告人の犯行当時の病状，犯行前の生活状態，犯行の動機・態様等を総合して判定すべきである．」[*4]と述べて，中田の主張した「精神病即責任無能力」を明確に否定した．

岡田の8ステップは，刑事責任能力判断における精神科医と裁判官の役割分担を考えるうえでは重要な示唆を与える分析と思われる．そして，責任能力判断の難しさの根本には，責任能力やそこで問題とされる弁識・制御能力の本質が法律学的に突き詰められていないことが根本にあるとする岡田の見解は，ある意味，責任能力をめぐる問題の本質をついた指摘といえよう．ただし，責任能力判断の問題に関して「素人なのは精神科医」であると断言する岡田の見解では，精神医学的判定と法的判断とはまったく異なる次元の問題であると考えられているように思われる．西山[13]は，「価値判断または規範的判断である法的判断と精神医学の判定とがまったく別次元の問題であれば，両者はただすれ違うだけで，対話や架橋の可能性も必要性もない．おそらくそれは，精神医学を狭義の経験科学または存在（Sein）の科学と規定して，そこから価値や規範（Sollen）に言及することはできないとする伝統的な不可知論の立場であろう．もしも精神医学がそういうものであるとすると，精神科医は通常の診断書も病名または病状の記載にとどめねばならず，一カ月の休養を要する（その間労働無能力と見なした方がよい）とか休養を要した（労働無能力であったと見なすのが妥当である）という証明もできなくなるであろう」と指摘している．西山の指摘するように，法的判断と精神医学的判定は同次元の問題であると考えなければ，両者の対話の機会はなくなってしまうであろう．岡田は，法と精神医学の対話そのものを否定しているわけではなく，8ステップも法と精神医学の対話を行う前提としての議論の整理であるとしている[6]．しかし，責任能力判断をめぐる精神科医と裁判官との役割分担を岡田のように考えてしまうと，法と精神医学の対話の必要性そのものを否定しているという誤解が生じるのではないかという懸念がある．

3. 刑事責任能力判断における裁判官と精神科医の役割

刑事責任能力判断における裁判官と精神科医の役割に関して，諸家の見解を紹介してきた．この問題に関して，中田の見解は，明らかに精神医学的判定に寄りすぎであり，岡田の見解では，法的判断であることが強調されすぎのように思われる．筆者としては，刑事責任能力判断は，精神医学と法律学が協働して探求すべき課題であるとする内村の見解が最も妥当なように思われる．刑事責任能力をはじめとした法的判断能力の判定について，西山[13]は以下のように述べている．

---

*4：最高裁判所第三小法廷決定昭和59年7月3日刑集38巻8号，p2783.

臨床であれ裁判または審判であれ，人の判断能力（責任能力，意思能力等）の判定は本来誰にでもできる，というのを出発点にしなければならない．そうでなければそもそも陪審が有罪，無罪，または心神喪失による無罪を評決することなどできるはずがない．そのような，元来は誰にでもできる判断を，一方で精神医学の臨床活動を通じてソフィスティケートさせたのが精神科医であり，他方で法的評価の面をソフィスティケートさせたのが裁判官である．したがって，法的判断と精神医学の判定とは別次元の問題でなく，文明の発達した今日では両者は分極しているものの，もとはひとつであったと考えるほかはないのである．今日でも陪審（または参審）はそれぞれ適切な援助（専門家の鑑定結果および裁判官の説示）さえあれば，評決等が可能になる．だからこそ精神医学的評価と法的評価との架橋または総合がぜひとも必要になる．なお，日本に陪審制度はないが，以上のような理論的考察にさいしては，日本の裁判官は陪審の仕事と裁判官の仕事とを兼ねおこなっていると考えればよい．なぜ裁判官に如上の判断が可能であるかといえば，裁判官が医学についてはもちろん法学の専門家（スペシャリスト）だからではなくて，彼が優れたジェネラリストであるからである．

故意や過失，錯誤などは純粋に法律学の概念であり，精神医学や精神科医がそれらの法的概念の認定に関して，意見を述べることはないし，意見を求められることもない．刑事責任能力である心神喪失・心神耗弱もまた法律学の概念とされている．しかし，歴史的変遷が示すように，責任能力や免責された精神障害者の処遇制度は，法律学や精神医学・精神科医療だけの問題ではなく，広く社会一般の合意のもとに存在している制度である[14]．このことを考えれば，故意や過失，錯誤などとは異なり，責任能力をはじめとした法的判断能力の判断は，本来は誰にでもできるものであることが前提であり，精神科医は精神医学の立場から，裁判官は法律学の立場から，それぞれ判断能力の判断・判定を洗練させてきたとする西山の見解は，精神科医と裁判官の役割分担の問題に関する最も適切な見解であるといえよう．

刑事責任能力判断における精神科医と裁判官の役割分担に関する筆者の見解は，表1のようにまとめることができる[15]．すなわち，精神科医は，裁判官の補助者として，公正中立な立場から，精神医学・精神科医療の専門家として，被鑑定人の犯行時の精神状態や判断能力の有無・程度に関して，精神医学的な判定を行い，その結果の報告を行う．ただし，精神鑑定の結果の報告は，あくまでも裁判官が行う事実認定の参考資料であり，心神喪失・心神

表1 精神鑑定における鑑定人と裁判官

	鑑定人	裁判官
専門性	精神医学・精神科医療	法の適用
裁判における位置づけ	裁判官の補助者	最終判断者
判定・判断の性格	事実認定に関する参考意見	事実認定＋規範的判断
判定・判断の範囲	犯行時の精神状態や判断能力の有無・程度に関する精神医学的な判定結果の報告	事実認定をもとに，犯行当時の精神状態が心神喪失・心神耗弱に該当するか否かを判断

（五十嵐禎人．臨床医のための司法精神医学入門改訂版．2017[15]より）

耗弱といった法的判断を直接行うものではなく，被鑑定人の精神障害の有無や，精神障害があった場合には，それが犯行に与えた影響の有無・程度・機序までである．裁判官は，精神鑑定の結果を参考にしつつ，その他のさまざまな証拠も総合して，犯行に関する事実認定を行う．事実認定をもとに，被告人の犯行当時の精神状態が刑法に規定される心神喪失・心神耗弱という法的概念に当てはまるか否かに関して規範的判断を行うのは，法の適用に関する権限を国民から委嘱されている裁判官の専管事項である．

最高裁判所は，「生物学的要素である精神障害の有無及び程度並びにこれが心理学的要素に与えた影響の有無及び程度については，その診断が臨床精神医学の本分であることにかんがみれば，専門家たる精神医学者の意見が鑑定等として証拠となっている場合には，鑑定人の公正さや能力に疑いが生じたり，鑑定の前提条件に問題があったりするなど，これを採用し得ない合理的な事情が認められるのでない限り，その意見を十分に尊重して認定すべきものというべきである」と判示している[*5]．つまり，責任能力の判断にあたって，裁判所は，適正な方法で作成された鑑定人の意見を十分に尊重する必要があることを最高裁判所は明らかにしているのである．

鑑定意見が尊重されるためには，精神科医は，刑事責任能力とはどのような概念であり，どのように判定するのが，現在の司法精神医学のスタンダードであるのかを十分に弁えたうえで，鑑定を行う必要がある．現在のスタンダードとされる可知論的アプローチを採用し，その限界も弁えたうえで，犯行時の被鑑定人の精神状態や精神障害がその人の判断や行動に与えた影響を，精神医学的に可能な範囲で探求することが重要である．そのさいには，精神障害の種類によって，病状の推移や判断・行動に与える影響が異なることはもとより，精神科診断名が同じであっても，病状の推移や呈している症状の性質によって，判断・行動に与える影響は異なるという精神医学的知見を十分に活用して，生物学的要素が心理学的要素に与える影響の分析を行う必要がある．また，刑事責任能力判断における「著しく」（低下した状態）という要件は，平均基準で評価される単なる正常からの偏倚とは異なるものであることも弁えておくことが必要である．こうした刑事責任能力判定に関する基本的な事項をふまえたうえで，犯行時の被鑑定人の判断や行動に精神障害が与えた影響の有無・程度・機序を探求することにこそ，日常の精神科臨床とは異なる司法精神医学の専門性があるといえよう．

刑事責任能力鑑定おいて精神科医が行うべきは，「完全責任能力・心神耗弱・心神喪失という結論的意見」でもなければ，「心理学的要素である弁識能力・制御能力の有無・程度に関する判断・報告」でもない．精神科医が行うべきは，「生物学的要素である精神障害の有無・程度並びにこれが心理学的要素に与えた影響の有無・程度に関する診断・報告」である．そして，現在の司法精神医学におけるスタンダードを十分に弁えて作成された「心理学的要素である弁識能力・制御能力の有無・程度に関する判断・報告」は，裁判官の責任能力の判断にあたっても十分に尊重されることになるのではなかろうか．

（五十嵐禎人）

[*5]：最高裁判所第二小法廷判決平成 20 年 4 月 25 日刑集 62 巻 5 号，p1559.

■ 文献

1) 司法研修所（編）．難解な法律概念と裁判員裁判．法曹会；2009．
2) 呉　秀三，榊　俶．増補改訂法医学提綱　下編　巻1．秋南書院；1897．
3) 三宅鑛一．責任能力―精神病学より見たる．岩波書店；1930．
4) 内村祐之．精神医学より見たる刑事責任能力．精神神経誌 1951；53（2）：41-57．
5) 中田　修．責任能力の判定に関する実際的諸問題．懸田克躬（編）．現代精神医学大系　24巻　司法精神医学．中山書店；1976．pp46-78．
6) 岡田幸之．責任能力判断の構造―8ステップモデルの基本解説．季刊刑事弁護 2018；93号：37-42．
7) 呉　秀三．精神病鑒定例　第1集～第4集．吐鳳堂；1903，1906，1909．
8) 金子嗣郎．解題　呉秀三　精神病鑑定例（上）．精神医学古典刊行会；1976．
9) 風祭　元．日本における歴史―昭和・平成時代．松下正明（編）．司法精神医学1　司法精神医学概論．中山書店；2006．pp139-149．
10) 仲宗根玄吉．責任能力判定における鑑定人の権限．精神医学と刑事法学の交錯．弘文堂；1981．pp241-285．
11) 中谷陽二．刑事責任能力と精神医学―原点に還る―．季刊刑事弁護 2018；93号：49-54．
12) 中谷陽二．分裂病者の責任能力―「刑事裁判例集」を読む．分裂病犯罪研究．金剛出版；1996．pp181-198．
13) 西山　詮．成年後見制度における弁識能力とその判定．新井　誠，西山　詮（編）．成年後見と意思能力．日本評論社；2002．pp138-157．
14) 五十嵐禎人．刑事責任能力総論．五十嵐禎人（編）．専門医のための精神科臨床リュミエール1　刑事精神鑑定のすべて．中山書店；2008．pp2-15．
15) 五十嵐禎人．刑事精神鑑定．日本精神神経学会司法精神医学委員会（編）．臨床医のための司法精神医学入門改訂版．新興医学出版社；2017．p18．

> I. 総論

4 刑事責任能力の判定（2）
刑事責任能力判断の構造の8ステップについて

はじめに

　日本の刑事精神鑑定の大半は，刑事責任能力の判断をするために行われる．けれども刑事責任能力がどのようにして決められるのか，精神科医と法律家のどちらがどこまでを判断するのかといったことは，最高裁判所の判決でも取り上げられるほどの難問となっている．

　ここでは精神科診断から刑事責任能力の結論に至る過程を構造的に整理する．岡田[1]は，精神医学的な診断の作業から最終的な法的判断がどのようにして導き出されることになるのかを8つのステップに分けて説明している（図1）．近年では，鑑定事項の確認や争点整理の際に利用されることもあるので，この8ステップについて，若干の発展を加えて解説する．

1. 刑事責任能力判断の構造の8ステップ

ステップ①：精神の機能，症状，病態，病理（健常部分を含む）に関する情報の収集

　本人についてのあらゆる情報のなかから精神症状や病理の理解に必要な情報を収集，整理

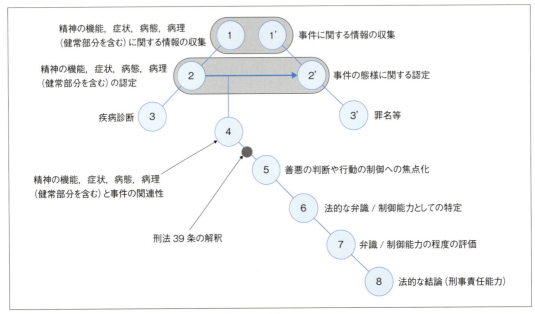

図1　刑事責任能力判断の構造の8ステップによる説明

する．鑑定人が多様な情報を集め，鑑定書の生活歴，病歴，心理学的検査，医学的検査，面接所見などにまとめる部分である．

ステップ②：精神の機能，症状，病態，病理（健常部分を含む）の認定

ステップ①で収集した情報について精神医学的に評価して，精神の機能，症状，病態，病理の特徴を特定する．どのような情報に基づいてどのような異常（あるいは正常）があるとみるのかという精神症状学の当てはめが行われる．「電磁波をかけられ，集団ストーカーにあっているといった被害妄想」，「一瞬でも座っていられないといった焦燥感」などである．

ステップ③：疾病診断

ステップ②の情報に，操作的診断の診断基準や従来診断の疾病概念を当てはめて，精神障害としての精神医学的認定をする．つまり診断名をつける．ステップ①②にまとめられる情報について③の精神医学的な経験則を当てはめることによって，その妥当性や整合性が検証できるわけである．たとえば詐病の場合には本人が訴えている症状，その現れ方，その変化の様子などをいろいろな精神疾患概念に照らし合わせてみてもどうしても合理的な説明がつかないといったことになる．

ステップ①'：事件に関する情報の収集

あらゆる情報のなかでも特に，事件の態様や性質の理解に必要な情報の収集と整理をする．鑑定時の本人の供述のほか，各種の捜査報告書や調書に多くの情報を頼ることになる．実質的には，①とは共通で不可分の情報もある．

ステップ②'：事件の態様に関する認定

犯罪学的な特徴の特定をする．事件前から事件後に至るまでの犯罪としてのさまざまな態様を整理することになる．たとえば，犯行の動機，犯行の発想，犯行計画，凶器の準備，犯行現場や時間の選択，被害者の選択と接近・接触・抑制，着手の契機，瞬時の犯意，犯行手口，実行行為，犯行の反復性や継続性，犯行後の逃走，証拠物品の隠匿，犯行についての回想や供述の様子などである．たとえば「長期に抱いていた被害妄想から，反撃を考え，直前の口論を契機に，あらかじめ犯行に使用しようと考えていたナイフを持ち出し，待ち伏せをしていたところに帰宅した被害者に対して，殺意をもって，ナイフでの刺突を試みたが，一瞬それをかわされたところ，被害者を押し倒すなどして馬乗りになり，ナイフで12回にわたって前胸部を突き刺していた（ところ，警官に取り押さえられた）が，事件後は刺し始めてからはよく覚えていないと供述している」といったものである．

ステップ③'：罪名等

ステップ②に犯罪としての法的認定を行う．つまり刑法を当てはめて罪名や量刑の決定にかかる法的評価が決定される．上の例でいえばたとえば「殺人罪」として取り扱うといったことである．

ステップ④：精神の機能，症状，病態，病理（健常部分を含む）と事件の関連性

ステップ②でとらえた精神医学的特徴が②'でとらえた犯罪学的特徴にどのように影響したのか，両者の関係を記述する．病的な特徴で説明されるかどうかだけではなく，それによって説明されない部分があれば，それは健常な部分で説明されるのかといったことも検討する．たとえば「被害妄想が犯行動機そのものとなっている」，「直前の被害者との口論があったことによる怒りも犯行動機となっている」，「事件時には精神運動興奮の状態であったことが，何回もナイフを繰り出す一因となった」，「事件時には被害者が一瞬の反撃をしてきたので焦ったということが，何回もナイフを繰り出す一因となった」，「事件時には精神運動興奮の状態であったことが，事件のときについて，回想しにくくしている」などである．

ステップ⑤：善悪の判断や行動の制御への焦点化

ステップ④でみた影響のうち，善悪の判断や行動制御に関わる部分を抽出する．たとえば，上記のうち「事件時には精神運動興奮の状態であったことが，事件のときについて，回想しにくくしている」というものに注目すると，確かに症状が事件に関連する事情に影響していることを現している．特に，回想しにくいということが事件時に精神運動興奮がみられたことの傍証となることを示している．しかし，事件後に回想しにくいかどうかという事情自体は事件時の善悪の判断や行動制御の評価には直接関係しない．ステップ④では，あらゆる影響を取り上げているから，こうした整理をすることが必要となる．

ところで，このステップで善悪の判断や行動制御に関わるような部分に焦点を絞っていくのは，そもそも現在の日本の刑事法廷では，通常，弁識能力と行動制御能力のいずれかが失われていると評価されれば心神喪失に，そして著しく損なわれていると評価されれば心神耗弱と判断するとされているからである．つまり，ステップ④からステップ⑤へと移る前提には，刑法39条の解釈が介在することになる．岡田[1,2]は，このように法律解釈という過程を挟まなければならないステップ⑤以降を精神科医が能動的，主体的に行うことには疑問があるとしている．

ステップ⑥：法的な弁識／制御能力としての特定

ステップ⑤によって精神障害が事件に与えた「影響」が絞り込まれた．次に「影響」のなかで，弁識の「能力」と行動制御の「能力」としてみるべきものは何かを特定する．

たとえば，「被害妄想が事件の動機として影響していた」というのは，確かに行為の善悪の判断に影響していることを意味しそうではある．しかし，この「影響」のどの部分に，善悪の判断の「能力」が現れているのかは改めて分析する必要がある．彼は「人を刺したり，殺したりすることが法に触れる」ということは完全に理解している．しかし，被害者に対する被害妄想をもっているため，彼は「自分がこれから行う／行っている被害者への攻撃行動は自分の命を守るための正当な反撃であり，それをしなければいつ殺されるかわからない」と確信している．つまり精神障害は「自分の行為の本質の認識という意味での能力」に障害

を及ぼしている．この「能力」はおそらく法的にいう「弁識能力」を構成するものではないかと思われる．

以上のような作業がステップ⑥で行われる．なお，ここでは解説のために，精神科医である岡田が法律解釈の領域に立ち入り，行為の本質の認識をもって弁識能力として評してよいのではないかと述べている．本来は，やはり刑法39条の法律解釈がどうであるかという議論を経なければならない．

ステップ⑦：弁識/制御能力の程度の評価

ステップ⑥で特定した「能力」は果たしてどの程度の障害を受けているといえるのかを評価する．その障害の程度をどのように測るのか，そしてそれをどのように表現すればよいのかは，これまでに示されたことはない．それに言及した人の主観と相場感によっているというのが実際かもしれない．

しかし，少なくともこれに言及するからには，どのような理屈によってそのような評価と表現をするに至ったのかを説明できなければならないであろう．たとえば，上記の例では「本人が，自らの行為の意味について理解している内容は，被害妄想のために現実の客観的事実とは完全に異なっている．本人は，本件犯行時には，その異なった事実を前提として善悪を判断していたのであるから，法的にいう弁識能力は完全に失われていたということになるものと思われる」といった論述をすることになるのかもしれない．

繰り返しになるがここでは解説のために，精神科医である岡田が法律解釈の領域に立ち入って，弁識能力の障害の程度問題について論じた例を示しただけである．こうした説明が適当なのか，本来は，やはり刑法39条の法律解釈がどうであるかという議論を経なければならない．

ステップ⑧：法的な結論（刑事責任能力）

これはステップ⑦まで到達していれば，ほとんど自動的になされるものである．すなわち弁識能力もしくは制御能力のいずれかでも「失われていた」というのであれば心神喪失，「著しく障害されていた」というのであれば心神耗弱ということになる．

2. 8ステップによる整理の活用

8ステップは複雑で容易には理解しがたいかもしれない．また，実際の精神鑑定書を8ステップに整理することは難しいかもしれない．しかし，整理のモデルとしてはいずれの責任能力判断であっても利用できるはずである．

たとえば，精神科の診断名から直接に刑事責任能力を「慣例（konvention）」によって決定しようとすること，つまり「統合失調症の急性増悪期ならば心神喪失」とか，「パーソナリティ障害ならば完全責任能力」といった説明では，現在求められている精神鑑定の役割は果たしていないとされる．それはこのモデルによれば，ステップ①→ステップ②→ステップ③→ステップ⑧のようになっているからであるということになる．

また，精神科医が法的結論に言及するべきではないといいつつ，鑑定書の結論として「事物の理非善悪を弁識し，その弁識に従って行動する能力は著しく障害されている」といい，それを法律家が「著しい＝心神耗弱」という言葉の変換を自動的に行い，「心神耗弱」という法的判断をするということもあるかもしれない．しかしそれはステップ⑦まで精神科医が述べて，それを引き継いで法律家がステップ⑧の作業をしているのである．つまり，法的結論は法律家が行うといいつつも，法律解釈を精神科医にさせている構造になっていることがわかる．

　さらにステップ③で言及される病気の重症度という意味での「病気の程度」や，ステップ④で影響の機序を示したときの「影響の程度」は，ステップ⑦でいう「能力の減損の程度」とは異なるものであることも理解される．それら3種の「程度」は決してイコールではない．

　複数の鑑定人の意見が異なるとき，それがどのステップでの相違に由来するのかを整理することにも利用できるであろう．提出された鑑定書の結論に疑問がある場合に，その疑問を解消するために再鑑定をすべきなのかを判断する際にも役に立つものと思われる．たとえば，ある鑑定書について指摘される問題がステップ④までに由来するのでなければ，実は再鑑定をする必要はないかもしれないのである．

　8ステップによる整理は，精神医学的評価が法的評価と違う次元にあるということを結論に至るまでの複数の判断過程を示すことによって説明する．精神科医にとっては法的判断のために役立つ鑑定とは何かを理解するために，そして法律家にとってはどのように鑑定書を利用すればよいのかを理解するために，ひいては両者の共同作業を円滑にするために役立つものと考えている．

（岡田幸之）

文献

1) 岡田幸之. 責任能力判断の構造と着眼点―8ステップと7つの着眼点―. 精神神経学雑誌 2013；115（10）：1064-1070.
2) 岡田幸之. 刑事責任能力判断の構造. 論究ジュリスト 2012；2：103.

I. 総論

5 医療観察法に関する精神鑑定

はじめに

本項では,「心神喪失等の状態で重大な他害行為を行った者の医療及び観察等に関する法律」(以下,医療観察法)に関する精神鑑定(以下,医療観察法鑑定)について解説する.医療観察法鑑定に従事する鑑定医は原則として精神保健判定医であり,司法精神医療等人材養成研修会を受講しているはずである.研修会の資料のなかでも「鑑定に関する資料」[1-5]は必読であるので,適宜参照されたい.

1. 医療観察法における鑑定

医療観察法による処遇の目的は対象者の社会復帰を促進することである.しかし,その内容に対象者の権利を制限するものも含まれるため,対象者に医療観察法による医療を適応するべきか否かについては,慎重な吟味が必要である.ここで,医療観察法による医療が必要か否かを判断するための資料を提供するのが,医療観察法鑑定である.

a. 医療観察法鑑定の目的

医療観察法鑑定の目的は,処遇を決定する裁判所(裁判官1人と精神保健審判員1人からなる合議体)が対象者の審判において正しい結論を得るための情報を提供することである.すなわち,対象者に医療観察法による医療を受けさせる必要があるか否か,あるとしたらそれは入院の必要があるか否か,を判断するにあたっての根拠が求められることになる.

b. 鑑定医

鑑定医は処遇事件ごとに裁判所が指名する.鑑定医は精神保健判定医またはこれと同等以上の学識経験を有すると認める医師が務めることとなっており(医療観察法37条.以下法律名は略す),実際上は精神保健判定医名簿のなかから裁判所が選出することになる.

精神保健判定医の取得要件として,精神保健指定医として5年以上の実務経験および直近2年以内の措置診察経験が規定されている[6].厚生労働省は精神保健判定医に刑事責任能力鑑定の経験を求めていないが,鑑定医になる者は,刑事責任能力鑑定の経験をある程度有していることが望ましい.

c. 鑑定事項

医療観察法鑑定を行うにあたり,鑑定医は裁判所から鑑定すべき項目について指示を受け

る.鑑定事項は法令に則ったものであり,たとえば下記のように指示される.
1) 対象者が精神障害者であるか.
2) 対象者が精神障害者である場合,その精神障害は,対象行為を行った際の心神喪失または心神耗弱の状態の原因となった精神障害と同様のものであるか.
3) 対象者が対象行為を行った際の原因となったものと同様の精神障害を有している場合,その精神障害は治療可能性のあるものか.
4) 対象者の精神障害について治療可能性が認められる場合,本法による医療を受けさせなければ,その精神障害のために同様の行為を行う具体的・現実的可能性があるか.
5) 以上をふまえ,対象行為を行った際の精神障害を改善し,これに伴って同様の行為を行うことなく,社会に復帰することを促進するためにこの法律による医療を受けさせる必要があるか否か.仮に医療を受けさせる必要がある場合,入院処遇または通院処遇のいずれが適当であるか.

なお,上記以外の内容についても,裁判所から鑑定を要請されることがある.また事例によっては,裁判所の指示がなくても,鑑定医として特に留意して考察すべき要素がありうる.たとえば,対象者の事件当時の刑事責任能力判断について疑義がある場合は,鑑定医から裁判所に対し自発的に意見を述べてもよい.

d. 鑑定の方法

医療観察法鑑定における手順や技法は,刑事責任能力鑑定のそれと共通するところが多い.記録の精読,被鑑定人との面接,家族や関係者からの情報収集,心理検査,身体検査等により,対象者の病状に関する所見を集め,ICD-10 や DSM-5 といった標準化された診断基準に基づいて精神科診断をつけることになる.科学的知見に基づくこと,客観的な根拠を重視すること,被鑑定人に対して中立的に接しつつも信頼関係の構築に勤しむこと,といった鑑定の原則を遵守する必要がある.また,鑑定助手を置き,意見交換しながら鑑定作業を進めるのが望ましい.

医療観察法鑑定が他の鑑定と異なるところは,鑑定事項が「医療観察法による医療の必要性」であることと,鑑定その他医療的観察の名のもとに対象者に治療を行いながら鑑定を続けることの2点である.

2. 医療観察法鑑定における原則

ここでは,医療観察法鑑定を行うにあたって鑑定医が遵守すべき原則についてまとめる.

a. 医療観察法鑑定は「治療しながらの鑑定」であること

医療観察法鑑定は,治療を行いながら反応性をみる,いわば関与しながらの鑑定である[7].これは,多くの刑事責任能力鑑定において被鑑定人が積極的な治療を受けづらい環境に置かれている実状と対照的である.

医療観察法鑑定では,事件当時の精神状態の再現よりも,対象者の予後予測のほうが重視

される．そのため，鑑定入院中に行われる「鑑定その他医療的観察」のなかには，対象者への治療行為も含まれているのである．当初，法務省による医療観察法の解釈においては，治療に対する反応性をみるための試験的な薬物投与などが医療的観察に含まれるといった控えめな表現がなされていた[8]．しかし，実際には「治療への反応性をみるにとどめ真の治療は行わない範囲での薬物療法」というのはナンセンスな概念であろう[9]．鑑定入院処遇におけるエキスパートコンセンサスでは，対象者に最善の結果をもたらす必要十分な薬物療法の実施が推奨されており[10]，近年のガイドラインもその見解を支持している[11]．制度施行当初は，鑑定医や鑑定入院医療機関がこのことを理解せずに，対象者を治療せずに放置している事例が散見された[9]．鑑定医は，鑑定に携わりながら，対象者がその時点で想定される最善の治療を受けられるよう配慮すべきである．そして，治療によって得られた患者の反応をも，鑑定結果の参考として活用することが求められる．

b. 鑑定入院中の治療内容に配慮すること

先述の通り，鑑定入院中の治療は必要十分に行うべきであり，病状の悪化を防ぐ最低限度にとどめるべきではない[10]．しかし，医療観察法鑑定の特殊性を勘案して，通常の医療とは若干異なる治療戦略が適応される．

まず，電気けいれん療法は，鑑定入院中には原則として行うべきでない[11]．電気けいれん療法には健忘の副作用があり，施行後に対象者が自身の他害行為を想起できなくなると，鑑定作業に支障をきたすことになるからである．

とはいえ，治療として電気けいれん療法を選択すべき局面にも遭遇しうる．緊張病性昏迷や悪性症候群など，電気けいれん療法を行わなければ対象者の生命に危険を及ぼす場面もあるかもしれない．また，過去の治療歴から，電気けいれん療法の有用性が明らかであり，早期の電気けいれん療法の施行が対象者によって最善の利益と考えられる場合もありうる．どのような場面で電気けいれん療法を実施すべきかについては，エキスパートの間でもコンセンサスが確立していない[10]．鑑定医と主治医とで相談し，その適応を慎重に判断することが求められる．

持効性注射剤についても，鑑定入院中の導入は消極的に考えるべきとされている[11]．これは，安易な導入による過鎮静や悪性症候群の誘発を防ぐことと，鑑定入院中は原則として服薬コンプライアンスを監視できるため，あえて持効性注射剤を導入する意義に乏しいという理由による．

とはいえ，たとえば対象者が以前持効性注射剤の投与を受けて状態が安定していた既往を有するなどの事情があれば，投与を検討しても構わない．また昨今では，非定型抗精神病薬の持効性注射剤が次々と認可され，その効果に関するエビデンスも集積しつつある[12]．メリットがリスクを上回ると判断されれば，積極的な新規の導入を検討することもあろう．ただしその際には，対象者の十分な理解と同意を得たうえで行うべきである．

なお，鑑定入院期間は最長3か月に限定されているため，持効性注射剤による効果を確認するための観察期間が十分に取れないことがありうる．その場合，症状評価尺度などを用いて客観的な病状評価を行い，後の担当医に引き継ぎを行うなどの工夫が必要となる．クロザ

ピン療法においても同様であり，適応を検討する余地はあるものの，実際に鑑定入院中に導入することは困難であろう．

c. 鑑定入院医療機関に所属する医師が鑑定医となること

前述の考え方に沿うならば，鑑定医は対象者が鑑定入院している施設に所属していることが望ましい[11]．鑑定にあたり多職種チームを結成したり，対象者の病状について主治医や看護師に意見を求めたり，医療的観察のため対象者に最適な処遇について議論したりと，鑑定医が対象者の鑑定入院中の処遇に関与する機会は多岐にわたる．鑑定医がなじみの薄い施設に出向いて鑑定を行うとなると，これらの関与を十全に行うことは物理的にも心理的にも難しくなる．

松原らの調査によると，医療観察法鑑定を実施した鑑定入院医療機関47施設中85.7％において，鑑定入院医療機関に所属する医師が鑑定医となっているという[13]．しかし，これには後述の主治医が鑑定医を兼ねている事例が相当程度含まれると思われる．

d. 鑑定医と主治医を分けること

対象者は早急な精神科急性期医療を必要としている可能性が高く，その精神的健康の回復に尽力する主治医の存在は欠かせない．他方で，医療観察法上の枠組みでは，鑑定医の職務はあくまでも対象者の鑑定であり，鑑定医は基本的には評価者である．ここで，評価者と治療者を兼任することのストレスは無視できない．主治医としては対象者の回復力を信じるべきであるが，評価者としては対象者に潜むリスクを冷徹に見極めねばならない．このような，一人の専門家が二つの役割を兼ねることの難しさは，「二重役割のジレンマ」として知られている[14]．刑事責任能力鑑定においても同様の指摘がある[15]．看護師においても，鑑定入院処遇にあたり，中立的な観察と対象者に寄り添った支援のいずれを優先するか悩むことがある[16]．

また，たとえば家族に対する説明や心理教育などは，主治医にとっては重要な仕事であるが，鑑定医の職責とはいえないであろう．鑑定医が主治医を兼ねていると，このような対象者にとって重要な作業に手が回らないことがありうる．

医療観察法鑑定にあたっては，鑑定医は主治医と別の医師が担当することが望ましい．先に述べた鑑定助手を主治医が兼ねるのも一手である．おのおのが役割分担をしつつ，定期的な情報共有および相談を重ねることにより，対象者の治療上の利益を守りながら精緻な鑑定作業を進めることができる．

なお，鑑定医と主治医との間で，治療方針に食い違いが生じる場合もありうる．その際には両者で議論を尽くすことを前提として，治療の緊急性に応じて主治医が対象者の治療を率先して行い，事後鑑定医にその旨を報告するのがよいとされている[17]．

松原らの調査によると，医療観察法鑑定を実施した鑑定入院医療機関47施設中42.9％において，主治医が鑑定医を兼ねているという[13]．これは各施設における人的資源の乏しさに起因するところが大きいように思われる．

表1　共通評価項目とHCR-20 ver.3

共通評価項目		HCR-20 ver.3	
精神医学的要素	1. 精神病症状	Historical Factors	H1 Violence
	2. 非精神病性症状		H2 Other Antisocial Behavior
	3. 自殺企図		H3 Relationships
個人心理的要素	4. 内省・洞察		H4 Employment
	5. 生活能力		H5 Substance Use
	6. 衝動コントロール		H6 Major Mental Disorder
対人関係的要素	7. 共感性		H7 Personality Disorder
	8. 非社会性		H8 Traumatic Experiences
	9. 対人暴力		H9 Violent Attitudes
環境的要素	10. 個人的支援		H10 Treatment or Supervision Response
	11. コミュニティ要因	Clinical Factors	C1 Insight
	12. ストレス		C2 Violent Ideation or Intent
	13. 物質乱用		C3 Symptoms or Major Mental Disorder
	14. 現実的計画		C4 Instability
治療的要素	15. 治療準備性		C5 Treatment or Supervision Response
	16. 治療効果	Risk Management Factors	R1 Professional Services and Plans
	17. 治療・ケアの継続性		R2 Living Situation
			R3 Personal Support
			R4 Treatment or Supervision Response
			R5 Stress or Coping

e. 多職種による鑑定作業を進めること

　指定医療機関における医療と同様，鑑定入院における鑑定作業も，多職種チームによって進めることが望ましい．これは，医師のみの観察では対象者の評価を行ううえで限界があることに加えて，医療観察法鑑定における公平性・中立性を担保するためでもある．

　松原らの調査によると，医療観察法鑑定を実施した鑑定入院医療機関 47 施設中 63.8％において，必ず多職種チームが鑑定に関与していると回答した[13]．多職種チームによる鑑定は，対象者の多角的な評価のため大いに役に立つという意見が多い一方で，業務負担を懸念する声もあった．

f. 共通評価項目による評価を行うこと

　対象者のリスクアセスメントを行うにあたっては，共通評価項目を用いて行うことが強く推奨されている．これは，海外でリスクアセスメントのために広く用いられている Structured Professional Judgment[18] の考え方を取り入れ，HCR-20[19] などのツールを参考にしつつ，可変性のある項目のみで編成された，17 項目の評価である．研究者により，その信頼性，妥当性，有用性などが検証されている[20]．共通評価項目と HCR-20 ver.3 の各項目を表1に示す．

　対象者が入院ないし通院決定を受けた場合，指定医療機関で行われるケア会議等において

も，この共通評価項目による評価が行われる．定期的に繰り返し評価することにより，対象者本人と周囲の状況の変化を適切に把握し，支援の方向性を考察したり，治療成果を検証したりすることができる．そのためには，医療観察法処遇の入り口である医療観察法鑑定の段階において，共通評価項目による評価を適切に行っておくことがきわめて重要である．

3. 医療観察法鑑定で評価すべき項目

ここでは，鑑定事項に沿って，鑑定医が評価すべき内容について述べる．

a. 医療観察法医療必要性

対象者に対して医療を行う決定をするためには，対象者が「対象行為を行った際の精神障害を改善し，これに伴って同様の行為を行うことなく，社会に復帰することを促進するため，この法律による医療を受けさせる必要があること（医療観察法医療必要性）」を証明せねばならない（42条等）．このことは，対象者が対象行為を行った際の心神喪失または心神耗弱の原因となった精神障害と同様の精神障害を有しており（疾病性），かつそのような精神障害を改善するために医療観察法による医療が必要である，すなわちその精神障害が治療可能であること（治療可能性），加えて医療観察法による医療を受けさせなければその精神障害のために社会復帰の妨げとなる同様の行為を行う具体的・現実的な可能性があること（社会復帰要因）と同義であると解釈されている[8,21]．

そこで，鑑定にあたっては，前述の鑑定事項に従って，まず「疾病性」の証明を行い，次にその精神障害について「治療可能性」を証明したうえで，最後に「社会復帰要因」を証明する，という順序で考えていくのがわかりやすいだろう．

疾病性

まず，対象者が鑑定時点において精神障害を有していることが，医療観察法医療必要性を証明するうえで不可欠である．ここでいう精神障害とは，当該他害行為を行った時点で対象者に存在していた精神障害と同様のものでなければならない．現代では，精神疾患の生涯罹患率は25％ともいわれる[22]が，それらすべてが医療観察法の対象となりうるわけではないのは自明である．ここで証明すべきなのは，あくまでも対象行為を行った際に心神喪失または心神耗弱の原因となった精神障害の存在である．

たとえば，軽度知的能力障害を有する患者が，一過性の幻覚妄想および精神運動興奮を呈して他害行為を行った場合，極期における精神科診断は「急性一過性精神病性障害および軽度知的能力障害」となるかもしれない．ところが，精神病症状や精神運動興奮は鑑定入院後速やかに治まり，鑑定書提出時点では完全に治癒していて，単に軽度知的能力障害を残すのみだったとする．この場合，心神喪失等の原因となった精神障害である急性一過性精神病性障害は鑑定書提出時点では存在しないので，疾病性不在となり，この対象者は医療観察法の対象とはならない．もちろん臨床現場では，急性一過性精神病性障害が治癒したのか，統合失調症が寛解したにすぎず再発のおそれが高いのか，区別が難しいこともあるので，慎重な

評価が必要になろう．

　次に，平素より大量飲酒を繰り返していた対象者が酩酊下で重大な他害行為を行い，事件当時アルコールの影響が甚大であったという理由で心神耗弱認定を受け，医療観察法の申立てが行われた場合を考える．この場合，事件当時の対象者の精神科診断は，アルコール依存および急性アルコール中毒となるかもしれない．そして，後者はアルコールが代謝されれば治癒するのであるから，鑑定書提出時点では「アルコール依存（管理された状況にいるもの）」のみの診断となっていることもありうる．このような場合，アルコール依存のみで心神喪失または心神耗弱となることは通常考えがたいので，やはり疾病性不在となり，医療観察法の対象とはならないことになる．ただし，このような事例については議論があり，アルコール依存とアルコール中毒を物質使用障害における一連の症候群として考え，疾病性ありと判断すべきという意見もある．

　疾病性の判断にあたっては，さらに，対象者の有する精神障害と対象行為との関係性を明らかにすることも必要である．たとえば，統合失調症患者が店舗で金品を盗み，制止に入った店員を殴りつけ，強盗で逮捕された事例を考える．この際，窃盗から事後強盗に連なる一連の流れは，対象者の精神障害とどのように関係していたのか，考察しなければならない．対象者の行為が妄想に基づくものであったとか，対象者が精神運動興奮状態にあって自己の行為を自ら制止することが困難であったという場合には，その精神障害と対象行為との関係は濃厚であるといえる．また，対象者の統合失調症がきわめて重度で，人格荒廃により日常的に同様の行為を繰り返しているような場合には，本件事件と対象者のそれまでの生活態様の異同に着目して，精神障害の事件に対する影響の程度を判断することになろう．他方で，対象者が違法行為を自ら認識したうえで行っていた場合には，本件に関する疾病性は小さいといえるし，そもそも刑事責任能力判断についても再検討が必要になるかもしれない．このように，対象者の精神障害と対象行為との因果関係について，鑑定医は考察する必要がある[23]．

治療可能性

　治療可能性とは文字通り，対象者の罹患している精神障害が治療可能であるかどうかを指す．医療観察法の目的はあくまでも対象者の治療であって，その他害行為の防止ではない．加療により対象者の病状を改善させることで対象者自身の利益になるというのが，入院や通院を強制することを正当化する根拠となっている．このため，たとえば対象者の疾病が治療不能であるのに入院決定をすれば，対象者は無意味な治療のための半永久的な入院を強制されることになり，人権侵害になりかねない．なお，精神保健福祉法の医療保護入院とは異なり，入院目的は「医療のため」であって，患者の「保護」はその目的に沿わないことに留意が必要である．

　ちなみに，治療可能性と似た「治療反応性」という用語があり，医療者の間ではむしろこちらの言葉が用いられることが多い．治療可能性と治療反応性の違いは，前者が精神障害を主語として治療可能か不能かという一元的判断を要請するのに対し，後者は患者ごとの治療への反応を加味した病状改善の見込みであり，単に精神障害の性質のみで規定されるもので

はなく，またその評価も全か無かではなくスペクトラム的に考える必要があるという点である．このように両者は本来異なる概念であるが，ことさらに両者を区別して考えねばならない事例に遭遇することはまれである．

なお，ここでいう治療とは，病状の増悪を抑制することも含むとされている．すなわち対象者の疾病が完治を望めないものであったとしても，治療しないよりも治療したほうが少しでも予後を改善させるのであれば，治療は正当化されうる[8]．これは，統合失調症など多くの精神障害が，今なお完治は困難な病態であることに鑑みるならば，妥当な解釈である．一方で，この「病状の増悪を抑制すること」を拡大解釈すると，およそあらゆる精神障害が治療可能と判断されることにもつながる．知的能力障害に伴う粗暴行為を封じるための抗精神病薬投与による鎮静，認知症の症状の進行を抑えるための薬物療法，さらには一般受刑者に対し行動変容を目指して矯正施設内で行われる種々の取り組みも，広義にとれば治療行為である．だからといって，知的能力障害，認知症，反社会性パーソナリティ障害が現時点で治療可能であると考えるのは無理があろう[23]．

現在，治療可能性がないために医療観察法の適応からは外すべきであるとしておおむねのコンセンサスに至っている精神障害として，知的能力障害，認知症，パーソナリティ障害があげられる．知的能力障害が回復困難な病態であることには異論が少ないであろう．認知症は定義上，進行性で不可逆な病態であり，本質的に回復が見込めないものである．また認知症患者に対しては，医療観察法による入院医療のような枠組みよりも，地域の福祉資源を活用した支援のほうが，患者の利益に沿うことが多いという実務的理由から，医療観察法による治療可能性を否定して不処遇と判断されることが多い．一部のパーソナリティ障害については，医療現場では精神療法が行われており治療成果の報告もあるが，いずれも強制的な治療にはなじまないと考える医療者が多い．また，パーソナリティ障害のなかでも反社会性（非社会性）パーソナリティ障害は治療不能とする見解が優勢である．イギリスでは2000年代に「危険な重度パーソナリティ障害」を有する患者に対する司法精神医療が隆盛したが，成果は芳しくなく[24]，現在ではこのような者は刑務所で処遇される方向にシフトしつつある．なお，日本ではパーソナリティ障害単独で心神喪失ないし心神耗弱が認定されること自体がまれである．

疾患ごとの治療可能性を考えると上記のようになるが，個々の対象者における治療反応性については別途検討が必要である．たとえば知的能力障害者に併発した急性の精神運動興奮，境界性パーソナリティ障害患者に一時的に抗精神病薬を投与することで気分の安定化を図ること，認知症患者の妄想への薬物療法など，治療者ができることはゼロではない．これらの治療が一時的にでも対象者の社会復帰を促す役目を果たすのであれば，医療観察法の適応とすべきという意見もあろう．しかし，部分的な治療反応のみでは医療観察法の医療を適応する根拠としては弱いように思われる[23]．後述の時間軸の概念を用いて考察すると，医療観察法の処遇が対象者の社会復帰を促進することにつながらないこともありうることに注意が必要である．

他方，物質依存や発達障害の治療可能性については，いまだ議論が多い．物質依存は伝統的に強制的な治療にはなじまないとされてきた．現に，厚生労働省はアルコール依存症に対

する医療保護入院の適応を原則として認めていない[25]．ただし，近年では治療の導入期において一定程度の強制力が用いられることを支持するエビデンスも出てきている[26]．発達障害は生来性の障害であり，治癒することは期待できないが，治療により社会適応を改善する取り組みは行われている[27]．なお，両者とも単独で心神喪失ないし心神耗弱が認定されることはまれである．さらに両者とも統合失調症との鑑別が困難であることがしばしばあり，統合失調症の診断で指定入院医療機関に入院決定となった後に物質依存や発達障害に診断変更となる事例が散見される[23]．

　さらに，治療抵抗性統合失調症で人格荒廃が進んでおり，医療観察法の医療によっても社会復帰を促すことが困難な事例においては，入院の長期化を避けるために医療観察法の対象から除外すべきとの意見がある[23]．これは医療経済的には一考の余地のある見解であるが，精神医療の中核的ターゲットである統合失調症を治療不能として医療観察法の枠組みから除外することには批判もあろう．筆者としては，少なくともクロザピン療法や電気けいれん療法，持効性注射剤による治療など，現在エビデンスの確立している治療を十分に試みたうえでなければ，統合失調症患者に対して治療不能の判断を軽々に下すべきではないと考える．

　最後に，重複診断の問題も注意する必要がある．たとえば発達障害に双極性障害が合併しており，対象行為時にはパニック状態であった疑いのあるような対象者の場合，発達障害単独では医療観察法の対象となりづらいが，併存する双極性障害に対しては治療の適応があるだろう．その場合，医療観察法の適応とすべき根拠はどこにあるのか，医療観察法による医療でどこまでの改善が見込めるのかについて，鑑定医はあらかじめ臨床仮説を立てておくべきである．

社会復帰要因

　医療観察法医療必要性の判断における第三の要件が，社会復帰要因である．耳慣れぬ用語であるので，その発祥について先に記しておく．

　法案審議の段階では，医療観察法の処遇決定のための要件は，「継続的な医療を行わなければ心神喪失又は心神耗弱の状態の原因となった精神障害のために再び対象行為を行うおそれがあると認める場合」とされていた．しかし，この政府原案に対しては，再犯のおそれを医師は判断できないのではないか，漠とした危険性のみを根拠に対象者が長期入院させられるのではないか，といった批判がなされた．このため議員修正により，この要件は「対象行為を行った際の精神障害を改善し，これに伴って同様の行為を行うことなく，社会に復帰することを促進するため，この法律による医療を受けさせる必要があると認める場合」に修正された．法務省による解釈では，この要件は，いわゆる再犯のおそれをより限定的に解釈し明確化したものであり，決定にあたっては対象者に他害行為を行う漠とした危険性があるだけでは足りず，重大な他害行為を行う具体的・現実的な可能性の証明が必要であるとされている[8]．つまり，医療観察法の条文からは「再び対象行為を行うおそれ」という文言が削除されたが，その本質は変化していないというのが政府見解である．

　一方，法案成立後に，鑑定医が行う業務内容と鑑定書の記載項目についてまとめる「鑑定ガイドライン」の策定が行われた[28]．このガイドラインは行政文書ではなく，厚生労働科学

研究班による研究成果物である．そのガイドラインにおいては，医療観察法医療必要性を判断するための三要件は，「疾病性」「治療反応性」「リスクアセスメント」と記載されていた．しかし，2004年の参議院厚生労働委員会において，この「リスクアセスメント」の用語について議員から質問があり，これに対し当時の厚生労働大臣は，言い回しについて再検討させたいと回答した[*1]．大臣の指示を受けて，対象者の危険行為に焦点を当てたリスクアセスメントという用語は，対象者の社会復帰を促進または阻害する要素を抽出するというより広い意味を含有する「社会復帰要因」に取って代わられることになった．

結局のところ，医療観察法鑑定においては，対象者が他害行為に及ぶ危険を評価することは，鑑定目的の一つである．それをことさらに「再犯のおそれ」と呼ぶか否かの議論に拘泥することはあまり意義深くなかろう．対象者が精神障害のために再び同様の他害行為を起こせば社会復帰から大きく遠ざかることになるのであるから，そのリスクを評価し他害行為を予防することは，対象者を医療観察法で処遇するうえでの必要条件であることは間違いない．

それでは，他害行為のおそれを客観的に判断することは可能なのか．医療観察法の成立に至る過程では，多くの識者が，「おそれ」の判断は不可能であるとして法案成立に反対した．しかし実際には，臨床家は患者に起こるさまざまなリスクを予測して対応している．自殺のおそれが高ければ非自発入院に踏み切るであろうし，暴力のリスクが高ければ隔離・拘束を行う．リスクアセスメントとリスクマネジメントは切っても切れない関係にあり，未来予測なくして適切な介入はできない．少なくとも精神障害と密接な連関を有する他害行為は，精神科医にとってはある程度予測可能なものであると考えるべきである[29]．

結局のところ，リスクアセスメントは全か無かというものではなく，他害行為が起きる蓋然性がどの程度高ければ対象者を入院させるなどの強制的な処置が正当化されるかが問題となる．一般医療分野では，Number Needed to Treat（NNT）という概念がある[30]が，これを援用してイギリスではNumber Needed to Detain（NND）という指標が提唱されている[31]．これは，「1人の他害行為を防ぐために，統計上，何人を勾留することが必要か」という概念である．2012年に発表されたメタアナリシスによると，諸外国で行われているリスクアセスメントツールを用いた処遇決定のNNDは2～4であったという[32]．これは非常に優れた水準であると筆者は考えるが，それでも1～3人の患者が無用な勾留を受けていることにほかならない．非自発入院に携わる医療者は1人の他害行為を防ぐたびに，この事実を銘記したうえで，患者の処遇を慎重に判断することが求められる．

日本では，医療観察法においてリスクアセスメントを行うにあたっては，先述の共通評価項目を用いることが推奨されている．その際，単に各項目を評点するだけではなく，対象者個人に特異なリスク要因を同定し，起こりうるリスクシナリオを描出することが，リスクアセスメントにおいては重要である．たとえば，経済的に困窮して通院を中断し病状悪化により他害行為に及んだ対象者であれば，金銭管理指導と福祉的援助を徹底することでリスクを下げられるし，不眠が気分症状の再発の予兆である対象者に対しては，睡眠指導とモニタリ

[*1]：厚生労働委員会会議録第4号平成16年11月11日（参議院）

ングを徹底することがリスクマネジメント上重要になる．

b. 三要件説と三要素説

　これまで，「疾病性」「治療可能性」「社会復帰要因」の三者を，医療観察法医療必要性を証明するための三要件として説明してきた．すなわち，上記のいずれかでも一定水準を下回った場合は，他の二者によらず，医療観察法の対象にはならないという考え方である．実際に裁判所から示される鑑定事項からは，上記の考え方が支持されているように見て取れる．

　しかし，このいわゆる三要件説には批判もある．たとえば裁判官である三好は，三者がいずれも個別に一定水準を要求するという意味で要件であると解することには疑問があるとしている[33]．また五十嵐は，たとえば入院処遇となった対象者の病状が改善して疾病性が一定水準以下になったからといって，他害行為の再発のおそれの高い状態で即退院の決定をすることは適切とはいえないという理由から，三者は要件ではなく要素なのだと述べる．加えて，三要素を掛け合わせて医療観察法医療必要性を判断することにより，治療可能性のまったくない対象者を医療観察法の対象にすることは避けられると主張する[29]．

　このいわゆる三要素説が説得的である点は，臨床判断との整合性が高いところである．通常医療者は，入退院や治療開始の判断を，病状のみによって行っているわけではない．患者の病状が軽くても，悪化すれば重大な結果を引き起こすおそれがある場合には，より入院に判断が傾くであろう．また，治療の見込みが乏しい病態であっても，もし奏効すれば患者の社会的予後を大きく改善せしめることができるのであれば，患者に対しより積極的に受療を促すことになる．三要件説では，このような病気そのものの性質と患者の社会的予後とを連動して検討することができない点に弱点がある．

　その一方で，三要素説にも問題がある．臨床現場においては，いかなる治療にもまったく反応しない患者は稀少であり，たとえ基本的に治療可能性を欠くとされる知的能力障害や認知症であっても，治療にまったく意味がないとは言い切れないであろう．その場合，治療可能性の拡大解釈がなされ，社会復帰要因がきわめて高い場合には，そういった対象者が医療観察法による入院決定を受けることが予想される．結果として，治療なき拘禁が行われるリスクが生まれることになる．

　筆者としては，対象者にとって最適な処遇を考えるうえで三者を総合的に勘案する三要素説のよさは認めるものの，特に社会復帰要因の大きさに引きずられて疾病性や治療可能性のきわめて低い対象者を医療観察法の対象とすることのないよう，三要件説に沿って慎重な判断を行うべきと考える．

c. 入院の必要性

　上記の三要件のすべてを満たす場合には，対象者には医療観察法による医療を受ける命令が下ることになる．その際，対象者を指定入院医療機関に入院させるか，それとも指定通院医療機関に通院させるかを判断する必要がある．

　入院決定と通院決定のいずれが妥当かを判断するためには，通常の精神科臨床と同様に，対象者の治療のために入院が必要か否かと判断することが基本となる．その際，入院の目的

はあくまでも対象者の医療であるので，単なる環境調整，たとえば自宅がないといった社会的事情のみにより入院決定を行うことは認められない．

　ただ，臨床現場では，対象者を当座入院させる必要はあるものの，医療観察法による処遇が必要とまでは言い切れない事例に遭遇することがしばしばある．たとえば，病状はある程度改善しているものの家族関係が悪く自宅に退院させれば容易に症状再燃に至りそうな事例に対しては，しばらく任意入院等を維持しつつ，家族関係調整を行ったり，社会復帰施設への退院を目指したりするのが，精神科一般臨床では通例であろう．だが，医療観察法鑑定においては，このような事例に対し，入院の必要性を認めながら精神保健福祉法による医療で足りるとして通院または不処遇決定を出すということを認めていない[*2]．すなわち，対象者の社会復帰の促進のために入院が必要であればすべからく医療観察法による指定入院医療機関への入院を決定すべきとされているのである．しかし，最高裁判所によるこの法解釈は，臨床家の見解とはかなり異なっている[29]．対象者の現在の主治医等との信頼関係が確保されている，指定入院医療機関が遠方にしか存在しない，対象者の精神障害に対する専門的医療を提供している施設が近隣にある，一時的な入院で病状が改善すれば家族や福祉施設での受け入れ体制は整っている等々，医療観察法による入院医療よりも一般精神医療を提供するほうが対象者の社会復帰に有利な局面もしばしばある．鑑定医としては，医療観察法の目的に立ち戻って，対象者にとって最適な医療を提案する視点から医療観察法による医療の必要性についてふれるべきであろう[34]．

d. 時間軸の検定

　医療観察法による医療の必要性を判断するにあたっては，対象者の予後予測が必要になる．すなわち，仮に対象者が医療観察法による医療を受けなかったとしたら何が起きるかについて，ある程度の精度で予測しなければならない．

　予後予測自体は，措置入院の判断をはじめとして日常診療で行っていることであって，特別なことを求められるわけではない．ただし，医療観察法における予後予測は，措置入院の判断よりも長い時間軸で考える必要があるとされる．

　すなわち，現在鑑定入院中に服薬をしている対象者がいるとして，病識が欠如し服薬習慣も確立されていない場合，仮に医療観察法の適応外となったならば，服薬を中断し，数か月以内に病状悪化を認める可能性が高いという予測もありうる．そしてそれが重大な他害行為につながるのであれば，現在は表面的には落ち着いていて直ちに他害行為のリスクがないとしても，その者を不処遇としてよいかは疑問が残る．

　また逆に，妄想により他害行為に至った認知症患者において，抗精神病薬の投与で妄想が一定程度改善した場合，治療反応性はあるといえる．しかしながら，このまま投薬を続けても，基礎に認知症がある以上，対象者の認知機能は悪化の一途をたどることが予想され，さらに抗精神病薬の副作用や入院に伴う廃用症候群によって長期予後が悪化することが懸念されるとなれば，医療観察法の時間軸をふまえて判断すると，その者に入院決定を下すことが

[*2]：最決平成19年7月25日刑集61巻5号563頁．

妥当とはいいかねるであろう．

　医療観察法の時間軸をどの程度の長さで考えるかについて，エビデンスは確立されていない．法案審議の段階では，半年先の対象者の病状を予測することが想定されていたようである．筆者としては，入院中は半年ごとに審判が行われる（49条の2）こと，標準的な入院処遇が1年半[35]，標準的な通院処遇が3年（44条）とされていることを勘案し，対象者の半年後に加えて，1年半後，3年後について，大まかな予後予測を行ったうえで，鑑定結果の参考にするのがよいのではないかと考える．

e. 対象者の事件当時の刑事責任能力

　医療観察法の規定により，他害行為当時に完全責任能力を有していた者は医療観察法の対象にならない．当然検察官はそのような被疑者について医療観察法の申立てを行うことはしないのだが，実際には申し立てられた対象者が他害行為当時に完全責任能力を有していたことが後で判明することもある．対象者に完全責任能力が認められた場合，裁判所は申立てを却下しなければならない（40条）．実際に2015年の当初審判事件のうち1.8%にあたる6人が完全責任能力により申立てを却下されている[36]．

　対象者の刑事責任能力を認定するのは，審判に携わる裁判官の職責であり，鑑定医はもとより精神保健審判員もこの判断を下す権限はない．裁判官が完全責任能力の可能性を疑った場合は，鑑定医に対し，事件当時の刑事責任能力について考察することを求めてくるかもしれない．

　他方，裁判官による指示がない場合でも，鑑定医自ら完全責任能力の可能性について示唆する鑑定意見を述べることは差し支えない．対象者について明らかな詐病や完全責任能力が疑われる場合には，処遇決定を迅速に行うため，鑑定書の作成に取りかかる前に，鑑定医自ら裁判所に連絡を取って口頭で意見を述べるのがよい．

　刑事責任能力の判断に関しては本書の他の項目を参照されたい．

f. 犯罪性，犯人性，申立ての適法性

　医療観察法対象者が対象行為を行っていなかった場合や，不適法な申立てがなされた場合も，裁判官は職権により申立てを却下しなければならない（40条）．冤罪であった場合は当然として，殺人未遂として申し立てられたものの対象者に殺意がなかったことが判明した場合なども，申立ての要件を欠くことになる．これらはいずれも法学的判断であり，合議体の裁判官が単独で判断する事項とされている．鑑定医がこれらの判断に関与することは想定されず，実際にこれらの理由により申立却下となることもきわめてまれである[36]が，知識としてはふまえておく必要がある．

4. 医療観察法鑑定の進め方

　ここでは，当初審判における鑑定を想定して，鑑定医が実際に医療観察法鑑定を請け負う際の流れと，時系列に沿って行うべき作業内容について概説する．鑑定入院は当初審判では

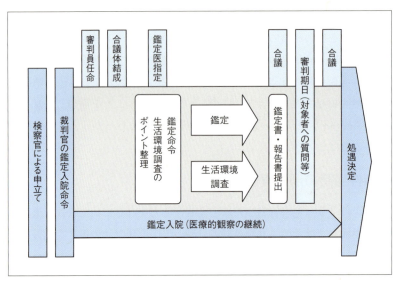

図1 当初審判と鑑定入院のイメージ

最大3か月と限定されており,そのなかでも鑑定医が鑑定作業に従事できるのはおよそ1か月程度に限られるため,効率よく鑑定作業を進める必要がある.鑑定入院開始から終了までの流れを図1に示す.

a. 鑑定入院命令前

法律上は,鑑定命令が下るのは,対象者が鑑定入院して,審判を行う合議体が結成された後である.しかし実際には,審判事務を円滑に進めるため,裁判所の采配によりあらかじめ誰を鑑定医に指名するかを内定しておくことが多い.ここで,鑑定医の打診を受けた場合,鑑定入院命令の予定日を確認し,それから2～3か月のスケジュールをあらかじめ調整しておくのがよい.また,鑑定チームとして主治医,担当看護師,担当臨床心理士等をあらかじめ協議して決めておくのがよい.その意味でも,鑑定入院医療機関に所属する医師が鑑定医を引き受けるのが望ましい.

b. 鑑定入院命令から鑑定命令まで

鑑定入院命令が発せられると,対象者は検察事務官によって鑑定入院医療機関に移送されてくる.この段階では,まだ鑑定命令は下っていないので,鑑定医が医療観察法鑑定を開始することはできない.この時期に行うことは,主治医等の診療チームによる対象者の病態把握である.鑑定医が鑑定入院医療機関に所属している場合は,鑑定医自身も診療チームに所属し,対象者の病状について主治医から情報提供を受けてもよい.

c. 鑑定命令から鑑定書の提出まで

鑑定命令が下ると,裁判所から鑑定医宛に,対象者に関する事件記録一式が送付されてく

る．記録には通常，対象者や被害者による事件に関する供述が含まれており，また対象者が過去に刑事責任能力鑑定を受けていた場合は，鑑定書も含まれる．これらの記録は対象者を知るうえできわめて重要な情報を含んでいる．特に，医療観察法の対象者は裁判所によっては事件記録の送付に時間がかかることがあり，その場合，鑑定入院医療機関は情報の乏しいなかで対象者の初期評価および治療にあたることを強いられることになる．鑑定医としては，一刻も早く事件記録を入手して，鑑定入院医療機関の診療チームに情報提供することができるよう，裁判所に働きかける必要がある[37]．

鑑定命令を受けた鑑定医は，改めて対象者に面接し，自己紹介した後に鑑定作業を始める．最初に，自身の身分と役割を明らかにし，鑑定のための面接を行うこと，鑑定結果は対象者の今後の処遇に影響を与えること，対象者は陳述を強いられないこと，必要に応じ付添人の支援が受けられることなどを対象者に伝える．

筆者の経験では，当初審判による鑑定入院直後の対象者は，自分がなぜここに連れてこられたのかも理解できていないことが多い．対象者が安心して鑑定を受けられるようにするためには，鑑定医の本来の役割ではないが，医療観察法制度や対象者の権利などについて対象者に丁寧な説明を行っておくほうがよいだろう．

鑑定作業において行う内容は，刑事責任能力鑑定と比べて大きく異なるところは少ない．まず記録を熟読するとともに対象者と面接を繰り返しその病歴を仔細に聴取する．診察を通して精神科現症を明らかにし，その病態像に迫る．心理検査はほぼすべての事例において必須である．内容は，認知機能検査と性格検査を中心に，対象者の病状や事件の性質に合わせて鑑定チームで検討する．家族が鑑定に協力できる場合には，家族面接を行い，診断の補助とする．身体検査については，一般的なスクリーニングをはじめ，器質性精神障害を見逃さないために最低でも頭部 CT と脳波を施行しておくべきである．

さらに，刑事責任能力鑑定と異なり，医療観察法鑑定は「治療をしながらの鑑定」であるから，対象者に対し治療を行い，その反応をみることが必要である．対象者の治療方針を決めるのは主治医の役目であるが，鑑定医も議論に加わるべきである．対象者に薬物療法を実施する場合は，最低でも週1回はその効果を評価すべきである．

鑑定チームは，鑑定命令後速やかに多職種チーム会議を行い，その時点で共通評価項目をつける．続いて，鑑定作業が終了する前に再び同様の会議を行う．すなわち，1か月の間に2回共通評価項目をつける．このことにより，特に対象者の治療反応性を総合的に評価することができる．

鑑定医は，これらすべての作業を1か月以内に終わらせる必要がある．

d. 鑑定書提出後から審判期日まで

鑑定書を提出したら，鑑定医としての業務はほぼ終了したことになるが，以後も経過観察のため，週1回程度は対象者と面接し，治療経過について主治医から報告を受けるのがよい．そのうえで，対象者の病状に想定外の変化が現れたり，精神科診断を変更する必要性に思い至ったりした場合は，早急に裁判所に連絡し，まずは口頭で報告を行う．

通常，審判期日の前に合議体による事前カンファレンスが行われる．その席に鑑定医も呼

ばれることが多い．ここで鑑定医は，鑑定書の内容に沿って説明を行うとともに，鑑定書提出後の対象者の病状等についても意見を述べる．

e. 審判期日後から鑑定入院終了まで

　審判期日は，審判において合議体が対象者と面接するほぼ唯一の機会である．対象者のほかに，社会復帰調整官や付添人等，事件に関わる者が一堂に会することで，事件を振り返り，対象者に対して最適な処遇について協議するというのが建前である．しかし現実的には，処遇の方針は事前カンファレンスでおおむね決まっており，審判期日は鑑定医による対象者の病状の見立てを精神保健審判員が確認する意味合いが強いように思われる．鑑定医は審判期日に出席することが望ましいが，そこで改めて発言を求められることは多くないように思う．

　審判期日後，いつ決定が下るかは，事件の性質や移送の必要性などの諸条件によって異なる．対象者の入院先が確保できない場合などは，審判期日後1か月あまりも鑑定入院が継続される場合もある．この間，対象者からしてみると無用の拘禁を受けているのではないかという懸念を抱くこともあるので，鑑定入院医療機関側としては配慮が必要である．鑑定医がこの期間にすべき業務はあまりない．なお，審判期日を過ぎた後であっても，決定に重大な影響を及ぼすおそれのある事実を新たに知った場合には，早急に裁判所に連絡する必要がある．

5. 医療観察法鑑定実務における留意点

　続いて，医療観察法鑑定実務において留意すべきその他の事項について述べる．

a. 鑑定入院に関する問題

　医療観察法における鑑定入院については，施行当初から種々の問題が指摘されてきた[37]．
　鑑定入院医療機関の施設基準やそこで提供すべき医療内容については明文規定が乏しい．政府は，鑑定入院中の対象者の行動制限や，対象者本人の同意によらない治療について，精神保健福祉法と同様の内容であれば問題は生じない旨を発出している[38]．鑑定入院の対象者は精神医療審査会による審査の対象となっておらず，対象者が自身の鑑定入院について，退院や処遇改善を求めるための仕組みが整備されていない．

　現実的には，多くの対象者は精神障害による他害行為を起こした直後であって，精神科急性期として高い医療ニードを有している．いわば最も濃厚な医療が必要な対象者に対する医療が保障されていないということが，医療観察法制度における大きな問題点であるといえる[39]．鑑定入院による人権侵害の事例報告もあり[40]，また鑑定入院における診断や治療の水準にはバラツキが大きいとの指摘もなされている[9]．鑑定入院した対象者のうち2割が審判において不処遇決定もしくは申立却下とされている[36]事実に鑑みると，鑑定入院そのものの正当性の評価や，鑑定入院を終了した対象者の処遇に関するマネジメントまでもが，鑑定入院に携わる者に求められることになる[41]．

なお，裁判所は，職権により鑑定入院命令を取り消すことができる[*3]．実際に，不処遇決定を受けた知的能力障害者が，不要な鑑定入院によって不利益を受けたとして国を訴えた事例もある[42]．

　一般に，裁判官が鑑定入院命令を行う段階でその必要性がないと判断するのは相当に困難なことであろう．他方，鑑定医は事例によっては鑑定入院そのものの必要性に疑問を抱くこともありうる．たとえば，治療反応がきわめて限定的である場合，申立前の段階で医療観察法による医療が明らかに不要であると合理的に推測できる場合，すでに進みつつある社会復帰が医療観察法による鑑定入院によってかえって阻害されるおそれのある場合などが考えられる[43]．鑑定医としては，鑑定入院そのものに問題があると考えた場合は，その見解を早急に裁判所に伝え，鑑定入院命令の取消しを要望するべきである．

　同様に，鑑定入院医療機関が十分な人的資源を有していなかったり，処遇に携わる職員の鑑定入院に関する知識が乏しかったりすると，対象者が適切なケアを受けられずに放置されたり，薬剤の過剰投与や不必要な行動制限が行われたり，あるいは逆に対象者による自殺企図や他害行為が発生しかねない状況に陥ったりすることもある．そのような場合，鑑定医は鑑定入院医療機関の職員に改善を申し入れ，それが叶わない場合は，状況を裁判所に報告し，鑑定入院医療機関の変更について検討を求めるべきである．

b. 当初審判以外における鑑定

　医療観察法鑑定のほとんどは当初審判にかかる鑑定である．退院の申立てや入院継続の申立てにおいては，対象者が指定入院医療機関で評価を受けているということもあり，よほどのことがない限り改めて鑑定命令が出ることはない．通院処遇の対象者に対して保護観察所長による入院の申立てがなされた場合は，対象者の身柄を確保するために鑑定入院が行われるとともに，鑑定命令がなされることがある．ただし，保護観察所長による申立ては，全国でも年間10件未満であり，遭遇する機会は少ない[36]．

　逆に言うと，当初審判以外において医療観察法鑑定を引き受ける際には，何らかの特殊事情が存在することが確実であり，特段の注意が必要である．指定入院医療機関に入院中の対象者について鑑定命令がなされるのは，医療機関側の説明に合議体が疑義をもった場合に限られる．鑑定医としては，対象者と指定医療機関側の双方からよく見解を聴取し，中立的な判断を行うことが求められる．保護観察所長の申立てに伴う医療観察法鑑定においては，鑑定医が行うべき業務は当初審判に似るが，鑑定入院期間が当初審判に比べて1か月間短いことに注意を要する．

　対象者に対し医療観察法鑑定が行われるのが初めてでない場合，過去の鑑定結果との整合性が問題になりうる．合議体，とりわけ裁判官は，一事不再理の原則に基づき，以前の審判結果を覆すことをよしとしないことがある．しかし，医療者にしてみれば，精神科診断名が途中で変更されたり，後で誤診が発覚したりすることは，まれならず経験するものであろう．実際，指定入院医療機関に入院となった対象者のうち2割強において，退院時には精神

[*3]：最決平成21年8月7日刑集63巻6号776頁．

科診断が変更されているという[44]．たとえば，統合失調症の診断で入院決定のなされた対象者について，実は統合失調症ではなく発達障害であることが判明して指定入院医療機関が退院許可の申立てをした場合，裁判所は統合失調症が治癒したのかという疑問を呈することがある．これは医療者側とすると非常に不自然な見解のように映る．筆者としては，鑑定医はあくまでも医療者であるから，診断変更に臆病になるべきではなく，医学的事実を端的に裁判所に伝えるべきであろうと思う．

6. 医療観察法鑑定書様式と鑑定書例

医療観察法鑑定の鑑定書の様式は厚生労働科学研究によって2004年に初めて示された[28]．最近では，鑑定命令をするにあたり，裁判所から鑑定書の様式を示されることが多い．基本的にはこの様式に沿って鑑定書を作成すればよいが，対象者や事件の性質に応じて，必要な項目を追加することも検討すべきである．なお具体的な鑑定書例については文献45)を参照されたい．

おわりに

医療観察法が施行されて10年あまりが経過した．制度としては定常状態に入ったといえるものの，障害者の地域生活支援にせよ，司法精神医療制度にせよ，いまだ多くの課題を抱えているのが現状である．折しも，2016年に起きた相模原障害者施設殺傷事件を契機に議論が進み，遠からず精神保健福祉施策は大きな転換を迎えることが予想される．

現在，医療観察法が対象としているのは，他害行為をした精神障害者のごく一部にすぎない．そのこと自体の是非はさておくとしても，医療観察法制度を有効に活用し，対象者の社会復帰を促進するためには，個々の対象者が医療観察法の対象たりうるのか，またおのおのに対しいかなる処遇を行うのが最善なのかを，厳密に判断することが必要である．医療観察法鑑定はその判断の根拠を与えるものであり，鑑定医となる者は，このことの意味をよくわきまえて業務に携わるべきである．われわれは，鑑定および鑑定入院の質について事後的に評価するための仕組みについての研究を進めている[46]．

(椎名明大)

文献

1) 岡田幸之．刑事責任能力鑑定の理論と実際．司法精神医療等人材養成研修会「鑑定に関する資料」．pp1-3．
2) 村上　優．医療観察法における鑑定の理論．司法精神医療等人材養成研修会「鑑定に関する資料」．pp4-7．
3) 村上　優．鑑定業務の実際．司法精神医療等人材養成研修会「鑑定に関する資料」．pp8-14．
4) 五十嵐禎人．鑑定入院における処遇と治療．司法精神医療等人材養成研修会「鑑定に関する資料」．pp15-22．

5) 五十嵐禎人．医療観察法鑑定入院における対象者の診療に関する指針．司法精神医療等人材養成研修会「鑑定に関する資料」．pp23-58.
6) 心神喪失等の状態で重大な他害行為を行った者の医療及び観察等に関する法律施行令．平成十六年十月十四日政令第三百十号．
7) 村上　優．医療観察法における鑑定入院について．日本精神科病院協会雑誌 2005；24（4）：318-323.
8) 最高裁判所事務総局刑事局．心神喪失等医療観察法及び審判手続き規則の解説．2005.
9) 平田豊明．鑑定入院における医療的観察に関する研究．厚生労働科学研究費補助金（こころの健康科学研究事業）医療観察法による医療提供のあり方に関する研究　平成18年度報告書．pp39-76.
10) Shiina A, et al. Expert consensus on hospitalization for assessment：A survey in Japan for a new forensic mental health system. Ann Gen Psychiatry 2011；10：11.
11) 五十嵐禎人．医療観察法鑑定入院における対象者の診療に関する指針．厚生労働科学研究研究費補助金障害者対策総合研究事業（精神障害分野）「医療観察法鑑定入院制度の適正化に関する研究」成果報告．http://www.m.chiba-u.ac.jp/class/shakai/jp/housystem/doc/kanteinyuuin2.pdf
12) Kimura H, et al. Risperidone long-acting injectable in the treatment of treatment-resistant schizophrenia with dopamine supersensitivity psychosis：Results of a 2-year prospective study, including an additional 1-year follow-up. J Psychopharmacol 2016；30（8）：795-802.
13) 松原三郎．鑑定入院医療機関における医療の均てん化に関する研究．厚生労働科学研究費補助金障害者対策総合研究事業（精神障害分野）医療観察法制度の鑑定入院と専門的医療の適正化と向上に関する研究　平成23年度総括・分担研究報告書．pp31-54.
14) Robertson MD, Walter G. Many faces of the dual-role dilemma in psychiatric ethics. Aust N Z J Psychiatry 2008；42：228-235.
15) Strasburger LH. Commentary：Role conflict for the witness consultant. J Am Acad Psychiatry Law 2001；29（1）：46-47.
16) 森内加奈恵ほか．鑑定入院の看護とは何か―看護記録と聞き取り調査から．司法精神医学 2011；6（1）：100.
17) 司法精神医療等人材養成研修規格委員会．医療観察法鑑定入院における治療・処遇等ガイドライン．
18) Shiina A. Risk Assessment and Management of Violence in Patients with Mental Disorders：A Review. HSOA Journal of Forensic, Legal & Investigative Sciences 2015；1：002.
19) Douglas KS, et al. HCR-20V3：Assessing risk of violence-User guide. Mental Health, Law, and Policy Institute, Simon Fraser University；2013.
20) 壁屋康洋ほか．共通評価項目の信頼性と妥当性に関する研究～第3版への改定と評定者間一致度の検証．司法精神医学 2017；12（1）：19-27.
21) 村上　優．鑑定ガイドラインの開発．臨床精神医学 2009；38（5）：557-561.
22) World Health Organization. Prevention of mental disorders：Effective interventions and policy options. 2004.
23) 中根　潤，村松太郎．医療観察法鑑定の問題点．臨床精神医学 2014；43（9）：1261-1267.
24) Barrett B, Byford S. Costs and outcomes of an intervention programme for offenders with personality disorders. Br J Psychiatry 2012；200：336-341.
25) アルコール症者及び酩酊者の入院取扱いについて．昭和63年11月11日健医精発第41号各都道府県衛生主管部（局）長あて厚生省保健医療局精神保健課長通知．
26) 松本俊彦ほか．物質使用障害を併発した触法精神病例の薬物治療・心理社会治療．臨床精神薬理 2007；10：751-758.
27) 内田亜由美ほか．青年期広汎性発達障害患者に対する集団認知行動療法の就労支援効果に関する試み．臨床精神医学 2016；45（3）：357-365.
28) 村上　優．「心神喪失等の状態で重大な他害行為を行った者の医療及び観察等に関する法律」（医療観察法）鑑定ガイドライン．厚生労働科学研究費補助金（こころの健康科学研究事業）触法行為を行った精神障害者の精神医学的評価，治療，社会復帰等に関する研究　平成15年度総括報告書．
29) 五十嵐禎人．医療観察法におけるリスク評価．臨床精神医学 2009；38（5）：571-575.
30) SHEP Cooperative Research Group. Prevention of stroke by antihypertensive drug treatment in older persons with isolated systolic hypertension. Final results of the Systolic Hypertension in the Elderly

Program (SHEP). JAMA 1991；265（24）：3255-3264.
31) Fleminger S. Number needed to detain. Br J Psychiatry 1997；171（3）：287.
32) Fazel S, et al. Use of risk assessment instruments to predict violence and antisocial behaviour in 73 samples involving 24 827 people：Systematic review and meta-analysis. BMJ 2012；345：e4692.
33) 三好幹夫．心神喪失者等医療観察法施行後2年の現状と課題について．判例タイムズ 2008；1261：25-35.
34) 山本輝之．医療観察法における法的課題の検討．日社精誌 2016；25：78-84.
35) 心神喪失等の状態で重大な他害行為を行った者の医療及び観察等に関する法律の施行について．平成17年7月14日障発第0714002号Ⅱの4の3．
36) 裁判所．司法統計．
http：//www.courts.go.jp/app/sihotokei_jp/search
37) 吉岡隆一．鑑定入院の現状と課題．臨床精神医学 2009；38（5）：551-556.
38) 医療観察法に基づく鑑定入院医療機関の推薦依頼について．障精発第0324001号平成17年3月24日．
39) 椎名明大ほか．医療観察法の現状と課題．社会精神医学会雑誌 2009；18（2）：252-258.
40) 小沼杏坪．医療観察法の事例報告―「平成の魔女狩り」の危険あり．日本精神科病院協会雑誌 2006；25（2）：153-155.
41) 藤村尚宏．医療観察法における鑑定入院の問題点．精神医学研究所業績集 2009；44：9-15.
42) 朝日新聞デジタル．「不要な入院強いられた」知的障害の男性が国を提訴．
http：//www.asahi.com/articles/ASK2J2DC1K2JUBQU007.html
43) 安藤久美子，岡田幸之．医療観察法による申立ておよび鑑定入院の必要性に関する検討．日社精医誌 2015；24（3）：291.
44) 村田昌彦．処遇の難しい事例への対応～指定入院医療機関の立場から～．日社精誌 2016；25：65-71.
45) 田口寿子．医療観察法の鑑定ガイドラインに沿った鑑定書書式．臨床精神医学 2013；42：266-277.
46) Shiina A, Iyo M, Igarashi Y. Defining outcome measures of hospitalization for assessment in the Japanese forensic mental health scheme：A Delphi study. Int J Ment Health Syst 2015；9：7.

─ I. 総論 ─

刑事訴訟能力に関する精神鑑定

1. 訴訟能力とは

　刑事訴訟法（以下，法）314条は「被告人が心神喪失の状態に在るときは，検察官及び弁護人の意見を聴き，決定で，その状態の続いている間公判手続を停止しなければならない．」としている．この「心神喪失」は刑法39条と同じ字句であるが意味内容は異なり，「一定の訴訟行為をなすに当り，その行為の意義を理解し，自己の権利を守る能力」[1]，「被告人としての重要な利害を弁別し，それに従って相当な防御をすることのできる能力」[2]等がない場合とされている．概念，裁判例，実務等については総説がある[3-5]．

　アメリカやイギリスでは訴訟能力に関する議論がさかんで鑑定も多数行われているが，わが国では責任能力に比すと少ない．

2. 総論

a. 能力の判断要素をふまえる

　訴訟能力は，後述する例外を除くと，現在から近い将来の時点を問題にする．責任能力が犯行時という過去の一時点を扱うのと対照的である．また，「心神耗弱」のような中間類型はなく，有か無かのみである．

　訴訟能力鑑定では，刑事手続のなかで発揮される能力について調べるので，責任能力鑑定におけるそれよりも犯行後の状態の推移の検討が重要である．供述調書類は，本件犯行の事実経過を確認する手段となるが，供述時の精神状態を知る資料にもなる．ただし，調書は一言一句記録しているわけではなく，取調官が理解したところを文字にしているので，被疑者等の理解不足による不合理や病的体験，思路障害は目立たなくなることがある．取調べ状況の録画があるとよりよいが，膨大だとすべて精査するのは困難である．弁護人の接見記録が参考になることもある．

　逮捕後の治療状況も重要である．どこでどういう治療を受けたか，薬物療法の内容も含めて把握する必要がある．診療録が確認できるとなおよい．簡易鑑定がなされているような場合は，その結論も重要であるが，問診記録がついていれば参考になる．留置・拘置施設内の動静についても，できれば記録簿，少なくとも報告書は要請すべきである．

　鑑定で家族から話を聞くことがある．本人歴や犯行前の様子を聞くのはもちろんであるが，逮捕後面会に行っているかを確認し，「今の○○さんはお母さんから見てどうですか？」などという質問もしておく．

b. 刑事手続についての理解を確認する

　被鑑定人に対し，刑事手続の理解を確認することが必要である．これまでの取調べはどうだったか，意に反する供述をしていないか，黙秘権は告げられたか，行使できたか，裁判所に行くとどんな人がいるか，それぞれの役割は何か，味方は誰か，証人が嘘を言ったらどうするか，といった質問を適切に行わなければならない．

　黙秘権についての理解を確認するのは難しい．その概念や意味などをきちんと言うのは，われわれでも容易でない．〈黙秘権とは何か〉と問われたとき，「言いたくないことは言わなくてよい」という程度の説明を自発的にできる者もあるが，「言いたくないこと」を本当に判断できているか，「言いたくない」と思ったときに本当に「言わない」という行動ができているかの評価は簡単ではない．

　筆者は，Competency to Stand Trial Assessment Instrument（CAI）[6]，MacArthur Competence Assessment Tool-Criminal Adjudication（MacCAT-CA）[7]，Competence Assessment for Standing Trial for Defendants with Mental Retardation（CAST-MR）[8]，Instruments for Assessing Understanding and Appreciation of MIRANDA Rights[9] 等の能力評価ツールを独自にアレンジして用いている．点数に応じて結論を得るというより，質問項目の参考としている．

　なお，被告人に求められる能力は，公判での供述の場面にとどまらない．たとえば，法314条は被告人の出頭を開廷の条件としない控訴審および上告審に準用される[3,4]．訴訟能力は，弁護人を通じるなどの手段で自己防御能力を発揮することも含んでいるのである．

c. その後のことも問題となる

　本来訴訟能力鑑定において考えるべき事項かどうかには疑問もあるが，念のため述べておく．わが国においては，訴訟無能力と認定された被告人に対するその後の処遇についての規定がなく，鑑定人や裁判関係者はその点への配慮も強いられる．

　精神病の場合には治療のシステムがないことが問題となる．訴訟無能力とされ，公判手続停止後も勾留が継続され，結局約18年後に自殺を遂げた事例[10,11]，弁護人からの提訴があるまで刑事施設で治療が行われず，その後入院までに期間を要した事例[12,13] がある．

　特に知的障害者で，触法行為を繰り返している事例の場合，訴訟無能力となって刑事手続からはずれるとまた同様の行為を起こすのではないか，との疑念がもたれることは避けられない．同じ知能障害でも，知的障害では訴訟無能力はなかなか認められず，認知症では認められやすいようにみえるのは，後者は施設入所等が比較的容易なこと，いずれ徐々に能力を低下させ触法行為すらも不能になると期待されることなどが影響していると思われる．

d. 関連するいくつかの問題

　これも若干それるが，筆者は精神状態の悪い公判中の精神病被告人を保釈や勾留執行停止の形で入院医療（入院形態は家族同意の医療保護入院）としたことが数名ある．関係者の合意で，次回公判の予定を入れずにそういう形がとられており，それぞれいろいろ問題があり

やや特殊な配慮が必要であったが，軽快して刑事手続に戻した．訴訟能力は問題になっていなかったが，事実上は無能力とされて治療導入されたのと同じである．機会があれば，刑事鑑定のことを知る臨床医はこうした形での貢献も望ましい．また，直接訴訟能力の問題となるわけではないが，本人が法廷で示すであろう態度について，精神医学的な観点から説明が加えられると，裁判官や裁判員の心証が変わることがある．たとえば記憶障害や作話をもたらす疾患の場合，その可能性が医学的にありうるのだと説明されると，「意図的にやっている」との誤解を弱めることができる．統合失調症の症状としての拒絶は，精神科医からの説明がないと，関係者への反抗的態度と見間違えられることがある．

訴訟能力が問題となる精神病者や高度な知的障害者の多くは犯行時も精神的問題を有しており，責任無能力とされるほうが被告人を含む訴訟関係者に有利であるとして訴訟無能力規定の適用を慎重にすべきとする見解がある[14]．確かに，前述した法314条は，引用部の後に「但し，無罪，免訴，刑の免除又は公訴棄却の裁判をすべきことが明らかな場合には，被告人の出頭を待たないで，直ちにその裁判をすることができる．」と続いているから，責任無能力となることが明らかな被告人については，訴訟能力の議論を待たず，その判決を出すことは可能なはずである．しかし，訴訟能力に疑いがあっても責任無能力とならない被告人もいるし，公判の場で訴訟能力が問題になる時点では責任能力の結論はいまだ出ていない．たとえば逮捕後に精神病症状が悪化した例には当てはまらないなど，この論理は通用しないことがしばしばある．この論理をもとに訴訟能力の議論を過度に控えるべきではない．ただし，事例によっては責任無能力となれば医療観察法の申立てとなるが訴訟無能力では類する規定がないので，そのことが判断に影響を及ぼすことはありうる．

e. 特殊な例

やや特殊な例がある．一つは，過去に被告人が行った訴訟上の行為の有効性が問われる場合である．事例が多いのは，有罪判決に対して弁護人が上訴を行ったが，被告人本人がその取下げを行い，それが無効であると弁護人が主張するものである．訴訟能力ありとされれば有罪が確定して刑事裁判は終結する．能力なしとされれば上訴が有効になるので裁判は継続するが，訴訟能力がないとされた被告人に対する裁判なのでまた難しいことになる．「拘禁反応」(p.74) で後述する．

類似した課題として，再審を請求する際の訴訟能力の問題がある．法439条は，再審の請求ができる者として，「有罪の言渡を受けた者」と並び，「有罪の言渡を受けた者が死亡し，又は心神喪失の状態に在る場合には，その配偶者，直系の親族及び兄弟姉妹」を規定している．この「心神喪失の状態に在る」か否かが問題となるのである．筆者は弁護士や支援者との面会を拒否するに至った死刑囚の再審訴訟能力について意見を述べたことがある[15]．

いずれにしても，弁護人が，被告人本人から示された意思に沿わない動きをするということであり，葛藤が生じる．

f. 供述分析

直接必要なわけではないが，供述分析の手法や考え方は訴訟能力を扱ううえでも参考にな

るので簡単に紹介しておく．特に，虚偽自白に陥る過程についての分析[16,17]は示唆に富む．

「やってもいないことを『やった』と言わないだろう」との理解が一般的であろうが，実際にはそうではなく，有名な重大事件で，取調べの結果複数の「自白者」が出るということも珍しくない．文字どおりの身体的拷問による場合もあるのだろうが，多くはそうではない．逮捕・勾留により自由を束縛され，長時間，いつ終わるとも知れぬ取調べを受ける．面会も制限されて，孤立無援と感じられる．取調べ以外も，食事，入浴，排泄，睡眠などすべてを監視され，屈辱を感じる．本件犯行とは直接関係のない事柄まで調べられる．日本の特殊事情もある．他国にみない長期の勾留が認められており，また「代用監獄」が当然のごとくに利用されている．取調べに弁護士の立会いは認められず，録画も2016年の現在に至ってもいまだ部分的にしか行われていない．これらがすべて虚偽自白を促進させ，「私がやりました」となる．しかし，取調べはこれでは終わらない．「どうやってやったのか」と問われる．犯人でない人間にはわからないが，そう言っても取調官は納得しない．「実はやってない」と言うとその前の苦痛場面へ戻ってしまう．それを避けるため，「犯人になったつもり」で一生懸命考える．客観的に残された情報とそぐわないことが出現する．真犯人であれば起こるはずのない間違いで，真犯人しか知りえない情報を語る「秘密の暴露」と対比して，「無知の暴露」と呼ばれる．重要な事項が欠落することもある．

取調官とのやりとりを繰り返すうち，供述は徐々に客観的な情報に沿ったものになってくる．明らかな誘導が行われることもあるが，そうでなくても，客観的な情報に合うものはそれ以上質問されず，合わないものが繰り返し問われるから，徐々に犯行を学習するのである．しかし，ここにも思考の逆転が生じる余地が残る．真犯人であれば，目的を達するために物事を順序立てて進めていくもので，その結果として客観的な証拠が残るのであるが，真犯人になろうとする者は，逆に残されたものから遡って考えるので（「逆行的構成」），犯行の手順から考えるとおかしな語りが生じることがある．

いずれにしても，ある程度まとまった供述が得られて，取調べが一段落する．しかし，これで終了ではない．取調べが終わり，起訴されて，上述のような絶望状況から解放されたら，即座に否認に戻ってよいはずである．ところがなかなかそうならない．しばらくの間，真犯人としての言動を続ける者がある．鑑定の場でもそうである場合もある．これがふと終わり，否認に戻ることがある．

裁判では自白が完成した最終的な調書が重視されることが多い．しかし，問題なのは，上記のような経過である．供述の変遷が，真犯人であれば起こりえない経過をたどることがある．虚偽自白を見つけることは鑑定人の役割ではない．しかし，調書や供述が変遷しているとき，それを時間的流れに沿って検討していくという視点は役に立つ．特に帝銀事件の分析は，拘禁反応の症状経過としても参考になる．

冤罪であることがわかった場合には精神鑑定を行ってはならないとする主張は強く，これは正当である．しかし，現実には，鑑定は通常，事実の確定がなされる前に行われるから，冤罪の可能性がある事例を扱う機会から逃れることは容易ではない．冤罪の可能性を感じたとき，その確定は鑑定人の役割ではないのは確かであるが，少なくともそれを指摘しておくべきである．また，仮に冤罪の可能性があるとすれば，後述の最高裁の基準に従えば，「事

案の単純さ」は否定される可能性があるので、訴訟能力肯定には慎重にならなければならないこととなる。さらに言えば、本人が犯行を認めていたとしても、供述が上述のような変遷をたどることもあるから、その評価は慎重に行うべきである。供述分析を行うところまでは必要ないが、安易に「この人が真犯人だ」との前提に立たないほうがよいし、ましてやその断定に関与しないほうがよい。精神鑑定は事実関係に関与して冤罪に荷担した痛恨の歴史をもつことを忘れてはならない[18,19]。

3. 障害別検討

障害別に検討すべき課題をあげ、また裁判例や筆者の鑑定例を示す。

a. 知的障害（自閉性障害を含む）

最も訴訟能力が問題となる障害で、裁判例も多い。被疑者・被告人は自分の訴訟上の利益を考えなければならない。たとえば本人の要求も一部聞きつつ優しい言葉で問いかけてくれる警察官や検察官よりも、わけのわからない裁判上の問題を厳しい言葉も交えながら説明してくる弁護人を信頼しなければならない。問われたことは何でも答えればよいのではなく、不利になる可能性のあることは選択しなければならない。逆に、有利になる可能性のあることは、問われなくても語らなければならない。この有利・不利も、あくまでも刑事手続上のそれであり、その判断も必要である。訴訟の場においては、個々人は、その個性より、被告人、検察官、弁護人、裁判官、証人といった役割が強調される。日常生活とは異なる、一種の抽象世界である。求められる能力は、日常生活能力と無関係とまではいえないが、かなり異質である。

しかるに、わが国最高裁は、訴訟能力の判定において、日常生活能力を重視せず、刑事手続において自己の置かれている立場、各訴訟行為の内容、黙秘権等に関する一般的・抽象的・言語的な理解能力ないし意思疎通能力等を重視して、これらの欠如をもって訴訟無能力とする一方[2]、抽象的な理解能力が低く、意思疎通も「相手方の善意と努力」のうえでしか成立しなくても、社会内適応能力があり、事案が単純で、弁護人の援助や裁判所の後見的役割があれば、訴訟能力はありとしてよい、ともしている[20]。その後の下級審判例は、後者の基準に近いようにみえるものもある[21,22]が、抽象的な思考能力と並び、コミュニケーション能力を重視すべきとした事例もある[23-28]。現状では明確な指針はないので、鑑定人としては、できうるかぎり被鑑定人の能力を分析して法律家にわかるように提示し、場合によっては私見として訴訟能力に関する結論を記したうえで、最終的な判断は法律家に委ねるしかない。

能力を分析的に示す視点の参考に2つ例示しておく。実生活空間と訴訟空間を分け、人間の諸能力のうち後者に重要なものはどれかという関連分析を欠かせないとし、実生活空間で必要とされる具体的な知覚-行動領域の能力は比較的高いが、訴訟空間で必要とされる記憶、事物の命名、概念の発達、言語による表現等が低く、訴訟無能力と判断された事例の分析がある[29]。また、直接経験したことや目に見えること、自分に関わる具体的な事柄等について

は，相手の質問の意味を理解して応答でき，ほぼ支障なく意思疎通できる一方で，具体性を離れた一般事象や抽象的な概念についての意思疎通が困難であり，「弁護人」や「裁判官」の職務やその機能，「黙秘権」とか「弁護人選任権」といった概念など，直接目に見えない因果関係や事柄の仕組みなどの理解の程度が検討され，自分の世界だけがすべてであって自分の理解できない意味世界があることを知らないから，不都合を感じていない，「わからない」ということがわからないのである，といった心理学的観点からの指摘がある[30,31]．

裁判例 1

被告人は生来の聴力障害者であり，精神年齢は 8 歳 10 か月，知能指数は 59 で，手話も文字の認識も不十分ではあるが，経験等により日常生活は営みうる．単純な罪悪感はあり，自己の処遇を決めるために訴訟手続が行われているとの漠然とした理解はしており，自己防衛本能による事実秘匿能力も有する．しかし，手話での質問にも対応する回答でなくそれから連想される事柄を述べるのみで，会話は成り立たず，抽象的な事柄は理解できない．特に仮定的な思考方法はまったくできず，黙秘権の告知は捜査段階でも公判廷でも成功せず，伝える方法を想定しがたいとさえ鑑定されている．訴訟無能力とされ公判手続停止が決定された[32]．公訴提起から 10 年を経て，検察官が訴訟能力の改善を期待できないとして公訴を取り消したのを受け，公訴棄却が決定された[33]．

鑑定例 1：強姦致傷被告事件被告人（20 歳代男性）

知能検査（田中-ビネー法，コース立方体組み合わせテスト，ITPA 等）の結果は 5 歳 10 か月から 8 歳 0 か月，IQ は 50 であった．質問の内容を理解して答えるのではなく，なかに含まれる言葉に反応しそれによって思いつくことを語る．これがたまたま質問内容に合致すればつながった問答が成立する．黙秘権を告知しても記憶しておらず，繰り返し告げられても内容を理解せず，言いたくないことは言わないこともできるが，それは有利・不利とは関係がなく，言いたくないことも繰り返し尋ねられると答えた．弁護人は味方，検察官は敵，との一応の認識を示すが，味方ないし敵が勝つとどうなるか，味方とは何か，敵とは何か，何をするのが役割であるのか尋ねても答えられない．被害者が嘘を言ったらどうするか，との質問を行ったが，「困る」というのみであった．後日，〈そういうときは後で弁護士さんにあれは嘘だって言えばいいんだよ〉と教示したところ，初めて聞いたという顔をし，その後まったく同じ言葉で質問した際には「弁護士に言う」と答えるようになった．しかし，少し言葉を変えただけで，同様の質問に誤答した．限定責任能力を示唆するとともに，裁判の構成員の役割や黙秘権について理解せず，教示しても必要時に弁護人に相談することが難しいことなどから，訴訟無能力と鑑定した．

判決は，限定責任能力は認めたが，「限定的ではあるが，弁護人を頼りにしている様子も窺われる．」「言いたくないことは言わないということも，どの程度貫徹できるかはともかく，一応することができ」ることなどを理由として，訴訟無能力は認めず，執行猶予付き有罪判決となった．

鑑定例2:窃盗未遂被告事件被告人(30歳代男性)

　小学校時代成績不良,児童福祉施設に入所した.有機溶剤の吸引や万引きの履歴もある.刑務所に出入りの繰り返しで,今回も出所後金銭を費消し困窮した状況であった.被害者の紙袋を引ったくろうとしたが果たせず,他の女性にも近づいた.警察官に職務質問され,被害者,目撃者の面通しを経て逮捕された.被告人自身の供述は,やった,やってないの間で変転している.鑑定人に対してはやっていないとほぼ一貫していた.IQは40,短絡的・場当たり的な性格傾向,遵法意識は低い.時に適応障害・特定不能の解離性障害をきたしている.責任能力については幾分かの減弱をきたしていたと考えられる.

　問われていなかったが訴訟能力について付記した.本件では主たる問題ではない旨告げられたので,詳細な検討は行っていないが,被告人の自己防御能力には疑問がある.理解がきわめて悪い.自分の「味方」が弁護士であることは理解しているが,助けてもらえていないと感じており,また「困ったら誰に相談するか」という質問には答えることができず,「裁判官」があがるほどである.黙秘権についての理解も疑わしい.訴訟関係者に重視されていないが,被告人は本件犯行への関与を否定しており,いくらかでも事実関係に疑念があるのだとすれば,「事例の単純さ」は否定される可能性がある.また,被告人の主張は「弁護人等からの適切な援助」を引き出していない.すなわち,訴訟能力について疑問を呈する十分な理由がある.供述心理学的立場からすれば被害者や目撃者による単独面通しの正確性には批判がある.

　判決は,限定責任能力は認めたが実刑で,訴訟能力については争われた形跡がなかった.

b. 精神病

　統合失調症,躁うつ病などの精神病の病相期であれば,正常な判断やそれに基づく行動ができず,訴訟能力も失われることがある.

裁判例2

　精神分裂病(当時)に罹患しており,起訴前鑑定では犯行時心神喪失あるいは心神耗弱,公判鑑定は現在・犯行時ともに心神喪失とされ,裁判所は公判手続を停止し,被告人は入院した.以後,検察官が担当医に定期的に病状照会をしていたが,出廷は難しいとされており,26年にわたり公判が停止された.その後,公判再開に支障はないとの意見が検察官から出され,鑑定を経て,公判手続停止決定を取り消す旨の決定がなされ,審理が再開した.弁護人は,公判手続停止ではなく免訴の判決をすべきであったと主張したが,裁判所は,審理なしに判断を下すことは困難等としたうえで,犯行時心神喪失であったとして無罪とした[34)].

鑑定例3:建造物侵入および窃盗,暴行被告事件被告人(40歳代男性)

　本人歴の精査で統合失調症の診断は明らかであったが,本件犯行は通常の窃盗などで完全責任能力である.逮捕後,広範な市民に攻撃を加える集団が存在するという被害妄想,それと闘う特殊な能力を自分のみがもっているとする空想作話ないし誇大妄想,身体への被影響

体験等が生じ，それらと関連する幻視および幻聴がある．統合失調症の拘禁着色された幻覚妄想状態と判断される．妄想のうち裁判に関わる部分は，不明確ではあるが「無罪です」とするなど，願望充足的な意味合いをもつ．統合失調症に基づくものとはいえ，それは妄想知覚や妄想着想のような真性妄想ではなく，心因に大きく影響された妄想様観念で，犯行の存在自体を否定するなどの徹底した無罪妄想や赦免妄想にまで発展したものではない．事実関係の争いや，上訴の取下げにも直面していない．訴訟能力には著しい障害はないとした．ただし，被告人は拘置所内での治療を拒否しており，今後病状悪化に伴い能力喪失に至る可能性があることも示唆した．

　一審は有罪判決を受け，本人が控訴し，その最中に病状悪化，再び筆者に意見が求められた．問診は拒否された．資料から，一種の赦免妄想が形成されている可能性があると述べた．訴訟能力なしとの決定が出て，他の病院で入院加療を受け軽快して公判再開され，有罪が確定した．

c. 拘禁反応

　拘禁反応ではその目的反応としての性質から原則として訴訟無能力は認めないという見解が大勢であり，筆者も同じ立場に立つ．ただし，例外がある．前述した，上訴の取下げ，ないし再審申立てをしないなどの例で，死刑判決が出ている場合である．被告人が訴訟の遂行を不可能にする行動をとり，あるいはまったく疎通がとれなくなるなどしていれば，拘禁反応であっても訴訟無能力も検討されるべきだと考えており，判例もそうした立場を示すものが多い[35,36]．死刑事件における上訴取下げは重大な結果をもたらすという判断が働いていると思われる[3,4]．筆者はこうした場合，治療によって軽快する可能性もあるから，期限を区切って治療を行うのがよいと考えている[15]．

　なお，拘禁反応の診断は慎重でなければならない．現在症でわざとらしさが前面に立っていても，この疾患と即断してはならない．精神病が背景にある場合もある．他の疾患と同様，逮捕前後も含め，可能なかぎり本人歴を検討すべきである．

鑑定例4：出入国管理及び難民認定法違反，窃盗未遂，住居侵入，強盗致傷被告事件被告人（20歳代男性，中国人で日本語不能）

　犯行には特に不自然さはない．逮捕当初供述は流暢．徐々に無言，奇行を弁護人に訴え，公判前日に精神運動興奮，弄便，出廷拒否，公判で「みんな豚ども」「私は，あなたたちをみんな死刑にしてやる」「ケーキが食べたい」等の不規則発言があった．3日ほどの不食もあった．鑑定人の問診（通訳付き）には意味ある発語による回答はまったくなく，表情の変化もないが，鑑定人の表出に従って緊張感は変動する．終了時，立会いの職員に「帰るよ」「行くよ」（日本語）等と呼びかけられ即座に反応して立ち上がり取調室を出て行った．興奮は爆発反応であり，偽痴呆，Raeckeの昏迷等があり，詐病の色彩の濃い拘禁反応である．訴訟能力は保たれていると鑑定した．実刑判決となり，被告人が控訴したが結局取り下げて確定した．

鑑定例5：殺人・銃砲刀剣類所持等取締法違反被告事件被告人（40歳代男性）

給料はパチンコや性風俗で費消していた．マンションを購入して借金を負い，その後退職して返済の目途が立たなくなり，困窮して刑務所に入ろうと考えて見知らぬ者を刺殺し，直後に自ら事実を述べて逮捕された．質問に対しては適切に答えるときと，話をそらし，まったく無関係なことを話すときがあった．問診者が被告人の提供した話題に興味を示すとその話が広がるが，当初の質問に答えるよう繰り返し強く促すとそれに応じた．質問に対する答えを述べている最中に突然「モードアンドカンパニーアンド…」と長々と繰り返すことがあった．自分から，「有名女優15人と同棲している」「100兆円の財産がある」と話を広げる．問診者が反応を示さずにいると，「すごいと思いませんか」などと関心を惹こうとする．遮って事実を示すとあっさりと認め，その矛盾に頓着しない．虚言ないし空想作話といえる．IQ 73で，境界域知能および拘禁反応と診断し，訴訟能力は保たれていると鑑定した．無期懲役判決となった．

d. 認知症・器質性精神障害

犯行自体の記憶が残っておらず，作話や取り繕いで記憶を補うこともあるから注意が必要である．また，進行が明らかな場合は，今後さらに能力が低下する可能性が高いことも意識しなければならない．類似の問題が起こる場合として，逆行性健忘がある．訴訟能力については判断が分かれている[37-40]．

若干ずれるが，解離性健忘，解離性同一性障害等で，犯行時の記憶が残っていないことがある．異論もあるが，治療や自然回復の過程で記憶がよみがえることも多いこと，治療上は解離のもとでの行為も本人の責任に帰していったほうがよいという考えが強いことから，これらの疾患では責任能力は保たれているとするのが有力で，筆者もおおむねこの立場に立つ．これらの疾患で訴訟能力が問題となった例や関連する議論を知らない．筆者自身は責任能力と同様と考えているが，逆行性健忘との類似性を主張する立場もありえよう．今後の課題である．

裁判例3[41]

一審で有罪判決が出たが，被告人は本件の交通事故により事故当時の記憶がなく公判手続停止にすべきであったとの弁護人の控訴につき，記憶の喪失が直ちに訴訟無能力にはあたらず，経過によっても防御権の行使に著しい支障が生じていないとして棄却した．

鑑定例6：殺人未遂被疑事件被疑者（80歳代男性）

数年前から物忘れ，迷子，嫉妬妄想があった．突然寝ている同居の妻をバールで殴った．Alzheimer型認知症で，刑事手続期間中に進行し，被害者を母や姉，妹などと誤認する人物誤認が出現し，作話も顕著となった．動機は不明で，責任無能力とした．警察署にいてもそれがわからず，病院と混同する．黙秘権の行使は不可能である．弁護士という言葉は知っており，その役割をうっすらと語ることはできるが，何を相談するかも思いつかないし，どのようにすれば会えるのかもわからない．訴訟無能力とした．結局不起訴となり，責任無能力

のほうが採用されて医療観察法の申立てとなった．

鑑定例 7：監禁，強制わいせつ被告事件被告人（50 歳代男性）

性犯罪を繰り返し，受刑も数度にわたりしていた．勾留中にインフルエンザに罹患，意識障害を発し，Korsakoff 症候群ないしインフルエンザ脳症と診断され，記憶障害は固定化した．判断能力は保たれているが，新しい記憶は数分しか保持できず，本件犯行も記憶しておらず，数年前の事項についても記憶が定かでない．問診のたびに「私は何をしたんでしょうか」「ここはどこでしょうか」と尋ねる．訴訟能力を欠いていると思われると鑑定したが，尋問では字の形で常に提示するなどして記憶を補うという方法もあると述べた．ただし訴訟無能力となると今後の処遇が難しい．処分はいまだ出ていない．

おわりに

わが国においては触法行為を犯したとされる精神障害者は数としては起訴前の簡易鑑定で処理される例が多く，そこで問われているのは主として責任能力や措置通報適合性であるが，実質的には訴訟無能力例の大多数はそこで処理されてしまっているのであろう．訴訟能力については，精神科医の間でも議論が少なく，法曹も必ずしも認識が深いとはいえない[42,43]．今後さらに議論が重ねられるべきテーマである．

（中島　直）

文献

1) 最高裁判所第二小法廷．昭和 29 年 7 月 30 日決定．最高裁判所判例集 1954；8（7）：1231-1235．
2) 最高裁判所第三小法廷．平成 7 年 2 月 28 日決定．判例時報 1995；1533：122-124．
3) 中島　直．刑事裁判における訴訟能力についての裁判例の検討．精神経誌 2006；108（11）：1128-1141．
4) 中島　直．犯罪と司法精神医学．批評社；2008．pp84-104．
5) 訴訟能力研究会（編）．訴訟能力を争う刑事弁護．現代人文社；2016．
6) McGarry AL, et al. Competency to stand trial and mental illness：Assessment instrument. In：Brooks AD (ed). Law, Psychiatry, and the Mental Health System. Little Brown；1974. pp349-361.
7) Hoge SK, et al. The MacArthur Competence Assessment Tool-Criminal Adjudication. Psychological Assessment Resources；1996.
8) Everington CT, Luckasson R. Competence Assessment for Standing Trial for Defendants with Mental Retardation. IDS Publishing Corporation；1992.
9) Grisso T. Instruments for Assessing Understanding and Appreciation of MIRANDA Rights. Professional Resource Press；1998.
10) 髙橋秀一，中島　宏．長期の公判停止が問題となった事例．季刊刑事弁護 2011；68：128-133．
11) 上掲書 4）．pp166-178．
12) 伊神喜弘ほか．訴訟能力の回復可能性を正面から論じ，手続を打ち切ったケース．季刊刑事弁護 2014；79：159-163．
13) 上掲書 4）．pp206-215．
14) 中田　修．訴訟能力，弁論能力．懸田克躬ほか（編）．現代精神医学大系第 24 巻　司法精神医学．中山書店；1976．pp97-105．
15) 中島　直．死刑適応能力および再審請求能力が問われた事例．中谷陽二（編）．責任能力の現在―法と精

神医学の交錯．金剛出版；2009．pp209-227．
16) 浜田寿美男．ほんとうは僕殺したんじゃねえもの―野田事件青山正の真実．筑摩書房；1991．
17) 浜田寿美男．もう一つの「帝銀事件」―二十回目の再審請求「鑑定書」．講談社選書メチエ；2016．
18) 橘　麻帆ほか．赤堀裁判と精神鑑定．精神経誌 1979；81（4）：244-248．
19) 青木正芳．いわゆる弘前事件における丸井鑑定について．精神経誌 1980；82（11）：694-697．
20) 最高裁判所第一小法廷．平成10年3月12日判決．判例時報 1998；1636：149-152．
21) 新潟地方裁判所．平成15年3月28日判決．http://www.courts.go.jp/app/files/hanrei_jp/523/006523_hanrei.pdf
22) 千葉地方裁判所．平成23年3月4日判決．http://www.courts.go.jp/app/files/hanrei_jp/398/081398_hanrei.pdf
23) さいたま地方裁判所川越支部．平成18年10月12日決定．判例タイムズ 2007；1246：345-348．
24) 北潟谷仁．所沢事件における訴訟能力．季刊刑事弁護 2011；65：173-174．
25) 上掲書4）．pp150-153．
26) 高岡　健．木村一優．自閉症を有する者の訴訟能力．季刊刑事弁護 2011；65：175-177．
27) 上掲書4）．pp153-158．
28) 小畠秀悟ほか．「いん唖のため精神の発育が著しく遅れている者」の責任能力と訴訟能力．精神科治療学 2002；17（9）：1137-1144．
29) 西山　詮．精神遅滞者の訴訟能力―訴訟空間における知能の関連分析．精神経誌 1988；90（2）：111-124．
30) 中島　直．心理学的観点からの鑑定書の紹介．季刊刑事弁護 2010；64：128-131．
31) 上掲書4）．pp143-149．
32) 東京地裁八王子支部．平成2年5月29日決定．判例タイムズ 1990；737：247-249．
33) 東京地裁八王子支部．平成10年12月24日決定．判例タイムズ 1999；994：290-291．
34) 京都地方裁判所．平成8年11月28日判決．判例時報 1997；1602：150-162．
35) 最高裁判所第二小法廷．平成5年5月31日決定．判例時報 1993；1466：157-158．
36) 最高裁判所第二小法廷．平成7年6月28日決定．判例時報 1995；1534：139-141．
37) 北潟谷仁．逆行性健忘症をめぐるわが国の状況．季刊刑事弁護 2010；63：164-167．
38) 上掲書4）．pp128-133．
39) 指宿　信．英米法における訴訟能力と健忘症．季刊刑事弁護 2010；63：167-170．
40) 上掲書4）．pp133-139．
41) 大阪高等裁判所．昭和59年9月30日判決．判例タイムズ 1984；534：224-225．
42) 金岡繁裕．訴訟能力に関する刑事裁判例研究．季刊刑事弁護 2006；47：111-119．
43) 上掲書4）．pp92-107．

I. 総論

7 少年の司法システムと精神鑑定

はじめに

　近年，少年犯罪は減少傾向にあり，2016年の少年の検挙人員数は戦後最少の5万6,712人（前年比14.0％減）であった（図1）．これは，最もその人数が多かった1983年の31万7,438人と比較して，およそ5分の1にあたる．

　当然ながら，この変化は少年矯正施設の人員にも影響する．少年鑑別所および少年院の新

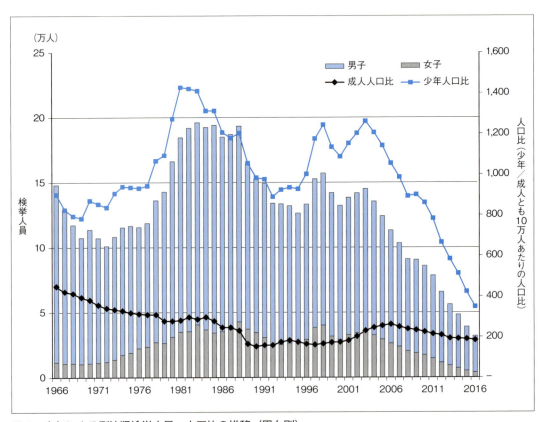

図1　少年による刑法犯検挙人員・人口比の推移（男女別）
注 1　警察庁の統計，警察庁交通局の資料及び総務省統計局の人口資料による．
　 2　犯行時の年齢による．
　 3　触法少年の補導人員を含まない．
　 4　2002～14年は，危険運転致死傷を含む．
　 5　「男子人口比」は，14歳以上の男子少年10万人あたりの，「女子人口比」は，14歳以上の女子少年10万人あたりの，それぞれ刑法犯検挙人員である．

（平成29年版犯罪白書[1]　図3-1-1-1および図3-1-1-4をもとに作成）

収容人員は年々減少しつつあり，かつては少年院といえば，集団処遇のなかで同世代の少年らとの交流関係を築き，社会性を取得していくというねらいもあったように思えるが，近年は施設によっては半個別処遇にも近い状況になっている．その背景には，いわゆる"発達障害"といわれる少年らが増えていることも要因であろう．診断基準のすべてを満たしているようなケースではなくても，明らかに発達障害の特性をもち合わせており，それを原因として集団不適応となっているケースの場合には，集団処遇を強いることは本人にとっても集団にとってもデメリットとなることさえある．

また，近年は，大人や権力にあからさまな強い反発心を抱くような少年は少なく，意識的にも，無意識的にも，身体症状や自傷行為のようなかたちでフラストレーションを表現するケースが増加しているようにみえる．

本項では，こうした少年の時代的変化を背景に，少年法とその司法システムについて概説するとともに，少年事件に関わる精神鑑定の手法について実際の手続に沿って説明する．

1. 少年犯罪と少年法

a. 少年法の成り立ちと目的

少年とは「20歳に満たない者」(少年法2条1項)を指す．日本の法制度では「14歳に満たない者の行為は，罰しない（刑法41条）」として，犯罪の責任年齢を14歳以上と定めているため，一般的に，少年犯罪といえば14歳以上20歳未満の少年による刑法（刑法典その他罰則規定をもつ法律）で禁止されている行為を指すことになる．そして，20歳に満たない少年が犯罪を行った場合には「少年法」に基づいて手続が進められる．

わが国の少年法は，1948年にアメリカの少年犯罪法をもとに改正され，1949年から施行されている．当時，戦後の混乱した情勢のなかで成立したこともあり，適切な養育を受けられずに非行を犯した少年に対しては，国が親に代わって少年を保護しようという国親思想（パレンス・パトリエ〈parens patriae〉）の考えを基盤としている[2]．したがって，少年法1条ではその目的として，少年の健全な育成を期して，非行のある少年に対して性格の矯正および環境の調整に関する保護処分を行うとともに，少年の刑事事件について特別の措置を講ずることが掲げられている．

b. 少年法の対象事件

少年法では，非行のある少年を「家庭裁判所の審判に付すべき少年」と定義しており，道路交通法違反で反則金を支払った者など一部を除いて，非行のある少年は原則として家庭裁判所に送致される．家庭裁判所では，成人の場合に施行されるような刑事処分とは異なり，少年の保護や更生のための処置が下されるよう規定されている．

家庭裁判所での審判に付される事件は，次の3つの類型に区分されている．
① 犯罪行為：14歳以上20歳未満の少年による刑法またはその他の刑罰法令を犯した行為
② 触法行為：14歳未満の少年で刑法またはその他の刑罰法令に触れた行為

③ 虞犯（ぐはん）：20歳未満の少年で，その性格・環境に照らして将来罪を犯し，または刑罰法令に触れるおそれのある少年の虞犯事由

そして，上記の類型に該当する行状のある少年は，それぞれ「犯罪少年」「触法少年」「虞犯少年」と呼ばれている（少年法3条1項）．

c. 少年法と児童福祉法

少年法の適用年齢は基本的に14歳以上20歳未満となるが，14歳未満の場合には，児童福祉法が優先されて適用される．したがって，先の分類でいえば，① に該当する犯罪少年は少年法によって処遇され，② に該当する触法少年は原則として児童福祉法による措置が取られることになる．③ に該当する虞犯少年については，年齢に応じて児童福祉法あるいは少年法が適用されるが，14歳以上18歳未満の虞犯少年については，事案の内容，家庭環境等を鑑みて，少年法と児童福祉法のいずれかが選択的に適用されることになる．

d. 少年法の改正

少年法は成立以降，約50年間にわたって維持されてきたが，2000年および2007年に相次いで少年法の一部改正が行われた．この背景には，1990年代後半から2000年前半にかけて，少年による凶悪な事件が連続して発生していたこと，また，そうした凶悪犯罪に関わる少年が低年齢化していたことがあげられる．

各年の主な改正点を示すと，2000年の改正では刑事処分可能な年齢が16歳から14歳に引き下げられたこと，2007年の改正では，少年院送致の年齢の下限が「おおむね12歳」に引き下げられたことがあげられる[3]．

また，少年審判における審議の難しさなどを鑑みて，特に殺人などの重大事件の場合に限っては，「おおむね12歳以上の少年」であれば，児童相談所の判断によって少年を家庭裁判所に送致して審判を受けることが可能となったことや，16歳以上の少年の場合であれば，原則として検察官に逆送されることなど，少年事件の手続自体も改正された[4]．さらに，事実認定の適正化を図るため，これまで裁判官1人によって行われていた審判が，2003年からは3人の裁判官による合議体での審理が可能となり，特に慎重な事実認定が必要となるケースでは，検察官の審判への関与とともに裁定合議がとられる傾向があり，少年犯罪が複雑化している背景がうかがわれる[5]．

その他にも重要な改正点としては，保護観察中の少年については，遵守事項への違反があった場合には少年院への再収容が可能となったことや，これまで十分な配慮がなされてこなかった犯罪被害者に対して，被害者側への要望に沿ったかたちでの情報開示や支援等が行われるようになったことも大きな変革といえるであろう[4]．

さらに，2014年の改正では刑事処分の規定についても新たな見直しが行われた[6]．具体的には，犯行時18歳未満の少年については，無期懲役を科せられることはあっても死刑になることはなく，これは以前より変わらないが，「無期刑をもつて処断すべきときであつても，有期の懲役又は禁錮を科することができる」場合において，その刑は「10年以上15年以下」から「10年以上20年以下」に引き上げられた（少年法51条2項）．また，不定期刑の対象

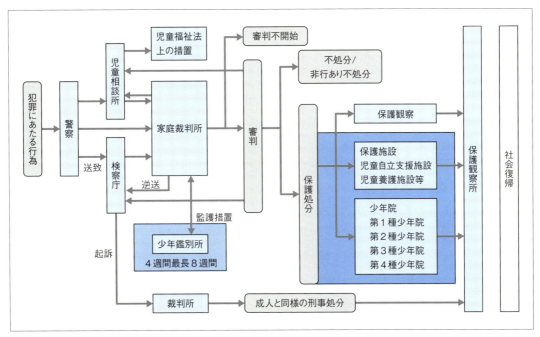

図2　少年事件手続の流れ

(安藤久美子．だれでもわかる精神医学用語集—裁判員制度のために．2010[8] より改変)

となる事件の範囲が拡大されるとともに，刑期の上限も，長期では10年から15年へ，短期では5年から10年へと引き上げられた（少年法52条）．こうした動きに対して，厳罰化の傾向が危惧されている一方で，不定期刑の下限を設けるものではないことから，量刑の選択肢を広げることによって，裁判所が少年の犯した行為に応じて，より適切な量刑を行うことができるようになったとも考えられている[7]．

2. 少年事件における司法システムの流れ

少年法に基づいて，実際に少年がたどる司法システムの流れを図2[8]に示した．

初めに，犯罪行為を行った少年は逮捕され警察署で勾留される．その後，事件の内容等により判断され，児童相談所あるいは検察庁，家庭裁判所に送致される．ここで，家庭裁判所によって保護事件として受理されると，家庭裁判所では，少年の処遇を決定するにあたって少年の資質を精査するとともに，少年をとりまく環境について情報を整理するため，少年を少年鑑別所に送る．少年鑑別所では最大8週間にわたる監護措置がとられ，この間に，家庭裁判所の調査官が事件や少年の家庭環境などについて医学，心理学，教育学，社会学等の専門知識をもとに調査を進めるとともに，少年鑑別所では，生活全般の観察や，専門技官による面接や心理検査等を行い，少年の資質等を鑑別する．こうしてまとめられた結果は家庭裁判所に提出され，審判開始となれば審議の段階へと進む．

なお，少年審判は，少年の情操保護等に配慮して非公開の審判廷で行われ，懇切を旨とし

て，和やかに行うとともに，非行のある少年に内省を促すものとしなければならないことが規定されている（少年法22条1項）．

3. 少年における精神鑑定の実際

　ここまでに，少年法と少年事件における司法システムの流れについて概説したが，この過程で，精神鑑定が行われるのは主に家庭裁判所の段階である．ただし，上述の通り，少年事件では全ケースについて，家庭裁判所の調査官や少年鑑別所の専門技官が丁寧な面接と各種の心理検査を実施するため，改めて精神鑑定が依頼されるケースは決して多くはない．また，鑑定作業の実務自体は，成人を対象に行う精神鑑定とほぼ同様であっても[9]，まだ人格的にも発達途上の少年を扱うという点では成人とは異なる知識とアプローチを必要とする場合もあり，その手技，手法については異なる点もある．そこで改めて，実際に少年の精神鑑定を行う際に役立つであろう要点について，実務の進行に沿ったかたちで以下に整理する．

a. 鑑定の受託

　精神鑑定の依頼は，家庭裁判所から依頼を受けるところから始まる．一方，すでに逆送されている事件については，成人の場合と同じルートに移行しているため，地方裁判所や地方検察庁から依頼を受けることになるが，件数としては非常に稀である．具体的な鑑定事項としては，成人の場合には，"精神障害"の有無が問われることがほとんどであるが，少年の場合には，発症前の段階であることもあるため，"精神状況"などといった文言を用いて問われることもある．また，少年事件では，刑事責任能力の有無ではなく，本件非行に至った動機の形成や心理学的メカニズム，少年の人格特性などに主な焦点があてられることが多い．加えて，少年の場合には，私的鑑定として弁護士から精神鑑定の依頼を受けることがある．私的鑑定の場合にも，鑑定の目的は刑事責任能力の有無ではなく，少年の生活史や少年のもつ障害などに関連して，特に情状面に焦点をあてた鑑定事項が設定されやすい．すなわち，鑑定の嘱託元のいかんにかかわらず，少年事件の場合には責任能力のみならず，その後の少年の更生と社会復帰のために，より有意義な処遇を決定することを目的として鑑定が行われていることは大きな特徴といえよう．少年事件における鑑定事項の例を**表1**に示した．より個別の事例に特化した鑑定事項が設定されていることがわかるであろう．

b. 人定質問と宣誓

　鑑定を受託すると，鑑定人としての人定質問を受ける．人定質問では，医師としての経歴，臨床経験や専門分野，そして精神鑑定の経験数などに関する質問を受ける．少年事件の場合には，小児，児童・思春期の症例に関する全般的な臨床経験のほか，当該ケースの特徴によっては，発達障害，児童虐待といった，より専門的な臨床経験の有無についても質問されることがある．そして，良心に従って真実を述べ，何事も隠さず，偽りを述べないことを宣誓し，正式に鑑定人としての任命手続が終わると，事件に関する資料を受け取る．

表1 成人事件と少年事件における鑑定事項の比較

成人事件における鑑定事項の例 （少年事件においても，成人と同様の鑑定事項である場合もある）		少年事件における鑑定事項の例	
比較的典型的な鑑定事項		比較的典型的な鑑定事項	
鑑定事項1	本件犯行当時および現在の精神障害の有無	鑑定事項1	●本件非行当時および現在の精神状態（精神状況） ●本件非行当時および現在の精神障害・発達に関する障害・知的能力障害の有無および程度
鑑定事項2	（精神障害が認められる場合）その精神障害が本件犯行に与えた影響の有無，程度および機序	鑑定事項2	●本件非行当時の少年の精神状況と本件非行の関連性の有無，程度および機序
鑑定事項3[*1]	その他，参考となる事項	鑑定事項3[*1]	●少年の処遇上，参考となる事項 ●少年の精神状態に照らし，今後の医療的措置の必要性およびその内容 ●その他，少年の心理・特性の理解，処遇，治療にあたって参考となる事項
		少年事件に特徴的と思われる鑑定事項 （上記3つに追加して）[*2]	
		●少年の本件非行の動機形成の精神医学的，心理学的メカニズム ●少年の人格傾向および特性 ●少年審判手続における自己の立場を理解したうえでこれに対応する能力 ●少年の成育歴等が本件非行に与えた影響	

[*1] 鑑定事項3については，成人事件では提示されないこともあるが，少年事件では，筆者の経験では，全例において提示されていた．
[*2] 少年事件では，典型的な鑑定事項1〜3以外にも追加して提示されることのある鑑定事項の例をいくつか抜粋して明記した．

c. 資料の精査

　精神鑑定は，これらの資料を読み込むところから始まる．少年事件の場合，学校や関係機関への照会記録が入手しやすいだけでなく，すでに家庭裁判所の調査官らが綿密な情報収集を行っているために，正確な情報が比較的豊富に収集されていることが多い．しかし，調査官や付添人らが独自に入手した資料等は，鑑定人のほうから請求しない限り開示されないため，必要に応じて裁判所を通じて，関係者間でのカンファレンスを開いたり，調査官からの情報提供を依頼するなどの方法も有用であろう．ただし，請求しても開示されない場合もあるので留意しておく．

　逆送事件などで取調べ時の録音録画が実施されている場合には，記録を閲覧しておくこともよいかもしれない．取調べ時の少年の表情や受け答えの様子などの所見と，これから実施する鑑定面接での所見との比較は，少年の心情を推測する手がかりとなりうる．

d. 供述調書の読み方

　鑑定資料のなかで最も注意して精査する必要があると思われるのは供述調書である．特に少年事件では，供述調書に目を通す際には，供述調書（供述者）の範囲，内容の客観性，そして少年に対する評価のばらつきなどにも注目しておくとよい．

供述調書の範囲（幅広さ）

　供述調書が作成されている人物の範囲，幅広さというのは，少年の生活環境や人間関係の範囲，幅広さとも共通する．通常，殺人事件などの重大な他害行為に至ってしまったケースで，精神鑑定が依頼されるような場合には，検察あるいは弁護士による不同意書類が多いといった理由さえなければ，資料の分量はそれなりに多くなるはずである．しかし，なかには被害者周辺や本人家族以外にはほとんど供述調書が作成されていないようなケースもある．特に長期にわたってひきこもり状態となっていた少年の場合には，非常に狭い環境のなかで生活を続けてきているため，こうした供述者の範囲を確認するだけでも，少年の平素の活動範囲を推測することができるであろう．また，供述調書が少ない理由としては，警察による任意の調査に協力してくれる人物が極端に少ないという場合もありうる．これは少年をとりまく環境自体に問題がある可能性もあるため，より視野を広げた情報収集が必要となってくる．したがって，不足していると思われる情報があれば，適宜，裁判所に相談して，より多くの情報を入手することが望ましい．

内容の客観性

　当然のことであるが，供述調書はその性質上，主観的な内容に偏りやすい．しかし，そうした供述のなかでも，たとえば，複数の人物により同様の発言が繰り返されていれば，その客観性は高まるであろう．

　また，少年の場合には，相手の反応に合わせて供述を変遷させたり，あるいは自分の言いたいことがうまく相手に伝わっていない場合でも，その内容を訂正しないまま放置してしまうことがある．そのため，供述調書を読む際には，供述内容の矛盾や発言の訂正箇所がないかなどを確認しながら，常に「主観」と「客観」を意識して読み進めていく．

少年の評価のばらつき

　周囲の人物による少年への評価のばらつきも重要である．2005年前後に，「普段はまったく問題のなかった少年が突発的に凶悪な事件を起こす」などと騒がれた時期があったが，少年は生活場面によって異なった顔をもって過ごしていることもまれではない．思春期心性も相まって，「事件前の数年間は両親との会話も減っており，父親とはたまに顔を合わせる程度であった」という家庭は決して特殊ではないかもしれないし，反対に，学校でのいじめの体験をすぐに家族に相談できるという少年のほうが少ないかもしれない．また，生活の乱れは学業成績に現れるだろうという考え方もあるかもしれないが，特に知能の高い発達障害の特性をもつ少年の場合には，実際には学業成績は心の状態を反映していないことが多い．

　したがって，少年をとりまく環境を同定すると同時に，あらゆる角度からの情報を積極的に集めておくことが重要となる．裁判所から提供された資料にとどまらず，確認しておきたい情報が何であるのかを整理しながら調書を読み進めていく必要があるであろう．

e. 鑑定留置場所

　成人の場合と同様に，精神鑑定中は，少年の処遇は監護措置から鑑定留置に切り替えられ

る．鑑定留置期間は精神鑑定業務が最優先されるため，接見許可のない者との面会や，鑑別所内での日課や余暇活動等が制限されることがある．少年のなかには，対人接触の頻度が少なくなることにより拘禁反応や身体症状を呈しやすくなる少年もいることに留意し，なるべく定期的に鑑定面接を実施することも大切である．

また，鑑定人の勤務する病院に少年を入院させて検査や面接を行う方法もあるが，その場合には，保安上の観点から隔離室を使用した入院（鑑定留置）生活になることが想定される．小児・思春期に特化した病棟はまだそれほど数が多くないため，少年を成人の病棟に入院させることもあるであろう．そうすると，少年は，成人病棟の閉鎖された隔離室という条件に加えて，隣室では不穏状態にある患者が激しい精神病症状を呈すという環境に置かれることになる．こうした留置環境は少年の心理状態にも悪影響を及ぼすおそれがあるため，長期にわたる隔離室を使用した鑑定留置はできる限り避けるべきである．

f. 心理検査と身体検査

精神鑑定では，面接と各種検査を行いながら，被鑑定人の障害，人格，環境などを網羅的に精査していく．そのなかで心理検査の果たす役割は大きいため，鑑定人自身が心理検査に精通していない場合には，心理専門職のスタッフと相談してテストバッテリーを決めるのがよい．

通常は精神医学の分野で汎用されている検査が選ばれる．知能とパーソナリティについて，自記式あるいは投影法なども織り交ぜて行ったうえで，少年の問題に特化した検査を追加していくのだが，少年事件の場合にはすでに少年鑑別所で同種の検査を実施していることもあるため，確認が必要である．たとえば，WAIS（Wechsler Adult Intelligence Scale）やロールシャッハテストなど，すでに結果が出ているものがあれば，裁判所を通して検査結果を入手することができる．このときに問題となるのは，心理検査のローデータは開示されない可能性があることである．そのため，場合によっては，同種の別の検査を鑑定人自身も実施して，鑑別所で実施した検査結果と比較照合しながら確認することもある[9]．

いずれにしても，最も理想的なのは，鑑定人自身も心理検査についてよく知っておくことである．心理検査は精神鑑定のなかでも非常に重要な部分となる．鑑定人自身がきちんと理解していなければ，後の法廷で心理検査に関する質問を受けても的確に回答することができないかもしれない．少なくとも検査結果については，検査実施者とよく話し合っておく必要があるであろう．

医学的検査についても同様で，全身の状態についても多角的な視点から検査を実施する．検査は汎用的で学術的に信頼性の高いものを選択する．また，自らの専門領域を超える検査については，鑑定人だけで判断せずに，専門の科の医師らにコンサルテーションして，共同鑑定として結果を出す必要がある．

筆者が通常行っている検査としては，血液検査，尿検査，胸（腹）部単純X線検査，心電図，脳波検査，頭部MRI検査（あるいは頭部CT検査），場合によっては脳血流検査などがあげられる．一部の感染症検査や遺伝子検査など特殊な検査が必要な場合には，本人あるいは保護者による同意を取得しておくと同時に，裁判所にもその目的を伝えておくと安心で

ある．

　検査のために，鑑別所等で留置されている少年を身体検査のために病院に移送する際には，病院と関係機関との合意のもとに日程を調整し，逃亡のおそれがないように安全管理にも留意する．また，他の受診患者に対しても影響がないように，検査の時間や院内の移動経路を調整するなどの配慮も必要である．

g. 鑑定面接における留意点

　鑑定面接は，精神鑑定の根幹である．その具体的な手法の詳細については紙幅の関係から別書[10]に譲るが，ここでは少年本人との面接にあたって留意する点について主なものをまとめておく．

面接のスケジュールを立てる

　少年の場合には，勾留期間が長期化することによって生じる弊害が大きいと考えられるため，成人の場合に比較して鑑定期間が短く設定されることが多い．一方で，少年の場合には，本人以外にも，家族や教師等の周囲の人物との面接が重要となるため，非常に厳しいスケジュールで鑑定作業を実施しなければならないこともある．したがって，予め鑑定留置期間中に行うべきことを列記して，身体検査や心理検査，家族面接や学校訪問などのおおむねのスケジュールを立てておくとよいかもしれない．

中立性の保持

　少年の場合には，大人への警戒心が強くラポール形成が難しい一方で，いったん関係性が確立すると過度に依存的になったりする場合もある．そのため，鑑定人には良好な関係を維持しながらも，常に中立的な姿勢を保たなければならないという複雑な立場が求められることに留意する．

言語理解

　少年は知能指数（IQ）の値にかかわらず，言語/非言語による疎通性や理解度といった供述特性において脆弱である．時に供述が変遷することがあるが，それは必ずしも虚言や記憶の曖昧さを表しているわけではない．また，質問の意図を正しく理解していないこともあり，曖昧な答えが供述の変遷につながっていることもあるので，確認が必要である．

　発達障害をもつ少年のなかには，話し言葉による面接が不得手な者がいる．その場合には紙面等を用いて質問事項を伝えるほうが，少年にとっても答えやすいこともある．逆に言語でのコミュニケーションにはほとんど問題がないように見えた少年でも，文章としてまとめると内容が緻密すぎたり話題が拡散して，全体としてはまとまりのない文章になってしまうようなケースもあった．少年の場合には，より早い段階で個人の特性を明らかにし，特性に応じた面接方法に切り替える柔軟さが求められるであろう．

被暗示性，誘導

　知的能力障害のある少年や，低年齢の少年の場合には，認知機能の発達がまだ不十分であり，エピソード記憶が確立していない．そのために記憶をうまく想起できなかったり，面接者の言葉や表情などにも暗示されやすかったりする特徴がある．これまでの経験を振り返ると，被暗示性については，被鑑定人の年齢よりも，個人の特性，能力や性格傾向などのほうがより大きな影響を与えていると考えている．筆者の場合には，こうした特徴がうかがわれるケースに対しては，あらかじめ被暗示性の高さを推測できるような問診や検査ツールを実施し，個人の特性や傾向を確認し，最大限の留意をしたうえで面接を実施している．

家族等への面接

　少年事件の場合には，生活歴や既往歴，遺伝負因などに関する客観的な情報や，少年の生育環境に関わるさまざまな要因を精査する必要があるため，必ず家族（あるいは主な養育者）への面接を実施し，家族病理等についても包括的なアセスメントを行うべきである．可能であれば，事件時に少年が過ごしていた家庭を訪問したり，施設や学校の職員にも話しを聞く機会をもてるように準備する．少年事件の鑑定では，その後の処遇に関しても積極的に意見を求められることが多いため，こうした背景事情についてもある程度理解しておくことは，より現実に即した実行可能な処遇プランを検討するにあたり有用となる．

4. 精神鑑定の目的と治療的効果

　最後に，少年事件の精神鑑定という前提で，精神鑑定の目的と，鑑定を通してもたらされる副産物としての治療的効果についてもふれておく．

　精神鑑定の目的は，あくまでも被鑑定人の評価（アセスメント）であり，通常の医療における面接，すなわち治療とは異なる．そのため，高度でより積極的な薬物療法，電気けいれん療法，インテンシブな精神療法などといった専門的治療は，最終的な判断に影響を及ぼす可能性があるため行わない．

　しかし，少年との面接を重ねていくなかでは，図らずとも治療的効果をもたらすことがありうる．確かに，これまで対人関係を避け，特に1対1でのコミュニケーションを避けてきた少年たちにとっては，鑑定という場ではあるが，一人の大人が，自分のことだけに関心を向け，真剣に話を聞き，とことん質問するという経験は特別な体験であろう．精神鑑定は治療とは異なるという点では，鑑定人のほうから何らかの目的をもって少年を導くということはないが，少年自身がこれまでの人生や事件そのものについて振り返ろうとする作業を見守ることだけでも，治療的効果を与えうる．筆者の経験では，こうした副産物である"効果"は，少年に限ったものではなく，70歳代以降の高齢者との鑑定面接の場面でも生じうる．

　これをもって，時に"面接回数を重ねることは治療と同じではないか"と揶揄する質問を受けることがある．人と人との会話があれば，そこには関係が生まれ，回数が重なれば，その関係性は厚みを増し，何らかの相互作用が生まれることは当然である．したがって，確かに，黙秘や鑑定拒否などの特殊なケースを除いて，通常のケースでは鑑定期間を長期化させ

たり，節度を超えた頻回な面接は禁物であるが，こうした相互作用を避けるために鑑定面接の回数を減らすことは，本末転倒であると考える．そもそも精神鑑定では，自分が起こした"事件"や，自分がこれまでに誰にも語ってこなかった，あるいは自分でも気がつくことのなかった"内面"について語るように求められるのであるから，ある程度の関係が築けていない相手に対して，何かを語ろう，何かを伝えようとは思わないだろう．

また，特に少年事件に関しては，少年の罪を糾弾し，重い刑罰を課そうということが目的ではない．仮に治療的効果をもたらすことがあれば，それは少年の更生可能性を十分に示唆するものであるし，相互関係が築けるということだけでも，対人関係の構築に必要な健康な部分をもち合わせていることの証となり，その後の処遇方針に活かす方法もあるであろう．

精神鑑定では，真実を追究することへの貪欲さが必要となる．人への信頼感を欠き，猜疑的な少年，あるいは恐怖感から心を閉ざし続けてきた少年，なかにはうまく質問を交わして事件について深くふれられないように誤魔化そうとする少年もいる．そうした相手からはわずか数回の面接のみでわかる真実などありえない．

特に少年事件の場合には，冷静さと中立性を保持したうえで，図らずしも生じた治療的効果については恐れることはなく，十分な面接回数を重ねることを推奨する．

5. 鑑定書の作成

こうして収集したすべての情報をまとめて精神鑑定書を作成する．少年審判では，その前提として少年法の「少年の健全育成」という目的がある．したがって，鑑定事項も成人の精神鑑定の場合とは異なることもある．事件の動機や，事件と精神の障害との関係について述べる場合にも，必ずしも事件時の責任能力判断の参考とするだけではなく，むしろ，少年の非行を防止し，社会復帰を促進するためにはどのような教育や介入が有用であるかを検討するための一助として，専門家の意見が求められている．

また，鑑定結果は少年自身にも伝えられることを前提に，わかりやすく平易な言葉でまとめるべきである．精神鑑定では，少年の精神内界の探索や，投影法を用いた心理検査結果をまとめる際にも，通常の臨床場面よりも客観性を重視して，過剰な解釈は控えるほうがよいだろう．

6. 鑑定人尋問

少年の場合には，明らかな発達障害や精神障害は認められない者であっても，他者とのコミュニケーションが苦手で，自己表現が稚拙な事例も少なくない．そのため法廷においても，責任能力の判断だけでなく，少年の真意を通訳するような役割を果たすべく，鑑定書や鑑定人尋問が利用されることもあるだろう．

また，鑑定人尋問の際に，少年の心情を傷つけたり動揺させるような質問や回答が想定されるような場合には，鑑定人尋問を審判期日外の扱いで実施し，少年本人の立会いを避けるなどの工夫がなされることもある．このように，少年審判においては，家庭裁判所裁判官の

裁量により，少年を第一に考えた柔軟な対応が可能である点は最も大きな特徴であるかもしれない．

おわりに

　この20年で少年も少年犯罪の内容も大きく変わってきた．近年は，コミュニケーションの媒体がパソコンやスマートフォンなどの機器に移行し，家庭のなかでもスマートフォンを使って会話しているというように，人間同士の直接的な会話を用いたコミュニケーションは明らかに減少した．

　鑑定面接においても，自分の内面をほとんど語らない少年は珍しくない．これを単純に自己主張がないと解釈するよりも，おそらく，自分の考えや感情を意識しないまま画面を通したコミュニケーションを中心に生活をしている少年にとっては，自分の感情にも，それを伝えることの意味にも気づいていないのかもしれない．鑑定人は，そうした少年に対して，いかにして自身の感情に気づかせ，それを引き出すのか，精神鑑定には，その技量が試される瞬間がある．

　相手との信頼関係を築き，自分自身の言葉で語ってもらうという作業は，精神療法の最も基本的な手技であるが，これこそが鑑定面接の基本であり，最も難しいステージでもある．

　精神鑑定は煩雑で難解なイメージがあり忌避される傾向があるが，臨床家にとっては価値のある時間となるであろう．

（安藤久美子）

文献

1) 法務省ホームページ．平成29年版 犯罪白書．http://hakusyo1.moj.go.jp/jp/64/nfm/mokuji.html
2) 澤登俊雄．少年法の性格．少年法入門（第5版）．有斐閣；2011．pp30-44．
3) 安藤久美子．少年司法と矯正．日本精神経学会 司法精神医学委員会（編）．臨床医のための司法精神医学入門改訂版．新興医学出版社；2017．
4) 法務省ホームページ．過去の国会提出法律案（平成10年3月から平成20年3月までに提出されたもの）．http://www.moj.go.jp/keiji1/keiji12_00029.html
5) 安藤久美子．少年犯罪と倫理問題．日本社会精神医学会雑誌 2005；14（1）：36-44．
6) 法務省ホームページ．少年法の一部を改正する法律案．http://www.moj.go.jp/keiji1/keiji12_00085.html（平成29年11月現在検索）
7) 法務省ホームページ．少年法の一部を改正する法律に関するQ＆A．http://www.moj.go.jp/content/000122447.pdf
8) 安藤久美子．少年事件とその処遇．日本司法精神医学会裁判員制度プロジェクト委員会（編）．だれでもわかる精神医学用語集―裁判員制度のために．民事法研究会；2010．
9) 岡田幸之．刑事精神鑑定の基礎―その手法と考え方．日本社会精神医学会雑誌 2012；21（3）：290-294．
10) 安藤久美子．精神鑑定への誘い．星和書店；2016．

I. 総論

8 刑事事件における被害者の鑑定

はじめに

　刑事事件，特に性犯罪や，虐待，DV (domestic violence)，誘拐監禁などの犯罪事件において，被害者を対象とした鑑定が依頼されることがある．このような鑑定で中心的に扱われる精神障害は，犯罪に関連する心的外傷後ストレス障害 (posttraumatic stress disorder：PTSD) やその周辺の不安やストレスに関連する障害などである．もちろん，刑事鑑定においてPTSDが診断されることは，被疑者被告人の鑑定の場合にも，被害者の鑑定の場合にもありうるし，PTSD以外の診断名，あるいは診断がつかない被害者鑑定もありうる．本項では，主に被害者の鑑定を行う場合の実践的問題と，そのなかでもPTSD診断を司法精神医学の領域で行う場合の問題を取り扱うことにする．

　性犯罪のうち，警察に通報されて，犯罪統計に表れるのはごく一部であることや，家庭のなかにも，虐待やDVなど，死に至るような暴力，あるいは人の心身に大きな影響を及ぼす暴力があることが知られるようになったのは，それほど古いことではない．日本だけではなく，欧米においても，そのような被害実態が，被害者側の観点から見直されるようになったのは，1970年代以降のことである．

　筆者は，精神科医として1993年から犯罪被害者の臨床を行ってきたが，性犯罪をはじめとする暴力被害のもたらす精神的衝撃は大きく，日常生活が立ち行かない状態となる人も多い．被害者の「精神的後遺症」は，不安，恐怖や抑うつを含むさまざまなトラウマやストレスに関連する精神障害として現れてくるが，その中心となるのはPTSDである．

　PTSDは1980年にDSM-Ⅲに登場した疾患概念であるが，アメリカの司法精神医学者Alan Stoneは「アメリカ精神医学の歴史上，PTSDほど法と社会正義に劇的で広範な影響を与えた精神疾患はなかった」[1]と述べている．PTSDは，わかりやすい因果関係をその診断基準内に含んでおり，そのことが裁判との関わりを増やしていると考えられる．しかし，アメリカの司法精神医学領域においても，PTSDは当初からすんなりと受け入れられたわけではなかった．まずは被告人のPTSDが問題となった．司法精神医学者らの間には被告人のPTSDが責任能力の問題に深刻な影響を与えるのではないかという懸念もあったという[2]．しかし，30年以上の実情をみると，心神喪失による無罪の抗弁に使われるよりは責任能力の減免や，司法取引，量刑などの要素として考慮されることが多かったという[3]．むしろPTSDの特徴は，弁護側だけでなく検察側から使われる，すなわち被害者の受けた傷として扱われることである．民事訴訟でも原告側の被った損害としてPTSDが登場することは普通になっている．

　わが国では1995年の阪神淡路大震災，地下鉄サリン事件をきっかけとして，被害者のト

ラウマやPTSDに関する社会の関心が高まった．2000年には，刑事事件の被害者がPTSDを発症したことで傷害罪として刑事裁判が争われたケースがみられている*．しかし，これらの犯罪とその被害について社会全体に新しい観点が生まれてきたのは2000年頃からの被害者に係る法の成立，改正以後である．2000年には犯罪被害者保護関連二法（「刑事訴訟法及び検察審査会法の一部を改正する法律」「犯罪被害者の保護を図るための刑事手続に付随する措置に関する法律」）が成立し，被害者が刑事裁判に証人出廷する際の付添いや遮へい措置，被害に関する意見陳述等について定められた．さらに2004年には犯罪被害者等基本法が公布され，被害者の権利保障を推進する国家的な体制作りが始まった[4]．基本法に基づいて定められた犯罪被害者等基本計画では，重点課題の一つとして被害者の「刑事手続への関与拡充への取組」が示され[5]，この基本計画のもと2007年に「犯罪被害者等の権利利益の保護を図るための刑事訴訟法等の一部を改正する法律」が成立した．これにより，被害者参加制度を通して，被害者はより刑事裁判に深く関わることになった．その意味でPTSDを中心とする被害者の鑑定の歴史は新しい．被疑者被告人の精神鑑定に比べると，知見の蓄積も，携わる人も乏しい状態にある．

1. 鑑定の委嘱

a. 司法における診断の目的と臨床における診断の目的は異なる

　刑事事件の被害者の鑑定における委嘱事項は複数あり，表現もさまざまであるが，
① 被害による精神的影響の評価・現在の精神状態の評価
② 被害時の精神状態・心理状態の評価
の2つがよくある基本的な委嘱事項である．

　内容的には，①は，犯罪行為により精神的障害が生じていて，PTSDが診断されることをもって傷害罪に問いたい，という場合，あるいは被害者へのダメージが大きいことを，客観的な医学的診断で示したい，という場合に委嘱されることが多い．さらに被害者が「物理的に見ると逃げるチャンスがあったのに逃げなかった」「一般的には，抵抗できそうなのに抵抗していない」というような状況にある場合，②の被害時の心理状態についての解説が委嘱されることもある．PTSDや解離などのために被害者がまったく話ができない状態である場合や，公判に出廷できない場合にも，そのことについても何らかの意見を述べることがあるし，今後の見通しについて尋ねられることもある．

　被害者の鑑定は，司法精神医学の専門家というよりは，その地域の被害者に関わる臨床を行っている精神科医や，児童精神科医が行うことが多い．このため，現在の時点の診断評価を問う①については比較的問題なく行われるが，②についてはなじみがないことが多いだろう．司法精神医学領域では，犯行時の精神障害や，犯行時の心理について意見を述べることは，当然のように受け止められている．それは責任能力の問題に直結する事項だからであ

＊：福岡高判平成12年5月9日判時1728号159頁．

る．しかし，一般の精神科臨床のなかではそうではない．過去のある時点で，精神障害がどのようであったか，そのときの患者の心理がどのようであったかを問うような状況はほぼ生じない．

　当然のことだが，臨床における診断の目的と司法における目的とは異なる．被害者鑑定の場合，話を聞くためには，被害者に対しては少なくとも二次被害にならない温かい態度が必要になるが，その一方で距離をおいた厳正な検討が要求される．司法の目的と臨床の目的のずれは，基本的な視点の違いによるものであるから解消することはできないが，鑑定においてその軋みを意識することは必要である．

　鑑定委嘱を受けるときにはそのことに留意し，犯行時の精神状態などについて意見が必要なときには，委嘱者と事前によく話し合ったほうがよい．単に文章をやり取りするだけでは，委嘱する側の意図と，受ける側の意図が必ずしも一致していないことがある．

b. どのような形態で被害者の問題が委嘱されるのか

　警察や検察から被害者について何らかの専門意見を述べることを依頼されることにはさまざまな形態があり，実際には，いわゆる精神鑑定には限られていない．筆者がこれまでに委嘱を受けた刑事事件の被害者の精神鑑定等は25件であるが，これらの鑑定等の内訳を調べると表1のようである．一つの事件については，中心となった行為一つを数えている．たとえば意見書作成ののち証人尋問となる事例は単に意見書作成1件としている．

　これは個人の経験にしかすぎないが，それでも，思いのほか多くの形態を受けていることがわかる．基本は面接して意見を書くということで通常の精神鑑定と同様であるが，資料のみで意見を書くこともあり，供述を行うだけのこともある．面接，供述，意見書，再意見書，証人尋問とフルレンジで行っている事例もある．②，③は，本人が面接に来ることはできないという状況で，資料から，被害者の一般的な心理を述べたり，犯行時の心理状態を推測したりするということになる．もちろん，直接会っていない場合には情報は限られ，法律的にも診断もできないので，専門家として意見を言うには不安定な望ましくない方法になる．しかし，被害者が子どもの場合などは，話を聞くことに保護者の同意が得られないケースもある．もちろん本人が拒否する場合もある．筆者の場合DVで死亡したと考えられる事例について資料から意見を求められたこともある．

　④は，ほかの人が書いた意見書に対して意見を述べたものである．⑤は，意見書作成をしていない事例において，PTSDについて解説するということを求められたケースである．

表1　鑑定等の種類と件数 ($n=25$)

種類	件数
①面接して被害者鑑定をし，意見書を作成する	17
②資料に基づいて面接せずに意見書を作成する	2
③専門家としての供述調書を作成してもらう	4
④すでに出された鑑定書に対する評価を作成する	1
⑤証人尋問のみに出廷する	1

これらの鑑定等の被疑者被告人の罪名は，15件，すなわち6割が性犯罪（強姦，準強姦，強制わいせつ〈以上未遂含む〉）であった．性犯罪のほか，未成年者略取誘拐，逮捕監禁致傷なども含まれている．筆者の場合は，性犯罪の被害者鑑定が多いといえる．

なかには，司法側の要求に応えることができないと思えるケースもあり，鑑定として受ける前に断っていることもある．そのようなケースは表1には出ていない．司法側には司法側の事情があり，医学的に専門家がどこまで応えうるのかは，司法の専門家にはわかっていないことが多い．これについても無理だと思えば，話し合って中止することが必要となる．しかし，前述したように，医学側が臨床の論理のみを固守していては，専門家として有益な意見が示せるのに示せなくなることもある．まだ歴史の浅い被害者の鑑定に関しては，これも双方の洗練が必要だと考える．

2. 被害者の診断の方法について

ここでは，PTSD診断に関わる問題とPTSDでない診断に関わる問題について述べる．急性ストレス障害（acute stress disorder：ASD），PTSD以外にも適応障害，不安障害，気分障害，解離性障害などは犯罪被害者によくみられるものである．神経発達障害群の障害や，物質関連障害がみられることもある．刑事裁判ではあまりないが，民事裁判では，PTSDを主張する原告のなかには，PTSDやストレス関連疾患とは異なる障害がみられることもある．たとえば統合失調症やパーソナリティ障害などが診断される場合である．すべての精神障害を頭において予断をもたないで診断しなくてはならないことはいうまでもない．

a. PTSD診断について

筆者の扱った被害者鑑定等の8割程度にPTSDが診断された．そもそも刑事事件で委嘱される場合は，すでに警察，検察の選択がかかって，それと思われるケースが送られてくるからであろう．先にほかの精神科で臨床的診断がなされている場合もある．それ以外には，適応障害，解離性障害，気分障害などがみられる．

PTSDの症状の有無の判定と診断は，具体的に個々の症状を検証して行われなければならない．現在のところ，個別の症状について，具体的基準のあるDSM-5が診断基準として使われることが多い．この場合A～Hのそれぞれの基準が検討されねばならない．決まった形式でもれなく評価できる構造化面接による診断が望ましい．

PTSDの構造化面接で，アメリカで臨床評価に頻用されているのはPTSD臨床診断面接尺度（Clinician-Administered PTSD Scale：CAPS）である．CAPSはアメリカのNational Center for PTSDの研究グループによって開発された[6]．精度の高いPTSDの診断面接法として各国の臨床研究で用いられており，CAPS DSM-Ⅳ-TR版は1998年には飛鳥井らにより日本語版が作成され信頼性と妥当性の検証もなされている[7]．2017年2月現在ではDSM-5版は，日本語版は作製されているがまだ信頼性と妥当性の検証がなされていない．しばらくは両版の併用とならざるをえないかもしれない．CAPSを使用すれば，具体的な症状がつかまえられ症状の強度などの判定もなされるので，「ただ過去のことを思い出してい

やな気持ちになるだけでは侵入症状とはいえない」「たまたま1年に1回程度の特殊な状況で回避症状があっても回避症状とはいえない」などPTSD診断にありがちな重症度の判定の問題も解決できる.

PTSDに使われる構造化面接としては,ほかにもSCID（Structured Clinical Interview for DSM-IV）などがある.

A基準について

A基準は外傷体験についての基準であり,DSM-5では,A基準はDSM-IV-TRから変更され,客観的な出来事のみの基準となった.A基準は一種のゲートキーパー機能[8]を果たしており,外傷体験がこの範疇に入らないと,どんな症状があってもPTSDとは呼べないことになる.DSM-IV-TRとの大きな違いは,主観的な感情の項目がなくなったこと,性的暴力を受ける出来事が外傷体験であることが明示されたこと,間接被曝については制限が設けられたこと,職業的な繰り返しの被曝が取り入れられたことなどである.さらに学齢前の子どもの基準も登場した.しかしながら,A基準は常に議論の対象となっており[9],「死の恐怖,重傷を負う」出来事といっても,当然その境界はあいまいである.性的暴力については,解説に例示されており,典型的なレイプやレイプ未遂,性的虐待などには議論の余地はない.これらはPTSDの診断基準が作られたときから典型的な外傷体験である.ただしそれ以外にも,DSM-5では性的暴力の範囲は広げられ,アメリカ刑法におけるabusive sexual contact[10]（日本語では虐待的な性的接触と訳されているが）の概念が導入されているので,外傷体験になるかならないかの境界領域はなかなかわかりにくい.abusive sexual contactは被害者の年齢によって,あるいは被害者と加害者の年齢差や関係によって,該当するかどうかが変わる構成になっている.

一般的に考えても,それぞれの個別の出来事はすべて違っており,その衝撃が客観的に切り取りきれるものではないので,どのように定義しても常にこの部分には議論があるといえる.たとえばこの基準では,心理的虐待のみのDVなどは外傷体験には当てはまらなくなることについて,アメリカでも議論されている[9].

それ以外の基準について

各症状については,診断基準の文章だけでなく解説も熟読することが,この項目がなぜおかれているかを理解することにつながる.DSM-5では4症状に分けてPTSD症状を評価する.B基準とC基準の症状,すなわち侵入症状と回避症状はPTSDに特有であり,かつその内容は外傷体験と関連している.これらの2症状の内容は,診断の妥当性を検討するときに重要となる.どんなきっかけで,心身の反応が生じるのか.フラッシュバックの内容はどんなものか.回避している思考の内容はどんなものか,回避している場所やものは,外傷体験とどのように関連しているか.これらは事件の内容と深く関わっている.

ただし侵入症状が強すぎるときには,鑑定時でも,話をしようとするとフラッシュバックが起きてしまい,症状を説明できないこともある.そもそも,それくらい重度な症状をもつ被害者は,鑑定を受けることを承諾しないこともあるが,相手を裁判で有罪にしたいという

思いから無理をして鑑定を受ける人もいる．生育史を聞いているときは協力的に何とか答えているのに，出来事について話し始めると，急に無言になったり，表情がなくなったり，応答がなくなったりというようなことが生じる．鑑定の問いは外傷体験の強いリマインダーであるからである．また回避症状が強いときにも，被害者は自分の症状を自分を振り返りながら語ったり，具体的に説明したりできない場合もある．極端な場合には，回避しているという認識も回避されてしまい，何事もないように，本人は振る舞い，人にもそう見えることもある．実際には恐怖のため外出できず，何事も手につかず，外傷体験と関係のあるリマインダーはすべて遠ざけているのに，そのような不都合に何も気づかず，言及せず，「特に何でもない」と答えるようなこともあり，このように書くと普通ではないのは明らかだが，実際にはなかなかわかりにくい．PTSDの診断には本人に話させることが大事だが，このような場合には，非言語的表現の観察も大事である．

　PTSDは，多くは直後から，ほとんどは6か月以内に発症する．出来事の後6か月間は，症状があっても完全には基準を満たさない場合は，遅延顕症型と特定することになる．遅延顕症型は，解離症状が前景に立っている場合などに経験することがある．

　PTSDの鑑定については，司法関係者も医療関係者も過剰診断を心配する人が多い．しかし，虐待や暴力の被害者を多く診る医師からは，過小診断や誤診による見逃しが多いのではないかという感想をよく聞く．確かに，診断基準を具体的に検証せずに，ただ外傷体験があって，具合が悪いというだけで診断してはいけない．外傷体験による精神的後遺症とPTSDとは同義ではない．外形的に大きな外傷体験がある場合には，このような過剰診断が起こりやすい．しかし，刑事事件の被害者の場合には，回避症状が強く，苦痛も困難も表に出さないために，PTSDが見落とされている場合のほうが，頻繁に起こっているのではないかと筆者にも思える．

　また，PTSDの各症状が，出来事と関連して起きていること，内容的にも関連があり妥当であること，出来事前にはなかったことなども常に確かめる必要がある．

b. PTSD以外の診断について

解離性障害

　解離性の症状はPTSDと併存してよくみられるものである．特に長く続く外傷体験，たとえば虐待，DV，長期監禁などの被害では，解離症状が前景に出て，PTSD症状は注意深く問診しないとみえてこないこともある．あるいはある程度回復が進んではじめてPTSD症状が顕現してくることもある．DSM-5では，離人感，ないし現実感消失が持続的または反復的に経験されていれば，解離症状を伴うPTSDと特定することができるようになった．しかし，PTSDの診断基準を満たすほどの症状が収集できず，解離症状のみが突出するケースもある．このような場合，解離性障害の診断がふさわしいこともある．

　筆者が経験したある長期監禁事例では，診断が時期により異なり，監禁中は「特定不能の解離性障害」，解放直後は「他の特定される解離性障害：ストレスの強い出来事に対する急性解離反応」，2か月後からPTSD（解離を伴う），と診断することになった．監禁中からすでに解離によって感情麻痺，部分的健忘などが生じていた．生き延びるための反応と考えら

れる.解放されてから急性解離反応が生じ,それが落ち着いた頃からようやくPTSD症状があらわになってきたのである.2か月後にPTSDの診断基準が満たされるようになったから,遅延顕症型ではない普通のPTSDの発症と診断することになった.この事例では解放直後には感情が麻痺し,冷静で,普通の生活をしているように見えたが,大変な状況から解放されて,家族と会っても冷静で変わらないのは普通のことではないし,よく聞いてみると事件に関する不自然な健忘や自分のアイデンティティの変化,家族に関わる健忘など,解離症状が生じていた.

　被害者に解離症状が事件直後から出現することはまれではない.各都道府県警が収集できた身体犯被害者と性犯罪被害者のデータ（有効回収数それぞれ224,121)[11]によると,事件直後に「痛みや感情を感じなかった」者は身体犯被害者50.7％,性犯罪被害者27.3％,「妙に自分が冷静だと思った」とする者はそれぞれ47.7％,46.1％に上っている.PTSDと解離は関連が深く,事件中の解離,直後の解離（これらを合わせて周トラウマ期の解離と呼ぶこともある),持続的長期的な解離がある.

　解離症状は外傷体験の最中からあるいは直後から生じ,生き延びるための生体の反応とみられるが,このような周トラウマ期の解離症状はその後にPTSDが発症することの最大のリスク要因であるとする研究もある[12].つまりこのような症状のある人には,ない人に比べてPTSDが発症しやすいことになる.解離状態にある人の一部は,危機に際して平均的に人ができるよりも合理的な行動をすることがある.恐怖感が麻痺して感じられていないのに,認知能力は低下していない場合などにこのような状態が生じる.事件直後の時期に「頭がいい人,しっかりした人,合理的な人」という印象を与え,その後具合が悪くなる被害者に遭遇することは少なくない.

　DSM-5において解離性障害が「第7章 心的外傷およびストレス因関連障害群」に続いて第8章に置いてあるのは解離と心的外傷との関連性を認めてのことであると説明されている.全体に,DSM-5におけるPTSDの診断基準は,DSM-Ⅳ-TRに比べて,複雑性PTSDに親和性をもっている,といわれている.解離性の症状の扱い,陰性の気分変化や認知変化,自傷行為を症状としてとらえるからである.それでも虐待による複雑性PTSDなどの場合,現在の診断基準では診断名は複数になることもある.重大な犯罪の被害者にはこのような状態がみられることも珍しくないのに,診断名が複数のDSM-5上の障害のまとまりを超えて動くような事態は,鑑定をする者にとっては好ましいことではない.解離性障害とPTSDとの外傷体験に関する境界の整理は,まださまざまな問題を含んでいる.

適応障害

　また,PTSDとするにはA基準が該当しない場合,A基準は該当するがB～Eの4症状が該当しない場合,適応障害とすることになる.このことから形式的に考えても,適応障害にはPTSDに関連して異なる性質をもつ複数のグループが入ることになる.そもそも適応障害は屑籠診断であるから,それでもよいとはいえるが,適応障害の診断がつくときにはその性質を十分に示すことが必要となるだろう.

その他の障害

　PTSD の約半数にうつ病の症状が合併するといわれる[13,14]．うつ病圏の診断，時には双極性障害圏の診断が必要な場合もある．PTSD 症状とは別に，抑うつ状態が疑われる場合，これも客観的な診断基準に従い診断することになる．アルコール使用や物質の使用が外傷体験の想起による侵入症状を回避するために行われていることもあるので，確認が必要である．長期にわたるひどい虐待被害などがある場合で，症状が幻覚妄想などを伴っていることがあり，解離症状も広範に現れているような事例では統合失調症との鑑別が問題となる．発症時期の特定や，外傷体験との関連の検討が必要となる．

　刑事事件の被害者では，詐病が問題となることは少ないが，民事事件の場合などには，PTSD 診断に固執する被害者もいるし，症状の誇張も起こりうる．症状のあるなしだけでなく，その性質，頻度，重度を具体的に評価することが必要である．具体的に被害者に語らせ，可能な限り客観的情報を用いることが必要である．現在のところ，事後に諮ることができる生物学的な指標で診断に決定的に影響を与えるものはないが，事前に脳画像などの記録があれば変化をとらえられる可能性があるし，器質的な障害との鑑別診断のために必要なこともある．

c. 事前の適応状態，精神科既往歴

　通常の既往歴，生育歴に加え，診断にあたって必ず評価する必要があるのが過去の外傷体験歴である．これは後述する外傷体験と症状の関連について述べるにも必要である．過去に別の外傷体験がある場合，その外傷体験による PTSD は生じているのかいないのか，その影響はどの程度なのか判断することが必要となる．したがって，過去にさかのぼっての詳細な検討が必要になることもある．先述したように過去の外傷体験は PTSD 発症のリスク要因である．また過去の精神科通院歴，あるいは何らかの精神障害歴も PTSD 発症のリスク要因である．

　また，犯罪被害による外傷体験が生じる前にどの程度の適応状態があったのかも，注意深くなるべく客観的な情報を用いて評価する必要がある．このことが以下に述べる因果関係の問題とも関わることになる．

d. 因果関係

　まず，PTSD 症状があるからといって外傷体験があったとしてはいけない，ということがある．外傷体験すなわち A 基準は外形的に症状以外のことから満たされなければならない．司法の場合は客観的な資料を努めて用いることが必要である．

　司法からの委嘱事項は，出来事と精神障害の因果関係について検討することを暗に求めていることが多い．場合によってはもっと明確に，犯行と精神障害の関係を問うような委嘱事項になっていることもある．出来事と精神障害との因果関係は，医師としては答えられない，答えにくいと感じる部分である．慎重に考えねばならない．PTSD を含めた精神障害が生じてくる背景には抜きがたく，生物学的要因があり，さらに先立つ外傷体験があったり，そのほかのさまざまな社会的心理的要因もあって症状が発現してくることに異議を唱える医

師はいないだろう．トラウマとなるような体験がなければPTSDが診断されないことは確かだが，発症は多要因によることは間違いない．しかも，操作的診断基準のあり方，構造化面接の方法などを考えてみると，PTSD症状には閾値があり，全体として診断がつく状態から診断のつかない状態まで連続量として存在していることが想定されている．この視点ではトラウマ曝露と症状との「関連」は述べられても，因果について述べることは困難である．

　一方で司法的な観点における「因果」は医学的な視点で検討されるわけではない．交通事故で骨折したり，ナイフで刺されて出血多量となったときのことを考えてみれば，当然生物学的要因も事故以外の環境要因もあるはずだが，司法的観点では因果があるといえるだろう．「司法的観点でいえば，PTSDにおいて出来事と症状との因果を検討することは必要だが，それは外傷体験がそれ自体でトラウマ反応を引き起こしているか，それ以外の要因では起きていないかという点から検討される必要がある」[15]という考え方を取るべきであろう．したがって，出来事以前の外傷体験や精神障害などを検討することが必須である．

　筆者は実質的に因果を問われたときの書き方を一つに決めているわけではないが，「被鑑定人のPTSD症状は〇〇の外傷体験に関連して生じている」などと書いている．その場合，過去の外傷体験歴，精神障害歴は当然検討されていなくてはならない．過去の外傷体験歴や精神障害歴も現在の症状に影響していると考える場合はそのことも説明しなければならない．

3. 被害者への配慮

　被害者鑑定における被害者への配慮は重要である．第一に，被害の話を聞かれることは，協力する被害者にとっては大きな負担になることであり，そのことを十分承知し配慮しなければならないし，第二に，配慮がないと十分に話を聞くこともできず，不正確な鑑定結果につながるからである．

a. 鑑定についての説明を十分に行うこと

　鑑定の予定を説明したり，どのような位置づけで行うかを説明したりすることが必要である．未成年者の場合，保護者にも本人にも十分な理解を求める必要がある．ただし，PTSD症状をもつ被害者の場合には，そもそも鑑定を受けるという状況におかれただけで症状が悪化し，説明しても十分に理解できていない場合もある．どのように理解したかについて，インタラクティブに本人からも話をさせて確かめる必要がある．少し説明したところで，「今までの話を理解しましたか，質問はありませんか」と聞くと「理解できていない．途中から意味がわからなくなった」などと答える被害者もいる．PTSDの覚醒亢進の症状によって集中力が低下し，まとまった話を聞くことができない状態の場合もあるのである．

　多くの被害者は，犯罪者を厳罰に処したいとか，自分の苦痛を知らせたいという気持ちから，ストレスフルではあるが，鑑定を受けることに同意している．かなり無理をして鑑定に臨んでいる被害者もおり，自分が事件の話をするとどうなるかわからないという不安をもつ者も多い．不安が高い場合には，具合が悪くなっても医師が対処できること，様子を見なが

ら行っていくことも伝える必要がある．外傷体験の影響下にある人は概して，未来に関して悲観的であり，鑑定で何が起こるかについても強い不安をもっている．終わるめどやそのときの状況などを予測して話しておくことは，未来の不安を引き下げることにつながる．

b. 外傷体験に関わる質問への反応，特に消極的な反応に注意すること

先に述べたように外傷体験にさわるような話になると，無表情になったり動作が固まったりする者もいるし，回避症状のために急に話が飛ぶ者もいる．外傷体験のリマインダーがあって侵入症状があるときに，苦痛が積極的に表現されればわかりやすいが，むしろ，消極的な形でしか現れないことも多い．負担がかかりそうな質問の場合には，かならず，「今どんな気持ちですか，どんな感じですか」と聞いていくことが必要である．本人の状態を把握することは，鑑定の結果としても必要だし，被害者の見えにくい苦痛を理解することによって，被害者に信頼感をもってもらうための一歩ともなる．話せなければそれだけ診断の精度は下がるのであって，少なくとも事件について語ること，症状について語ることができる必要がある．

PTSDが存在するような場合には，2，3時間事件について聞くと，被害者の疲弊は激しく，休憩やリラクセーションなども使いつつ，無理なく体調をコントロールすることが必要となる．フラッシュバックや侵入症状を生じさせて放置するようなことがあると鑑定の持続はおぼつかない．よく聞けて，かつ被害者の現在の状況を理解できることが必須であり，その点ではトラウマ反応やPTSDへの臨床的な能力も必須である．

〈小西聖子，山本このみ〉

文献

1) Stone AA. Post-traumatic stress disorder and the law：Critical review of the new frontier. Bull Am Acad Psychiatry Law 1993；21（1）：23-36.
2) Appelbaum PS, et al. Use of posttraumatic stress disorder to support an insanity defense. Am J Psychiatry 1993；150（2）：229-234.
3) Sparr LF, Pitman RK. PTSD and the law. In：Friedman MJ, Keane TM, Resick PA (eds). Handbook of PTSD：Science and practice. Guilford Press；2007. pp449-468.
4) 中島聡美．日本のメンタルヘルス領域における犯罪被害者支援の現状と課題（特集 犯罪被害者支援）．トラウマ・ストレス 2010；8（2）：111-120.
5) 内閣府．犯罪被害者等基本計画．2005．
 https://www.npa.go.jp/hanzaihigai/basic_plan.pdf（2017年3月5日アクセス）
6) Blake DD, et al. The development of a Clinician-Administered PTSD Scale. J Trauma Stress 1995；8（1）：75-90.
7) 飛鳥井望ほか．CAPS（PTSD臨床診断面接尺度）日本語版の尺度特性．トラウマ・ストレス 2003；1（1）：47-53.
8) Milchman MS. Forensic implications of changes in DSM-5 criteria for responses to trauma and stress. Int J Law Psychiatry 2016；49（Part B）：163-182.
9) Friedman MJ. Finalizing PTSD in DSM-5：Getting here from there and where to go next. J Trauma Stress 2013；26（5）：548-556.
10) U.S. Department of Justice Office of the U.S. Attorneys. Criminal Resource Manual 1985. Abusive Sexual Contact.

https://www.justice.gov/usam/criminal-resource-manual-1985-abusive-sexual-contact（2017 年 3 月 5 日アクセス）
11) 警視庁 犯罪被害実態調査研究会．犯罪被害者実態調査報告書 2003.
12) Ozer EJ, et al. Predictors of posttraumatic stress disorder and symptoms in adults：A meta-analysis. Psychol Bull 2003；129（1）：52-73.
13) Kessler RC, et al. Posttraumatic stress disorder in the national comorbidity survey. Arch Gen Psychiatry 1995；52（12）：1048-1060.
14) Perkonigg A, et al. Traumatic events and post-traumatic stress disorder in the community：Prevalence, risk factors and comorbidity. Acta Psychiatr Scand 2000；101（1）：46-59.
15) Kilpatrick DG, McFarlane AC. Posttraumatic stress disorder and the law：Forensic considerations. In：Friedman MJ, Keane TM, Resick PA（eds）. Handbook of PTSD：Science and practice, 2nd ed. Guilford Press；2014. pp540-554.

── Ⅰ．総論 ──

9 犯罪心理学からみた精神鑑定

はじめに

　精神鑑定は，何らかの触法行為があった者に対して実施されることから，鑑定医には，その専門である精神疾患に対する理解とともに，犯罪や犯罪者に対する理解も重要である．なぜなら，人は日常起きるさまざまな現象を説明する際に使用する暗黙の主観的な理論（しろうと理論〈lay theories〉[1]）をもっており，それが犯罪や犯罪者についても当てはまるためである．この暗黙の主観的な理論は，選択的確証を繰り返し個人のなかでより強固なものとなり，判断にバイアスをかける．選択的確証によるバイアスは，確証バイアス[*1]と呼ばれ，これがその人の態度や行動に影響を及ぼす．たとえば，人はなぜ犯罪を行うのかを説明する要因は多要因で複雑に絡み合っているのに，過度に単純化して理解しようとしたり，状況を過小評価してその人の資質のみに原因を求めたりしてしまう．こうしたバイアスの影響を避けて，精神鑑定時に目の前にいる対象者を客観的に理解するためには，犯罪や犯罪者に関する実証的な知見についての知識が不可欠である．

　本項では，筆者が社会精神医学の博士課程で学ぶなかで，犯罪心理学の立場からいくつかの精神鑑定の作業に関わってきた経験に基づいて，精神鑑定において必要とされるであろう「犯罪」や「犯罪者の行動」の理解に関する犯罪心理学的な知見について述べる．精神鑑定時に用いられる心理検査などについては他書に譲り，以降では，まず犯罪心理学の定義について示し，次に犯罪原因論として，なぜ人は犯罪者になるのか，なぜ人は犯罪を行うのかという問いに関する研究の知見を示す．これらは，目の前にいる犯罪者を理解するために有用な枠組みとなるだろう．そして，その後，その犯罪者が行った犯罪行動を分析するための視点を示す．これらの行動分析の視点は，犯罪者の認知や思考，判断の歪みや偏りを示唆する兆候を読み取るために役に立つと考えられる．

1．犯罪心理学とは

　安香によれば，犯罪心理学とは，「成人の犯罪や未成年者の非行という行動，またそれらの行為者である犯罪者や非行少年の人格を心理学的に解明し，犯罪の根絶や犯罪者の人格改善もしくは社会復帰に貢献しようとする応用心理学の一分野であるが，他面それは，犯罪事

＊1：確証バイアス（confirmation bias）とは，人間が一般的にもつ認知の偏りの一つであり，自身の信念や期待，仮説にあった証拠を選択的に求めたり，自身の信念や期待，仮説に添うように証拠を解釈し，これと同時に，自身の信念や期待，仮説に合わない情報は無視したり，軽視したりすることである．これらの過程は無意識のうちに自動的に行われる．

象そのものの本質や犯罪者としての人格形成過程を学際的に解明しようとする犯罪学の一分野として，理論科学の性格も持っている」[2]と定義される．この定義は，犯罪心理学が，個人の犯罪行動がどのように獲得され，誘発され，維持され，変化するのかに着目し，犯罪を効果的に防止したり，抑止したりすることを主な目的とすることを示している．

　一方，犯罪心理学は刑事司法システムの実務に資することを目的とした応用科学的側面を中心に発展してきた経緯があるため，犯罪心理学で扱うテーマや対象は，刑事司法行政の分野に応じた下位領域に分けることができる．時代の流れとともに，刑事司法行政の領域で心理学の知見が応用される範囲は拡大しており，上記の定義に該当する「犯罪原因論」「矯正・更生保護」「防犯」の領域のみならず，「捜査」「裁判」「被害者」が比較的新しい研究領域として犯罪心理学のテーマとなっている．これらの領域を含む広義の定義としては，越智による「犯罪心理学は，犯罪に関連する人間の行動について，科学的に研究する心理学の一分野である」[3]や，渡邉による「犯罪心理学とは，犯罪（被害）の未然防止，犯罪（被害）の発生，被害者への対応，捜査，裁判，犯罪者の矯正，犯罪者の社会復帰，再犯防止など，犯罪に関わるすべての過程における心理学的問題に取り組む，応用心理学の一領域である．また，これと同時に，学際的なアプローチによって犯罪を記述し，その原因を研究する学問領域である犯罪学の一領域を占める」[4]がある．なお，犯罪心理学では，「司法の注意を引く可能性のある反社会的行為（行為者には何らかの報酬をもたらすかもしれないが，他者に苦痛や損害を与える行為）」[5]を犯罪と定義する．

2. 犯罪原因論

a. なぜ人は犯罪者になるのか

　「なぜ人は犯罪者になるのか」については，犯罪原因論に関する実証的な研究のなかで，生物学的要因（たとえば，ホルモン〈テストステロン〉，神経伝達物質〈セロトニン，ノルエピネフリン，ドーパミンなど〉，脳機能の障害，頭部外傷，低血糖など），心理学的要因（愛着，刺激希求性，衝動性，精神病質，認知の歪みなど），社会学的要因（社会経済的地位，環境的要因など）が犯罪者と関連することが指摘されてきた．このように個人が犯罪者になる確率を上げることに寄与するさまざまな要因が指摘されているが，犯罪を行うことを決定づける要因は見つかってはいない．これまでの研究で示されてきた犯罪者と関連する要因はリスク因子（risk factors）と呼ばれ，これと同時に保護因子（protective factors）を考慮することで，「なぜ人は犯罪者になるのか」を説明しようとする．

b. なぜ人は犯罪を行うのか

　犯罪原因の究明は，個人的要因と社会的要因の2面から行われてきた[6]．「なぜ人は犯罪を行うのか」については，人間をどのようなものと想定するかによって異なる考え方がある．一つは性善説に基づく緊張理論（strain theory）で，人はふつう犯罪をしないものであるが，何らかの要因が働くことにより犯罪を行うと考える．一つは白紙説に基づく副次文化

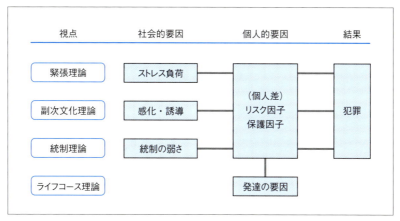

図1　犯罪原因論の研究視点

理論（subcultural theory）で，人は犯罪ではないさまざまな行動と同じように犯罪行動を学んだ結果として，犯罪を行うと考える．一つは性悪説に基づく統制理論（control theory）で，人は規制しなければ犯罪を行ってしまうものだから，なぜ犯罪を行わないのかを考えることが重要だとする．ここでは，これら3つの立場からの理論と，犯罪経歴研究から導き出されたライフコース理論（life-course theory）を説明する．

これらの犯罪原因論は，いずれも異なる視点に基づくものであり，一つの理論ですべてを説明できるものではなく，これらの理論の関係は図1のように示すことができる．対象が行った犯罪の背景要因をみる際には，これらの理論の視点をふまえておくとよい．

緊張理論

緊張理論では，個人が置かれた社会や環境のなかに犯罪に向かわせる力があるとする．広く共有される目標を一部の人だけにしか達成できない社会構造が緊張を生み，それが人を犯罪に走らせる力となると考える．Merton[7]の緊張理論では，社会において「社会のなかで経済的に成功すること」は広く共有されている目標であるが，そのために求められる価値観や行動規範に従ったとしても，すべての人が社会のなかで経済的に成功するわけではなく，この矛盾した状態に起因する緊張が犯罪に駆り立てる力となると説明する．

後に，この緊張理論を発展させて一般緊張理論を提唱したAgnew[8,9]は，心理的なストレスの過程に着目し，他者とのネガティブな関係性を緊張と定義し，それがストレスとなり生じたネガティブな感情への対処行動の一つとして犯罪行動が行われるとし，対処行動のスキルや資源が乏しい場合に，犯罪行動が選択される傾向があるとした．

副次文化理論

白紙説に基づく副次文化理論では，個人を犯罪に誘導するような環境（不良仲間や地域など）に焦点を当てる．SutherlandとCressey[10]が提唱した分化的接触理論（differential association theory）では，人は親密な私的集団との相互作用のなかで学習した結果として犯

罪を行うと説明する．犯罪行動の学習過程は，他の行動を学習する過程と同じであり，犯罪行動の技術と動機，衝動，合理化，態度などの特定の方向づけが学習される．犯罪行動の実際の原因は，法律違反を好ましいとする観念であり，法律違反を好ましいとする定義が，好ましくないという定義を上回ったときに人は犯罪を行う．

統制理論

性悪説に基づき，人は統制がなければ犯罪を行うものであり，個人の内外に存在する犯罪をしないように働く抑制力が低下したときに犯罪を行うと仮定する．Hirschi[11]の統制理論では，人は属する社会との絆が弱まったときに犯罪を行うと説明する．これは社会的絆理論（social bond theory）とも呼ばれ，重要な他者への愛着（attachment）を基本とし，制度化されている価値志向への投資（commitment），伝統的活動への関与（involvement），社会規範が人々の行動を拘束することの正当性についての規範観念（belief）の4つが社会的な絆としてあげられている．

ライフコース理論

非行年齢曲線を描くと，17歳をピークにする単峰型の曲線になることが知られている．この曲線は，多くの者が思春期の一時期に犯罪を行うが，一部に幼い頃から成人に至るまで犯罪を続ける者がいることを示唆する．Moffittら[12]は，幼年期から問題行動を示し青年期以降も問題行動が持続する「生涯持続型犯罪者（life-course persistent offenders）」と，青少年期に初めて問題行動を示すが成人になると問題行動を示さなくなる「青年期限定型犯罪者（adolescence limited offenders）」の2分類があるとする発達類型論（developmental taxonomy）を提唱している．生涯持続型は非行少年のごく一部で，出生前後の微細な神経の障害により乳幼児期から統制困難な問題行動を示し，親がこれに高圧的な対応をすることで，人の言動に悪意があると妄想的に解釈する認知傾向を身につけ，攻撃性が高くなり，反社会性が形成され，それが生涯維持されるとする．これに対し，青年期限定型は非行少年の大多数を占め，生物学的な成熟と社会的な成熟のギャップから生じる緊張やストレスの解放のために，生涯持続型の人たちが行う犯罪行動を模倣して犯罪行動を行っており，成熟のギャップが小さくなると犯罪を行わなくなるとする．

これら生涯持続型，青年期限定型のいずれもが長いライフコースでみれば，早発型（early onset，またはearly starter）であり，成人犯罪者の半数程度は，成人になってから初めて犯罪を行った遅発型（late onset，またはadult onset，もしくはlate starter）である．この分類はあくまで刑事司法の公式記録に基づく分類であり，McGeeとFarringtonの追跡研究[13]では，遅発型犯罪者のすべてに少なくとも一つの軽微な自己申告非行（法執行機関の関心を引くほどではない）があり，1/3の者は逮捕されてもおかしくはない頻度の多い自己申告非行があったことを見出している．しかしながら，早発型と遅発型には違いも見出されており，Donnellanら[14]は，19歳以上で初めて逮捕された遅発型は早発型に比較して規範的な志向や価値観をもち，認知機能や知的機能がよいことを見出している．また，ZaraとFarrington[15]は，21歳以上で初めて逮捕された遅発型は20歳以前に逮捕経験をもつ早発型

に比較して，神経質，8～10歳のときにほとんど友達がいない，18歳までの性交渉はない，に該当する者が多いことを示している．

　精神鑑定では，対象者のライフコースにおける犯罪行動の出現と精神障害の発症との関連をみる視点も重要である．精神鑑定の対象者には，精神障害の発症はなく犯罪を行ってきた場合や，精神障害の発症はなく突然犯罪を行った場合，犯罪を行ってきた人が精神障害を発症する場合，精神障害発症のエピソードとして犯罪が行われる場合，精神障害に罹患している人が犯罪を行った場合とがあるだろう．ライフコースにおける犯罪行動の確認には公的記録に合わせて，本人の申告，家族や周囲の人から問題行動に関する情報を入手して検討する必要がある．なぜなら，精神障害者の暴力は家族や親しい相手に向かうことが多く，その場合には通報がためらわれることも多いためである[16]．

3. 犯罪行動を理解する視点

　犯罪に至る過程や犯罪を実行したときの認知，感情，行動について理解するためには，犯罪者本人による語りが不可欠である．しかし，自分の体験した事実に関わる思考，感情，行動について言語化して報告する内容は，対象者の認知能力や言語能力に大きく依存している．また，対象者によっては積極的な語りをしないかもしれない．そのため，精神鑑定では，対象者自身の語りに加え，被害者や目撃者の供述，被害者の負傷状況，客観証拠，関連する捜査資料なども参考にして，対象者自身の語りの内容を検討することが不可欠である．なぜなら，対象者の主観的体験に関する語りの内容と客観的な捜査資料が示す対象者の行動の痕跡が矛盾していた場合には，対象者の病理を疑うことにもつながるためである．裁判所から依頼された精神鑑定を行う際には，それら複数の客観情報となる捜査資料を入手して検討することが可能であろう．

a. 何を対象に何がしたかったのか

　何を対象に何がしたかったのかは，犯行の目的や動機となるものである．これについては，精神鑑定の対象者から直接語られることになるだろう．犯行の目的は行動から示唆されるが，犯行の動機については，対象者自身の言葉で語られる内容が聴取側の想像を超える場合もあり，傾聴（active listening）の姿勢により対象者の語りを否定せずに聴取する必要がある．

　精神鑑定が依頼されるときには，触法行為を行った対象者が次のいずれかの状態にあると考えられる．
・逮捕時の言動や態度から精神状態の悪さが示唆される場合
・対象者が述べる動機が了解不能もしくは了解しがたい場合
・対象者が選んだ手段が目的達成のためには合理的でない場合
・対象者の犯行中の行動が合理的でない場合

　こうした状態にある対象者からは，自身の複雑な感情や体験した事実に関する記憶内容について詳細な報告を求めるのは難しいかもしれない．また，犯罪の動機が構成される過程は

複雑なものであるため，対象者の精神状態にかかわらず単純化して言語で説明するのが難しい場合や，言語で説明することがためらわれる場合もある．しかし，こちらが想定する内容をあてるのではなく，本人の言葉で語ってもらうことは重要である．

ただし，対象者が行った選択の基準については，聴き取る側が話を向けない限り自ら話してもらうことは難しいかもしれない．犯行の対象は対象者がもつ何らかの基準により選択されたものであり，「誰でもよかった」という供述が得られたとしても，対象者がもつ基準を満たすのであれば，本件の被害者Aさんでなくてもよかったという意味にすぎない．無差別に危害を加える通り魔事件においても，抵抗されにくい女性や高齢者が選択される傾向がある．

犯行中に示された行動から示唆される動機は，あくまで表層的なものである点にも注意が必要である．性犯罪や暴力は，先行するネガティブな感情への対処行動として行われる傾向のあることが，再発防止プログラムの研究から示されている．大きな事件では，傷つき体験から自殺企図まで追い詰められた個人が防衛機制から社会や周囲の人に対する恨みを募らせる場合もある．また，自己効能感の欠落を暴力的な空想で穴埋めすることが習慣的に行われていることもある．事件以前において比較的長期間，犯行について空想したり，計画したりすることを続けている場合でも，計画の完成により犯罪に着手するというよりは，些細な別の出来事が犯行着手の契機となっていたりする．他にも向暴力的な認知のバイアスなど，これら動機につながる表層的でない要素については既存の文献で示される知見を応用して解釈する必要がある．こうした動機の表層的でない要素について検討するためには，対象者からの聴取時に，犯罪の直前からではなく，長期的視点に立って生育歴を聴取することが求められる．

b. 犯罪行動をどうとらえるのか

前述した犯罪原因論のいずれもが，犯罪は個人にとって何らかの報酬が得られると思って行われることを前提としている．犯罪者が示す行動のすべてが犯罪行為というわけではなく，日常生活において多くの遵法的な行動を示すなかで，何らかの報酬（金銭などの物理的報酬や快楽や安堵などの心理的報酬を含む）を求めて遵法的でない行動を選択している．

合理的選択理論（rational choice theory）[17]によれば，犯罪者は，基本的に「リスクやコスト」と「報酬」のバランスをみながら，犯罪を行っている．「リスク」には，警察による逮捕や，それに付随する法的制裁（たとえば，刑務所に入る），社会的な制裁（近所の人から冷たい目で見られる）が含まれ，「コスト」には実行のための労力が含まれる．一方，「報酬」には，現金などの金品獲得や，犯罪を行うことによって得られるスリルや快感などが含まれる．犯罪者にとっては，可能な限り低いリスクとコストで，最大限の報酬が得られることが望ましく，それに沿う行動の選択が行われている．ただし，ここでいう合理的とは最適解を示すのではない．犯罪者は，不確実な環境において時間に制約のあるなかで，限られた情報をもとに自分にとって最良と思われる行動を選択するのであり，主観的な範囲の限定的な合理性を示している．犯罪者は，① 犯罪への関与に関する意思決定と，② 犯罪の実行にかかる一連の行動に関する意思決定（犯行の準備，犯行場所への移動，目的とする犯罪行為，犯

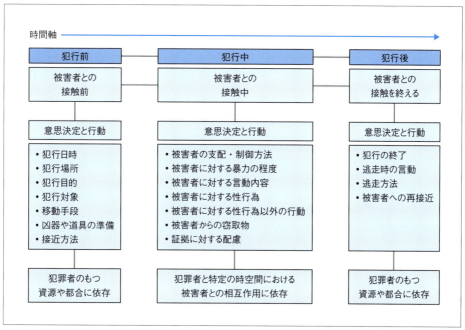

図2 対人暴力犯罪の実行にかかる一連の行動
（渡邉和美．こころの科学 2016[18]の一部を修正したもの）

罪の隠蔽工作，犯行場所からの離脱，犯行後の関連行動〈捜査状況の確認や犯行声明など〉）を行っている．ここでは，犯行の実行にかかる一連の行動とそれに関する意思決定について述べる．

c. 犯行の実行にかかる一連の行動

犯行の実行にかかる一連の行動を検討する際には，犯罪者プロファイリング[*2]の視点が有用である[18]．犯罪者プロファイリングでは，犯行の実行にかかる一連の行動を評価し，① 犯罪者の意思決定の合理性を評価する，② 犯罪者がもつ犯行スクリプトを構成する（「犯行の再構成」とも呼ぶ），③ 行動から示唆される犯罪者の特性を検討する，といった作業を行う．図2には，時間軸に沿って示した対人暴力事件の犯行の実行にかかる一連の行動をもとに，それを評価する視点を示す．

対人暴力犯罪の実行にかかる一連の行動は，被害者と接触する前の犯行前の段階，被害者と接触しての犯行中の段階，被害者から離脱する犯行後の段階の3つに大別される．犯行前と犯行後で選択された行動は犯罪者のもつ資源や犯罪者の都合に大きく依存しており，犯行中に選択された行動は犯罪者と特定の時空間における被害者との相互作用に大きく依存す

[*2]：犯罪者プロファイリングとは，「犯罪現場から得られた資料及び被害者に関する情報等から，犯人の性別，年齢層，生活スタイル，心理学的特徴，犯罪前歴の有無，居住地域等，犯罪捜査に役立つ情報を推定すること」[19]と定義される．日本における実務から構築された犯罪者プロファイリングの定義は，欧米のそれに比べて広義の定義である．

る．そのため，犯行中の行動は，犯罪者にとって適切な状況判断とその状況に即した適切な行動の選択が求められる課題となっており，犯行場所の環境や被害者の態度や言動をふまえて評価することが重要である．

犯行前には，犯行の日時，場所，対象，犯行場所への移動手段，凶器や道具の準備，どのような接近方法で対象にアプローチするかについての意思決定がなされ，その結果が行動として表現される．犯行中には，目的を達成するために，どのように被害者を支配・制御するか，被害者に対してどのような暴力を用いるか，どのような言動を示すか，どのような行為（性行為・窃取行為・その他）を行うのか，証拠に対する配慮として何をするのかについての意思決定がなされ，その結果が行動として表現される．犯行後には，何を契機に犯行終了を判断するか，逃走時に被害者に語りかけるか，どのように逃げるか，また同じ被害者を対象とするのか，についての意思決定がなされ，その結果が行動として表現される．つまり，事件情報として示される犯罪者の一連の行動は，すべて，金銭などの物理的報酬や快楽や安堵などの心理的報酬を得る目的を達成するために，意図的にもしくは特に意識せずに選択したものとして検討する．

d. どのように動いたのかが示唆するもの

一連の行動において，犯罪者がどのように動いたのかという情報は，その犯罪者がもつ資源やスキルを反映したものであり，物理的資源（犯行に使える日時，場所，移動力），認知資源（知的能力や思考判断能力），スキル（社会的スキル，犯罪のスキル，運転スキル）などが影響している．

物理的な資源のうち犯行日時と犯行場所については，少なくとも犯罪者にとって犯行に使える日，行きやすく犯行ができると思える場所であると同時に，目的となる対象に接近するのに最適な時間や場所であるかを検討する．これらについて合理的な判断をしていると考えられれば，ある程度の計画性が示唆され，非合理的な判断であれば衝動的な犯行であることが示唆される．広域の移動を可能とする移動手段については，犯罪者が車両を維持できる経済力や運転に必要な認知能力や行動制御能力をもつことが示唆される．

知的能力や思考判断能力については，一連の意思決定において合理的に行動を選択しているか，逮捕のリスクを認識しているか，証拠に配慮しているか，被害者に話しかける文言の内容はどうか，についての検討から示唆される．

スキルのうち社会的スキルについては，被害者との接触方法はどのようなスタイルか，被害者を支配したり統制したりするための方法はどのようなもので，それは効果的に行われているか，といったことから示唆される．犯罪のスキルとしては，破壊侵入の方法のほか，被害者を暴力で支配したり統制したりするための方法はどのようなもので，それは効果的に行われているか，窃取したものはあるか，といったことを検討することで示唆される．

このように，犯行の実行にかかる一連の行動において，どのように動いたのかを個別に検討することで，犯罪者のもつ資源やスキルを検討することができる．これらの個々の行動は犯行過程のそれぞれの場面における状況に即して選択されたものであるため，一連の行動の流れとして検討することで，犯罪者の意思決定の合理性についてより詳細な検討を行うこと

ができる．そこで，犯罪のスクリプトという概念を導入する．

e. 犯罪のスクリプト

犯行の実行にかかる一連の行動に関する意思決定は，段階的に行われる．犯罪の実行にかかる一連の行動を繰り返し空想したり，実行したりすることで，その犯罪事象に関する知識は構造化されて保持され，犯罪のスクリプト[*3]が形成される．犯罪のスクリプトとは，犯罪者がある犯罪を敢行するために必要となる手順を段階的に説明するものであり，そこで行われる犯罪に特化されて形成されたものである．犯罪のスクリプトが形成されると，その犯罪の実行に必要とされる段階的な意思決定は，認知資源をあまり使わずに，あまり意識せずに自動的に，よりスムーズに，より的確に行われるようになる．

侵入窃盗犯の犯罪スクリプト

CornishとClarke[21]は，郊外型侵入窃盗の犯罪スクリプトを図3のように示している．犯罪のスクリプトは10段階で示されており，それらは目的となる犯行（侵入盗）の前段階である準備と物色段階と，目的となる犯行（侵入盗）の実行段階に2分することができる．

準備の段階では，現金の必要性や，好みの犯行対象に関する情報を偶然に入手したりすることが契機となり，犯行のために必要な道具や人の準備をしたり，どの移動手段でどのエリアに行くか，環境になじむようにするための努力を考えたりする．その後，犯行のためのエリアに車両で出向き，物色を開始する．好みの対象が決まったら，侵入と窃盗の段階に移行する．対象家屋に接近して在宅を確認して侵入口を探し，実際に侵入して室内での物色を開始する．目的物を得たら，それを車両に積んで走り去り，非犯罪者のふりを続けながらそのエリアから離脱する．場合によっては，盗品をどこかに保管したり，質屋などに処分に出かけたりする．この一連の行動は，想定された犯罪に特化したものであり，事件のタイプによって構成することが必要である．

性犯罪者の犯罪スクリプト

犯罪スクリプトは計画的な犯行にしか作成されないと考えるかもしれないが，より衝動的な犯行が想定される性犯罪や暴力事件についても犯罪スクリプトが検討されている．

たとえば，Beauregardら[22]が提案する連続性犯罪者による狩猟過程（hunting process）の記述モデル（図4）では，9段階の過程を被害者探索方法と加害者襲撃方法に2分している．性犯罪では，犯行にその人がもつ性的な空想（fantasy）が関与しており，性的空想の内容は視覚的なイメージとして自慰行為により強化され，精緻化されていることから，被害者選択における意思決定は一貫しやすい．加害者襲撃方法においては，被害者に接近・支配するための方法と場所選択の意思決定が交互に繰り返し行われている．このことは，その場の状況や被害者の態度を見ながら繰り返し類似した選択肢のなかから意思決定を行う必要があることを示しており，犯行における一連の意思決定は，個人的要因というよりは文脈や状況的な

[*3]：スクリプト（script）とは，人の一般的知識の個別形態を説明するために仮定された心理学的構成概念の一つであり，一般的な（ステレオタイプな）一連の行動を説明するために使われる[20]．

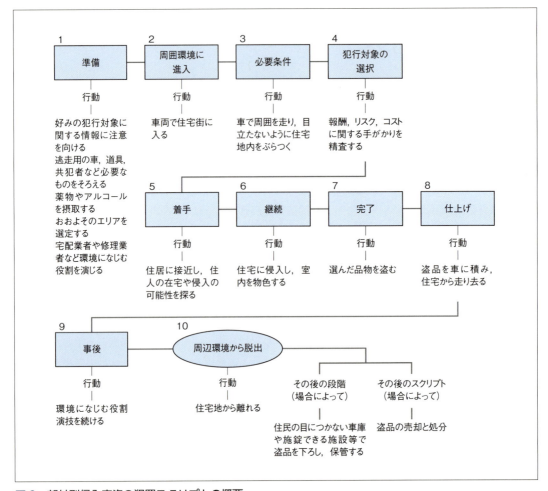

図3 郊外型侵入窃盗の犯罪スクリプトの概要

(Cornish DB, et al. Environmental Criminology and Crime Analysis. 2008[21]より)

要因に大きく依存しているといえる．また，実際には，9段階よりも多くの段階で意思決定がなされており，図に示される以外にも，犯行前の因子としてアルコールや薬物の使用，ポルノの使用，逸脱した性嗜好，ネガティブな感情状態や，犯罪手口として凶器の準備と使用，拘束具など犯罪供用物の準備と使用，証拠への配慮，口止め，具体的行為，犯行後の行動として犯行現場から離脱するタイミングや離脱の方法などが想定されている．

こうした犯行の過程の検討は，性犯罪の再発防止プログラム（relapse prevention）においても，行動に思考と感情を併せた過程（犯行連鎖〈offence chain〉と呼ぶ）として検討されており，再犯予防のための介入に活用されている．

暴力犯の犯罪スクリプト

暴力には，暴力を行うこと自体が目的となる表出的な（expressive）暴力と，何らかの目的を達成する手段として用いられる道具的な（instrumental）暴力とがある．Chambersら[23]

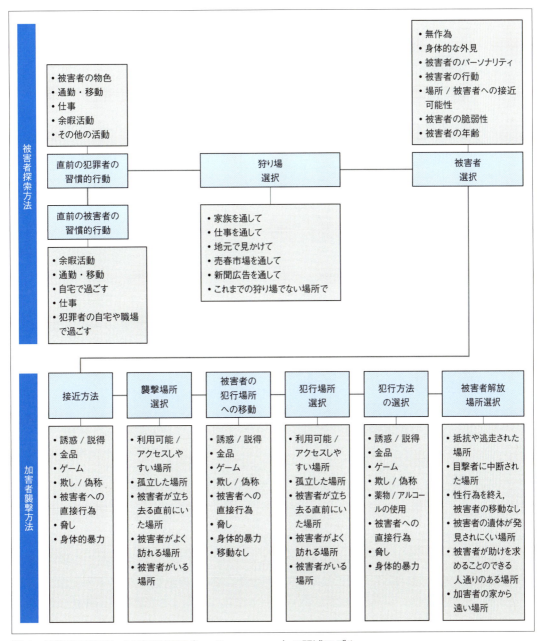

図4 連続性犯罪者による狩猟過程（hunting process）の記述モデル

(Beauregard E, et al. J Fam Violence 2007[22] より)

は，個々の暴力犯に特化したリハビリテーションのために，被害者に危害を加えることを目的とした暴力で最重警備施設に入所した35人の対象者に対する調査を行い，そこから導き出された暴力の経路モデルを提唱している．彼らが提唱する暴力の経路モデルは，① 発達上の経験とそれに対する反応，② 怒りに対する態度と反応，③ 犯行前の生活様式，④ 犯行特徴，の4段階からなっており，4段階における経路の組み合わせにより5つのパターンの経路を提唱している．

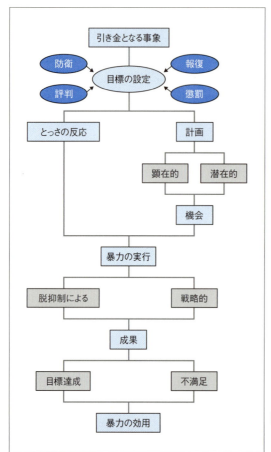

図5 暴力の経路モデル (pathway model) における暴行の部分
(Chambers JC, et al. J Interpers Violence 2009[23] より)

　図5には，④犯行特徴の部分のみの経路モデルを示した．引き金となる事象の認識については，それに先行する③犯行前の生活様式までの過程が影響を与えている．①発達上の環境が安全か，環境に対して積極的に対応していたか，②暴力の使用経験から暴力を必然ととらえるようになったのか，暴力的な傾向を身に着けたのか，怒りはエスカレートしたのか，③犯行前の生活様式は安定していたか，ストレスに対する対処様式が機能していたかである．これらの3段階を経ることで，個人が対人関係上のネガティブな側面に敏感になり，そこに敵意を見つけるようなバイアスをもち，当たり前に攻撃行動を問題解決の方法の一つとして選択する態度を形成することに寄与している．

　攻撃行動（他者に対して危害を加えようとする意図的行為）の動機づけには次の4つがある[24]．

①防衛・回避（他者が自分に対して悪意や敵意をもつと知覚し，その危害から身を守るため），

②影響・強制（自分の目指すものを達成するために人に何かを無理強いするため），

③制裁・報復（ルール違反だと考えられる他者の悪い行動を罰するため），

④印象操作・同一性（一定の印象を与えたいという主張的自己呈示や，評判・信用を護ろう

とする防衛的自己呈示のため）．

　Chambersら[23]では，強盗や強姦などの他の目的達成のために行われた暴力が除外されていたため，②影響・強制はなく，③制裁・報復が細分化され，社会で求められるルールを逸脱した場合を懲罰として別の項目だてをしている．暴行が実行にかかる行動の部分であるが，そこでは状況をみながら，どのタイミングで，どの部分に，どのような暴力を，どのように振るうのかについての意思決定が行われている．

　衝動的ともみえる暴力の犯行過程について記述するモデルは，さまざまな研究者により検討されており，殺人[25,26]，強盗や暴行[27]，銃器使用[28]，女性の暴力[29]，知的障害者による放火[30]などが検討されている．

4. 犯罪行動の評価

　以上に示したように，犯罪者は自己の欲求を満たす目的となる犯罪を完遂するために，さまざまな意思決定を行い，その結果として一連の行動が示されている．罪種の内容にかかわらず，犯罪の実行における一連の意思決定は，個人的要因よりも文脈や状況的な要因に大きく依存しており，犯罪者にはそのときに置かれた文脈や状況的な要因を的確に認識し，その文脈や状況に適合した行動のうち自分にとって最良の行動を選択して示すことが求められている．そのため，これら一連の行動の選択のための意思決定が合理的になされているのかを検討することが，対象者がもつ能力の程度や思考の障害の存在，同種経験もしくは空想経験の豊富さなどを検討することに役立つ．精神鑑定の対象者と面接する前に，その犯行における意思決定の過程について検討しておくことで，その犯罪者が犯行のなかでその行動を選択した理由を探ることができる．また，精神鑑定の対象者と面接を進めるなかで一連の意思決定のなかに不合理さを見出すことができれば，その犯罪者の思考に影響を与える要因やその程度を検討する補助とすることができるだろう．

〈渡邉和美〉

文献

1) Furnham A. Lay Theories. Everyday Understanding of Problems in the Social Sciences. Pergamon Press；1988／細江達郎（監訳）．しろうと理論：日常性の社会心理学．北大路書房；1992．
2) 安香　宏．犯罪心理学．新版心理学事典．平凡社；1981．pp701-703．
3) 越智啓太．犯罪心理学の研究領域．下山晴彦（編）．誠信 心理学辞典 新版．誠信書房；2014．pp690-692．
4) 渡邉和美．犯罪心理学．南山堂医学大辞典．南山堂；2015．pp1997-1998．
5) Andrews DA, Bonta J. The Psychology of Criminal Conduct, 5th ed. Matthew Bender & Company, INC；2010.
6) 大渕憲一．犯罪心理学―犯罪の原因をどこに求めるのか（心理学の世界　専門編4）．培風館；2006．
7) Merton R. Social Theory and Social Structure. Simon and Schuster；1968.
8) Agnew R. Foundation for a general strain theory of crime and delinquency. Criminology 1992；30(1)：47-88.
9) Agnew R. Building on the foundation of general strain theory：Specifying the types of strain most

likely to lead to crime and delinquency. J Res Crime Delinq 2001；38（4）：319-361.
10) Sutherland EH, Cressey DR. Criminology, 10th ed. Lippincott；1978.
11) Hirschi T. Causes of Delinquency. California University Press；1969／森田洋司，清水新二（監訳）．非行の原因―庭，学校，社会へのつながりを求めて．文化書房博文社；1995.
12) Moffitt TE. Adolescence-limited and life-course-persistent antisocial behavior：A developmental taxonomy. Psychol Rev 1993；100（4）：674-701.
13) McGee TR, Farrington DP. Are there any true adult-onset offenders？ Br J Criminol 2010；50（3）：530-549.
14) Donnellan MB, Ge X, Wenk E. Personality characteristics of juvenile offenders：Differences in the CPI by age at first arrest and frequency of offending. Pers Individ Dif 2002；33（5）：727-740.
15) Zara G, Farrington DP. Childhood and adolescent predictors of late onset criminal careers. J Youth Adolesc 2009；38（3）：287-300.
16) 渡邉和美．1994年の殺人犯603例に関する10年間にわたる暴力犯罪の再犯追跡研究：暴力再犯リスク要因と，これに精神障害が及ぼす影響に関する分析．犯罪学雑誌 2007；73（6）：174-207.
17) Cornish D, Clarke R. Situational prevention, displacement of crime and rational choice theory. In：Heal K, Laycock G（eds）. Situational Crime Prevention：From theory into practice. Her Majesty's Stationery Office；1986. pp1-16.
18) 渡邉和美．捜査と心理学（犯罪の心理）―（犯罪者とは）．こころの科学 2016；(188)：18-24.
19) 渡邉和美．犯罪者プロファイリング．越智啓太（編）．朝倉心理学講座18 犯罪心理学．朝倉書店；2005. pp73-98.
20) Schank RC, Abelson RP. Scripts, Plans, Goals, and Understanding：An inquiry into human knowledge structures. Lawrence Erlbaum Associates Publishing；1977.
21) Cornish DB, Clarke RV. The rational choice perspective. In：Wortley R, Mazerolle L（eds）. Environmental Criminology and Crime Analysis. Willan；2008. pp21-47.
22) Beauregard E, Rossmo DK, Proulx J. A descriptive model of the hunting process of serial sex offenders：A rational choice perspective. J Fam Violence 2007；22（6）：449-463.
23) Chambers JC, et al. The pathways model of assault a qualitative analysis of the assault offender and offense. J Interpers Violence 2009；24（9）：1423-1449.
24) 大渕憲一．人を傷つける心―攻撃性の社会心理学．セレクション社会心理学9．サイエンス社；1993.
25) Cassar E, Ward T, Thakker J. A descriptive model of the homicide process. Behav Change 2003；20：76-93.
26) Brookman F. Killer decisions：The role of cognition, affect and 'expertise' in homicide. Aggress Violent Behav 2015；20：42-52.
27) Topalli V. Criminal expertise and offender decision-making：An experimental analysis of how offenders and non-offenders differentially perceive social stimuli. Br J Criminol 2005；45：269-295.
28) Harding R. Gun use in crime, rational choice and social learning theory. In：Clarke RVG, Felson M（eds）. Routine Activity and Rational Choice. Transaction；2008. pp85-102.
29) Murdoch S, Vess J, Ward T. Descriptive model of the offence process of women violent offenders：Distal background variables. Psychiatr Psychol Law 2010；17（3）：368-384.
30) Tyler N, et al. A firesetting offense chain for mentally disordered offenders. Crim Justice Behav 2014；41（4）：512-530.

I. 総論

10 臨床精神病理学からみた精神鑑定

はじめに

　精神病理学はあらゆる精神医学的な営みの基礎をなすものであることはいうまでもない．精神鑑定もこの例に漏れることはないのだが，この分野はことに臨床精神病理学と深い関係があることを強調しておきたい．今日の精神病理学の土台を築き上げた Jaspers K, Schneider K, Kretschmer E といった偉大なる先達はいずれも精神鑑定についての論考を残している．精神病理学はとても裾野の広い学問領域であるのだが，あえて「臨床」精神病理学と述べているのは，精神障害の診断学を指していて，さらに付け加えるなら，その本質は伝統的精神医学，ドイツ・ハイデルベルク学派[1]と深いつながりがある．すでに日常臨床の主役は，DSM 分類に代表されるアメリカ精神医学に取って代わられてしまった感があるのだが，わが国の責任能力判定の理念と実務は現在でも驚くほど伝統的精神医学の思想が色濃く反映しているというべきかもしれない[2]．ここではその伝統的精神医学の思想を紹介すると同時にそれがどのように精神鑑定と関連があるのかを論じ，しばしば実務上問題になる詐病と健忘について個別にふれることとする．

1. 伝統的精神医学（ハイデルベルク学派）の思想[1]

　伝統的精神医学の思想とは何か．その特徴を**表1**にまとめた．

　ここにあげた特徴は，「あらゆる精神障害は疾患か」という問いに対する答えから始まっている．これに対する答えは2つ，「精神障害には疾患であるものと，そうでないものがある」と「あらゆる精神障害は疾患である」である．多くの臨床家は直感的に前者を支持するが，脳科学者は後者を支持するかもしれない．はたしてどちらが正しいのだろうか．実はこの問いには正解がなく，どちらの立場を信じるのかという話なのである．その意味ではDSM-5 や ICD-10 は「この問いにはあえて答えない，棚上げにする」という第三の答え，精神医学における疾患の定義をあえて明確にしない立場といえるかもしれない．責任能力判定

表1　伝統的精神医学の特徴（特に身体医学との比較において）

- 精神障害には疾患であるものと，そうでないものとがあることを前提としている
- 精神医学における疾患の定義は，存在概念と了解概念による
- 精神障害の分類は疾患単位と類型が混在している
- 主要な精神障害は類型であり，形而上の水準で定義されている
- 類型は，理念型として提唱されたもので，背景にある疾患単位との関係は不明である
- 「疾患ではない精神障害」は，社会的価値を含んだ概念である

においては心神喪失者，心神耗弱者を区別しているが，心神喪失者に「疾患である精神障害」を当てるのが慣例で，明言こそされてはいないが第一の立場が暗黙の前提となっている．ドイツ司法精神医学[2-4]では，精神障害を「疾患である精神障害」「精神遅滞」「深刻な意識障害」「重いその他の精神偏倚」の4つにグループ分けをしているが，この考えもまたこの立場を前提としているものである．

a. 精神医学における疾患の定義

第一の立場をとった場合，精神医学における疾患とは何かという問いが続くことになる．詳しくは文献1）を参考にしてほしいが，伝統的精神医学において「精神医学における疾患の定義」は2通りのものがある．一つは身体医学と共通する存在概念（健常とは明らかに区別することのできる身体的基盤が存在すること，形而下につまり時間的・空間的にその存在を知覚的に把握できること）で，器質性・症状性・中毒性精神病がここに当てはまる．しかし，精神医学が実に不可思議なのは，誰しもが精神病であることを疑わない統合失調症については，この存在概念が当てはまらない．統合失調症に代表される内因性精神病を疾患とみなす，その共通する根拠は何か．脳病理，脳機能障害，遺伝子異常，さまざまな生化学的特徴をその根拠として列挙することはできるが，これらは統合失調症と診断される患者すべてに共通する身体的な異常ではない．にもかかわらず，われわれは統合失調症を疾患とみなす共通する根拠はどこにあるのだろうか．議論を尽くして行き着くのは，おそらく精神病理学上のJaspers Kの了解不能性（発生的了解不能）[5]あるいはSchneider Kの生活発展の意味連続性（合法則性）の中断[6]しかないだろう．つまり精神医学において疾患とは，一つは身体医学（形而下）の存在概念を，それが当てはまらない場合は，精神病理学上（形而上）の了解概念を疾患の定義として使っていることになる．

b. 了解概念について[7]

Jaspersの了解概念[5]についてもう少し詳しくみてみよう．了解概念は，あまり難しく考えるのではなく，（人が人の心を知ろうとするときに真っ先に働く）心の特性の一つとして理解するとわかりやすい．その一方で，この概念は誤解されて使われていることが少なくない．それは責任能力判定においても，そのような傾向が見受けられるのだが，これについては後述する．

了解には2通りのもの，静的了解（statisches Verstehen）と発生的了解（genetisches Verstehen）がある．静的了解とは，患者に体験された個々の精神的なものを，観察者が自らの心に描き出し，そのままに把握すること（記述すること）をいう．それはあらゆる精神病理学に共通するものであり，記述精神病理学の中心的営みが，この静的了解にある．ちなみに，思考伝播やさせられ体験といったSchneiderの一級症状は，正常心理に存在しない形式異常であるから，われわれがありありと心に描き出す（追体験する）ことはできず，これを静的了解不能という．DSM分類に象徴される今日のアメリカ精神医学は，精神病理学の役割を静的了解・症候学的記述だけに限定しているようにみえる．

さて精神医学において了解といえば，一般的には単に心に描き出すという静的了解ではな

く，諸要素の関連を吟味する発生的了解を指している．もちろん静的了解が不能なものは，発生的了解も不能であるともいえる．Jaspersを引用しよう．

「ある場合には精神的なものが精神的なものから，はっきりそうとわかるように，明証性を持って出てくることをわれわれは了解する．われわれはこのように精神的もののみにありうる様相で，攻撃されたものは怒り，裏切られた恋人はやきもちをやくことを了解し，動機からこうしようという決心と行為が起こってくることを了解する」[5]

有名な一節だが，前段だけではその真意がよくわからない．しかし，後段にあげられた例は，これ以上にないほど簡明である．もっとも発生的了解は，いつでもこのように，誰にとっても明快というわけではない．「誰でも精神生活の自明の了解的関連をたくさん知っており，これは生活の経験から教えられるものである」と，Jaspersは了解的関連には経験から教えられる部分が少なくないと述べているが，同じく経験的に獲得される因果的関連との大きな違いを「ただ，しばしば繰り返されるからというだけでなく，出合った一つの実際の例の了解度による」と注意深く付け加えている．一つの症例を丹念に吟味することによって新たな了解的関連を知ることもあり，どこまで他人の心が了解できるのかは，その能力には確かに個人差がある．

発生的了解はわれわれの日常生活でもありふれて観察することができるということは，改めて強調すべきことだと思う．Jaspersは，哲学的なエッセイや伝記，すぐれた心理小説を読んだ間接の経験によって，了解的関連が広がると指摘している．（発生的）了解の本質は，何か特別に学問的に学ぶことではなく，われわれが日常生活で人と対話するときにはもちろんのこと，およそ精神的なものに関わるとき，たとえば映画や小説を楽しむとき，世間の出来事をよく知ろうとするとき自ずと作用している．われわれは，「犯行の動機は何か」と問うだろう．この何かは，ごく当たり前のことだが，心的なものを指していて，決して脳の状態を意味しているのではない．ここにもごく自然と了解的関連の文脈で知ろうとするわれわれの構えがある．了解は学問的な方法論のように思えるが，発生的了解はそのような理論を超えた，重要な心の特性ではないかと思う．ここでは発生的了解を，感情移入と意味連続性という2つの構成要素に分けて論じてみる．

感情移入

感情移入（Einfühlen, empathy）とは，精神的なものに入ってみること，相手の身になってみて感じ取り考えてみることである．その意味するところは，了解の原語であるドイツ語verstehenという単語の成り立ちが参考になる．verstehenは，stehen（立つ）に前綴りverのついたものだが，verには代理あるいは場所の変更の意味がある．つまりverstehenには「自分の立ち位置を離れ，相手に寄り添う，相手の代わりになる」というニュアンスがある．

「了解する」とは，あくまで相手の身になってみて「精神的なものが，精神的なものから出てきていることがわかる」という意味であって，自分の価値観に照らし合わせてその関連が納得できるかどうかではない．「納得できるか，できないか」という姿勢は，寄り添って立つ，感情移入しているとは到底いえないだろう．了解が誤解されて使われているのはこの点

にある．相手に寄り添うまでもなく自分の価値観（立ち位置）からすんなり納得できる了解的関連は確かに多いのだが，簡単には納得できないそれもある．了解概念の誤解は，日本語の訳語が関係しているように思う．日本語の「了解」には「承認できる」という意味があるので，「了解できない」といえば「理解はできるが，承認できない」という意味で使われる．これは精神病理学的な了解のいわんとしていることとは違う．「了解不能」とは，「ある精神的なものが，精神的なものから出てきていることが観察している自分にはわからない」ということである．

　自分の物事のとらえ方・考え方・感じ方を使いながらも，ここからいったん離れて，他者に寄り添い，他者の心の動きを把握しようとする姿勢が感情移入である．診療場面を離れて，日常生活に目を向けてみると，われわれは映画や小説を楽しむときにはほとんど難なく，感情移入することができる．自分とは違う多様な価値観をもつ，複数の登場人物の心理にすんなりと入り込むことができるわけである．感情移入なくして，映画や小説を楽しむことはできない．しかしこれが，実際に人と相対して言葉を交わすときには，感情移入を徹底することが，そう簡単にはできないことにも気がつく．それがうまくできる人と，どうしても自分の物事の考え方にとらわれてしまう人がいることはまちがいない．

　精神鑑定の場面でも同じようなことがいえる．精神鑑定の着眼点の一つ「犯行動機についての了解可能性」は，この自分の価値観からして納得できるという意味に解されやすい．「犯行動機の了解可能性」は，本来ならば了解概念のそれを指していた（指すべき）はずだが，法曹とのやり取りでは，いつの間にか「納得できるか，できないか」という判断となってしまっていることが少なくない．それが実務上の大きな問題となっていないのは，日本人はさまざまな格差はあったとしても民族的な社会的価値観をおおむね共有していた（難なく納得できる了解的関連が多い）からかもしれない．しかし，その日本人の価値観もまた時代を追って多様化の一途をたどっているように感じられ，比較的狭い価値観・倫理観（どうあるべきかという規範）から「犯行動機の了解可能性」をとらえるようになると，非常に偏った思想や反応を，了解不能ひいては疾病性ととらえてしまうことになるのではないかという危惧がある．

　繰り返しになるが，「了解可能」とは，「ある精神的なものが，精神的なものから出てきていることが観察している自分によくわかる」ということである．しかもそれは，ごく単純な自分の価値観に照らし合わせて，納得できるということではない．それでは自分の価値観に照らし合わせないで「わかる」とは，どういうことなのだろうか．それが意味連続性という指標である．

意味連続性

　私たちが「了解する」というとき，心の何を「わかる」のだろうか．それは，心の静的な状態（像）ではなく，「心の動き」である．ある知覚的体験刺激と，それに引き続いて生ずる感情とそこに含まれる志向性，ここに触発される思考，そして結果としての作為あるいは不作為を意味あるものとしてわかるのである．了解は，知覚や感情，あるいは思考，意欲といった個々の要素ではなく，常に統合された全体像の推移を対象としている．まさに心の全体像

を評価しているのである．そして心の全体像がおおむね意味ある変化を切れ目なく続けていることを，Schneider K は「生活発展の意味連続性（Sinnkontinuität der Lebensentwicklung）・意味合法則性（Sinngesetzlichkeit）」と呼んだ[6]．たとえ何かの大きな不幸に見舞われて，心のありようが大きく変わったとしても，それは途切れることのない意味ある変化である．ここでいう意味連続性とは，わかりやすくいえば，その人を十分よく知ったうえでの「その人らしさの連続性・合法則性」とでも表現できるのではないかと思う．「その人らしさ」とは，あらゆる意味ある反応は背景にある人格と不可分のものという観点に立つなら，これらを含めた広い意味での人格と読み替えることもできる．意味連続性を吟味する作業とは，その人の心的な「歴史」をたどり，その人格をよく理解することにほかならない．

　もちろん健康な精神生活においても，より詳しく観察すると「意味ある」変化ばかりではないことに気づかされる．思春期になって自然に異性に関心が向くこと，中高年になって物覚えが悪くなること，女性の性周期に一致する気分の変化などは了解可能性の枠外にあるもので，生物学的な変化として因果的関連で理解される．さらには日常生活においても，「今日はなんとなくパッとしない」と，気分が理由なく微妙に変化することがあることにも気づく．Schneider はこれを地下（基底；Untergrund）と呼んだ[6]．そのような地下の上にさまざまな体験が生じ，心が流れていくわけだが，その際，地下の力は意味連続性に影響を与えることはあったとしても，それを切断するほどの力はない．われわれが精神生活というとき，われわれは人格や体験だけでなく，この地下も含んでそう呼んでいるわけである．

　その意味では内因性精神病によって生ずる心の変化は，地下の及ぼす力をはるかに越えていて，その人にとっての意味連続性・意味合法則性を切断するような性質があるものを含んでいる．特に統合失調症についてはこれが当てはまる．これまでの，その人の精神生活の歴史（積み重ね）に，意味不明なもの，これまで体験したことのない新奇なものが入り込んでくる．対話性幻聴，思考伝播，考想化声，させられ体験，妄想知覚といった体験の形式異常は健康な精神生活にそもそも存在しない．また入り込んでくるだけではなく，精神病は物事のとらえ方・考え方をいつもと違うふうに変化させたり，作為・不作為の決め手となるような思考の一部が抜け落ちてしまったり（思考の緻密さが失われてしまったり）もする．躁うつ病における気分変化もまた，それを診断しうるほどの変化があれば，意味連続性を中断していると表現できる変化であるだろう．躁うつ病の場合は，切断（切り離されてしまい，もう戻らない）という表現が使いにくいのは，寛解期になれば，以前の健康な精神生活の軌道に戻りうるものであるから（すべてがそうとはいえないが），切断というよりは中断・停止と表現したほうがよいだろう．

了解概念と責任能力判定

　発生的了解不能ないしは生活発展の意味連続性の切断・中断（停止）という事態が，心神喪失者を罰しないという責任能力判定の原則と結びついていることを強調したい．より正確には，心神喪失者を罰しないという司法判断の理論的根拠となっているというべきかもしれない．精神病によって，その人の本来の精神生活に決定的な・重大な変化が生じてしまい，そこに犯罪が生じているのであれば，もはやその人の人格を非難することができない（非難

可能性が否定される).そう考えてみると,責任能力喪失に相当する精神障害は,第一に「疾患である精神障害(いわゆる精神病)」に限られ,しかもそれが生活発展の意味連続性に深刻な影響を与える(質的な変化をきたす)ものに限ると考えるのがよいだろう.それとわかるような病勢期(シューブ)であれば責任能力があることを実証することは非常に困難で責任能力喪失とみる.その一方で,たとえ精神病であったとしても,生活発展の意味連続性の中断をきたすほどのものでない場合には,あるいは精神病がすでに病勢期になく,その後遺症というべき人格の変化が固定しているような場合は,当該犯罪と人格水準との兼ね合いにより責任能力判定を下すべきだろう.精神病であるからといって,直ちに責任能力を阻却するべきではない.また精神病以外の精神障害については,人格に質的な変化(その人にとっての健常からの変化であり,生来性の偏りではない)が加わっていない以上,責任能力は「ある」ことが原則であり,ただ課すべき責任量だけがケースによって,完全責任か限定責任の違いがある.

c. 精神医学における類型は理念型である

理念型については文献8)で詳しく述べているのでそちらを参照してほしいが,多くの精神障害は理念型として提唱されているものであるという認識は重要である.器質性・症状性・中毒性精神病は理念型ではなく実在する疾患である.これに対して,「疾患ではない精神障害」の類型は,そのすべてが理念型として提唱されたものである.適応障害に代表されるストレス関連障害,窃盗癖などの衝動制御障害,一連のパーソナリティ障害,知的障害(軽度から中等度までの生来性のもの),発達障害,摂食障害,一連の性障害など,多くの類型がここに含まれる.一見すると「精神障害があるから,社会適応が悪い」ようにみえるが,事実はその逆で「社会適応が悪いから精神障害とみなしている」のである.個々の類型概念の成立背景をたどってみるとよいだろう.どれも皆,社会適応の悪いモデル症例から,その特徴が抽出され,それがまとめられて一つの概念として提唱されていることがわかる.「疾患ではない精神障害」の理念型は,社会的な価値(社会的に有用か否か)を含んでおり,純粋に自然科学的なものではない.

理念型であるという認識は,責任能力判定の実務とどのように関係しているのだろうか.ぜひとも注意すべき点を指摘しておきたい.最近,「クレプトマニア」の診断がしばしば刑事責任能力の有無をめぐって法廷でも議論されることがある.その診断は,表2にある特

表2 クレプトマニアの診断基準

A. 個人的使用や金銭的価値のための必要性がない物品を盗むという衝動に抵抗することに繰り返し失敗すること
B. 窃盗を犯す直前に緊張感が増大すること
C. 窃盗の犯行時の快感,満足あるいは安堵
D. 盗むことが,怒りや復讐を表現するために行われるものではなく,かつ妄想あるいは幻覚に反応したものでもない
E. 盗むことが,行為障害,躁病エピソード,反社会性パーソナリティ障害では説明できない

(American Psychiatric Association. Diagnostic and Statistical Manual of Mental Disorders, 5th edition (DSM-5). 2013[9])を拙訳)

徴を満たすものを「クレプトマニア」と呼ぼうという約束事でしかない．診断とはいっても，その診断に共通する身体的基盤を発見したわけではない．「クレプトマニア」と診断される者は実在するが，それはクレプトマニアという疾患が実在するというわけではない．

クレプトマニアだけでなく放火癖も含む，一連の衝動制御障害については，司法精神医学上は真正精神病ではなく，「そのほかの重い精神的偏倚」として扱われてきた．クレプトマニアに代表される衝動制御障害や反社会性パーソナリティ障害のように，犯罪行為そのものを特徴として定義された精神障害については，そういった特徴をもつ人をそれぞれの病名で呼んでいるだけで，それらは精神病（疾患である精神障害）であるわけではない．しばしば鑑定書に記載を求められる，「犯罪行為に影響を与えた精神障害の有無・その程度」という議論は，この種のグループについては循環論に陥りやすいことに注意しなければならない．そのような趣旨から，歴史的にはこの群の精神障害は責任能力判定の疑義からは退けられ，完全責任とするのが慣例であったと思う．この点は，DSM-5でも注意喚起がなされていて，その前文には「たとえ，ある行動に対する制御の減弱がその障害の特徴となっていても，その診断が下されること自体は，ある特定個人の，ある特定時点において，その人が自分の行動を制御できない（あるいは，できなかった）ことを証明するものではない」[10]とある．

2. 詐病について

a. 詐病の定義

Peters[11]によれば，詐病（Simulation）は次のように定義されている．

「病気であるとみなされるように，病気の症状を，意識して意図的に偽装・模倣すること．場合によっては，以前にだけ存在していた健康の故障（たとえば抑うつ性気分変調や不安など）が，現在，存在しているように語られる．DSM-IVでは，それによって実質的な利益が得られるような場合に限って，その概念を使っている．たとえば不当な年金受給，刑免除，拘禁からの解放などである」

言うまでもないことだが，詐病そのものは精神障害ではない．ある目的に向けて「嘘をつく」「だます」といった精神活動（意志）の延長線上にあるものである．その意味では，詐病者イコール健常者とは限らない．健常者だけでなく，精神病者もまた詐病を企てることがある．したがって，詐病であることがわかれば，その対象者は即，完全責任となるわけではないことを強調しておく必要があるだろう．詐病者の責任能力判定においては，その詐病成分を取り除いた残りの部分（しかも現在時ではなく，犯行当時の精神状態）が責任能力判定の対象となるという認識をもつべきである．もっとも，非常に巧みな詐病者は，他人の心の動きや周囲をよく観察し，それに応じて何かを言う，周囲の注意を引く行動をとることができるもので，それはそれで相当に高度な精神機能・判断能力を有していることになる．そのような精神機能を持ち合わせていること自体が，精神機能の低下・障害を否定するものであるということもできるかもしれない．

b. 詐病の構成要素

詐病は，観察者であるわれわれに，どのように気づかれるのであろうか．一人の対象者が詐病をするとき，われわれが観察するのはあくまでその全体像である．その全体像がどのような概観となっているのかを考えるうえで，3つの構成要素・側面に分けて考えてみるとよいと思う．後述する「詐病を証明すること」は，これらの要素が確認できるかどうかを判断のポイントにしている．

その一は，精神障害であるかのような陳述あるいは外観があるが，その一部ないしは全体が本当ではないことである．その全体像はまず，われわれに精神障害があるという印象を強く抱かせるものでなくてはならない．たとえば幻覚・妄想，あるいは解離・別人格などがあるという具体的な自己申告や演出，重度認知症であるかのごとくの応答や態度など，われわれに気づかせるように，少なくともわれわれがそこに注意を向けざるをえないように呈示される．それが，前段の「精神障害であるかのような陳述あるいは外観」である．しかもそれがわれわれに詐病であるという印象を与えるものの多くは，われわれが臨床上経験する病像と矛盾する所見があることが少なくない．しかし，精神病をかつて経験したことのある者ではそのような矛盾が見つからない場合もあることを，むしろここでは強調しておきたい．かつて実際に体験したことのある病的体験を，その体験が生じていない犯行時に，あるいはその前後に存在していたかのように訴えるのである．この場合，横断面の状態像を見る限り，真正精神病と鑑別ができない場合が十分にありうる．特に覚せい剤を代表とする薬物乱用者は，逮捕・勾留下では薬物の影響がなくなるか，軽減されるので，精神機能そのものはそのときにはある程度回復している．そして病識を欠く統合失調症患者と比較すれば，何が精神病症状なのかをよく認識している．そのような場合，犯行時にはなかった病的体験が，犯行当時を振り返る際に，全体像につけ加わる（修飾される）ことはまれではない．詐病するというはっきりとした意志はなくとも，単純に刑罰を逃れたいという保身の心理が働くことで，記憶内容が修飾されることはまれではない．

その二は，偽装・模倣に向けられた意志が働いていることである．第一の側面と重なる部分もあるが，精神病であることの自己申告・誘導，不利益事実を語らない構え，事実でない陳述，誇張された表現の使用（異常性の強調），常軌を逸したと印象づける演出，状況に応じた変化・使い分け（詐病を維持すること・演じることへの疲労がある，詐病への意図が働いていないときが必ずある，生活像全体を見たときにみられる不自然な整合性）などがみられるだろう．

その三は，病気とみなされることで実質的な利益があることが，われわれにわかることである．利益があると推測できれば十分であり，本人の口から語られる必要はもちろんない．むしろ，本人が先回りをして，尋ねられてもいないのに，「自分は病気だということで罪や罰を逃れようとしているわけではない」など自分の陳述にはそのような意図がないことを申告することが多い．

c. 詐病を証明すること

証明することの困難さ

　詐病概念は理念型(Idealtypus)[8,12]である．実際にその概念を使う場合，本質的には，当該例について「詐病であるか，でないか」ではなく「そこで定義された詐病概念にどれだけ似ているか」しかいえないのだが，実務では，鑑定人は「詐病である」，あるいは「詐病ではない」と結論を下すことを求められる．この表現からすると，両者の間には明確な線が引かれているように錯覚するのだが，本質的には「どれだけ似ているか」なのである．当該症例について上記の構成要素・側面を物差しのように当てて吟味し，所見を丁寧に抽出し，症例の特徴としてクローズアップするのである．3つの要素がすべて，誰もが納得するような形で提示できれば，「詐病である」という判断を下してよいと筆者は思う．「詐病である」という断定的な表現を避けたいのであれば，「可能性が高い」「可能性を払拭できない」という表現でもよいだろう．

　詐病者の陳述は，そのすべてが偽装であるとは限らない．また，陳述の一貫性，自然さ，人物が「誠実である」という印象は，いずれも詐病を否定する決定的な根拠とはなりえないことに注意したい．巧みな詐病者は，これらをすべて兼ね備えているものである．「病気のふりをしていた」という告白もまた疑ってみる必要がある．同じ人物が，詐病と匿病（健康を偽装すること）を使い分けることがある．簡易鑑定場面で起訴を回避するために詐病し，首尾よく不起訴となれば，続く措置鑑定場面では強制的入院を回避するために匿病に転ずる．よって詐病を証明すること，あるいは否定することが困難な場合は少なくない．

詐病の2つの様式

　詐病には2つの様式がある．それは現在，精神障害を詐病しているものと，ある時点（犯行時）に精神障害があった（が，今は改善している）ことを申し立てているものの2つである．前者は目前の対象者を繰り返し観察することで，詐病そのものを間近に観察することができ，繰り返し吟味することができる．一方，後者は，診察時には訴えられている精神障害は存在していないので，その陳述の仕方や内容面での変遷を吟味することになる．

　表3に列挙するものは，詐病の可能性を示唆する徴候である．われわれが，もしかしたら詐病ではないかと疑いをもつ契機となる所見といってもよい．「詐病である」と判断される事例は，これらが複数当てはまるだろう．

　対象者が詐病しようと思い始めた時点から，供述・陳述の仕方や内容が変化する．鑑定医がそれを回顧的に観察すると，観察時の供述態度やこれまでの供述内容の変遷という形で，上記の3つの側面が明らかになってくる（**表4**）．犯行についての，逮捕直後，起訴前の聴取，公判での証言を丁寧に吟味することが肝要である．しばしば詐病者に典型的な供述変遷を見つけることができるだろう．

表3　詐病の可能性を示唆する徴候

- 起訴回避あるいは刑罰回避の強い願望・動機の存在
- 詐病されている精神障害とは合致しない所見（余分な症状の存在，必要不可欠な症状の欠如）
- 演技性，誇張，わざとらしさの印象
- 逮捕直後には観察されていない，あるいは語られていない，拘留下で始まる精神病症状
- 病的体験に支配されていると訴えている時期に，状況に応じて整然と行動している（合目的的行動をとっている）ことを証明する客観的事実がある
- 鑑定人の目前など，症状の発現に明らかな状況依存性があること

表4　詐病者の陳述内容と語り方の具体的特徴

- 病的体験の存在を自らが進んで申し立てる
- 特徴的な供述内容の変遷：逮捕直後には犯行を認めるが，やがて健忘を訴え，さらに病的体験支配へと変遷する
- 「後で思い出してきた」（追想）という形で語られる精神病体験
- これから話すことが真実であると見せかける
- 正常心理学的に了解可能な犯行の準備状態・契機・実行状況が，すべて完全に対応する精神病の体験に置換されている
- 了解可能な動機や態様を積極的に否定する
- 病的体験を誇張する，症状を誇張して報告している表現がある
- 犯行に影響を与えたと申し立てられている精神病体験だけが時間が経過するにつれてより鮮明となる（時間による記憶内容の減衰が生じない）
- 自分の語る物語に都合のよい情報だけを選択している
- 本人が不利益と感ずる事実を語ろうとしない，否認する，または言い繕う

3. 健忘について

　精神鑑定でしばしば遭遇するのが，犯行に関連する健忘である．認知症のように，持続性の記銘力障害（前向性健忘）が明らかであれば悩ましくはないのだが，決まって問題になるのは，犯行に関連する当時の出来事だけが想起することができない場合である．そのような健忘には，いくつかの種類があるのだが，精神鑑定で問題となるのは意識障害との関連だろう．犯行当時に意識障害にあったもの（同時性健忘），犯行時に意識障害はなかったがその後，何らかの原因で意識障害に陥りそれから回復し逆行性健忘をきたしているもの，これらは疾患による健忘である．前者の代表例はアルコールによる病的酩酊があげられる．犯行当時の想起は全健忘であるので，その当時失見当があったかどうか（意識障害があったかどうかのメルクマール）は，目撃証言あるいはそれに相当するような客観的な事実によって示されなければならない．後者は，犯行後逃走中に転落し頭部外傷を被った例，犯行後すぐに入院治療となり電気けいれん療法を施行された例などが思い浮かぶ．いずれも犯行時の記憶が完全に失われており，犯行当時の目撃証言や客観的事実が重要である．意識障害からの回復後の陳述や観察記録は，真の健忘かどうかの鑑別に重要である．留置場ではなく病院に運ばれたケースが，ついうっかり自発的に自分の犯した事件について言及するようなら，おそらくそれは全健忘ではない．

鑑定時に観察される健忘で頻繁に遭遇するのは，心因性健忘だろう．それは犯行について，しかも自分の責任に関連する重要事項だけが想起不能となる選択性健忘の形をとることが多い．犯行当時の状況についても，自らの責任に関連のない出来事は想起することができるので，健忘部分との対比はより鮮明になる．その際立った対比は，感情の影響，つまり保身の心理から生ずるものである．逮捕直後の調べでは，事件について多くを語り，健忘は目立たない．逮捕勾留下で供述は変化し始める．留置場での寝泊まりと行動制限が続き，取調べが繰り返され，否応なく事件についての反省を促される．犯行を犯したことへの後悔が芽生え，さらに刑罰への不安が募り，保身の心理は否応なく増大する．起訴され公判が始まる頃には「事件については覚えていない，思い出せない」と言うようになる．起訴後の本鑑定で犯行時の健忘がある場合は，被告人の供述変遷の有無について吟味しなければならない．時に，鑑定人は鑑定時の問診を重視するあまりに，供述に変遷があることを見逃していることがある．「自分の目の前で話したことを信じたい」という気持ちはわかるが，記憶作業に与える情動機制の影響（記憶材料が感情の影響を受けて想起に際して取捨選択されること）は無視することができない[13]．健忘が詐病のこともある．その場合も，たいていは供述に変遷があるわけで，健忘が犯行後時間を経て生じていることを明らかにすれば，それが詐病なのか心因性健忘なのかは重要ではない．

（古茶大樹）

文献

1) 古茶大樹，針間博彦．病の「種」と「類型」，「階層原則」─精神障害の分類の原則について．臨床精神病理 2010；31：7-17．
2) 古茶大樹．操作的診断と精神鑑定．精神経誌 2013；115：1057-1063．
3) Nedopil N, Müller JL. Forensiche Psychiatrie, 4 Auflage. Georg Thieme Verlag；2012.
4) Rasch W, Konrad N. Forensiche Psychiatrie, 3 Auflage. Kohlhammer；2004.
5) Jaspers K. Allgemeine Psychiatrie. Springer；1913／西丸四方（訳）．精神病理学原論．みすず書房；1971.
6) Schneider K. Klinische Psychopathologie. Mit einem aktualisierten und erweiterten Kommentar von Gerd Huber und Gisela Gross, 15 Auflage. Georg Thieme；2007／針間博彦（訳）．クルト・シュナイダー 新版 臨床精神病理学．解説ゲルト・フーバー，ギセラ・グロス．文光堂；2007.
7) 古茶大樹．精神病理学と精神療法─臨床精神病理学的な精神療法．臨床精神病理 2016；37：161-168．
8) 古茶大樹．精神医学における理念型の役割．こころと文化 2016；15：144-150．
9) American Psychiatric Association. Diagnostic and Statistical Manual of Mental Disorders, 5th edition (DSM-5). American Psychiatric Publishing；2013.
10) Cautionary Statement for Forensic Use of DSM-5. ibid. p25.
11) Peters UH. Lexikon Psychiatrie, Psychotherapie, Medizinishe Psychologie, 6 Auflage. Aufll Urban und Fischer；2007.
12) Weber M. Die "Objektivität" sozialwissenshaftlicher und sozialpolitischer Erkenntnis. Archiv für Sozialwissenshaft und Sozialpolitik 1904；19：22-87／富永祐治，立野保男（訳）．社会科学と社会政策にかかわる認識の「客観性」．岩波書店；1998.
13) Kretschmer E. Medizinische Psychologie. Zehnte, verbesserte und vermehrte Auflage. Georg Thieme Verlag；1950／西丸四方，高橋義夫（訳）．医学的心理学．みすず書房；1955.

II

刑事精神鑑定に望むもの
――法曹からみた刑事精神鑑定

II. 刑事精神鑑定に望むもの―法曹からみた刑事精神鑑定

1 裁判官の立場から

はじめに

　当職は，長年にわたり刑事裁判を担当するとともに，医療観察法施行後は，東京地裁と千葉地裁で数多くの医療観察事件を担当するなかで，多数の精神鑑定を評価し，責任能力について判断してきた．その経験をふまえて，裁判官の立場から，刑事精神鑑定に望むものについて簡単に述べる．

1. 責任能力判断の構造と法律家と精神科医の役割分担

　責任能力判断の難しさは，法律判断でありながら，精神医学の知見に負うところが大きく，精神医学的な判断と法律的な判断が絡み合っているため，鑑定人となった精神科医と最終判断を行う裁判所との役割分担が曖昧になりがちであることに起因する．まず，この点について整理する[1]．

　刑法39条は，1項で「心神喪失者の行為は，罰しない」と定め，2項で「心神耗弱者の行為は，その刑を減軽する」と定める．そして，大審院判決[*1]以来，裁判実務では，心神喪失とは「精神の障害により善悪を弁識する能力を欠くか，又はこの弁識に従って行動する能力を欠く状態」を，心神耗弱とは「精神の障害がこれらの能力を欠く程度ではないが，その能力が著しく減退した状態」を意味すると解され，学説もこれを支持している．この定義のうち精神の障害を生物学的要素と呼び，弁識能力・制御能力を心理学的要素と呼んで，責任能力はこの2つの要素による複合的（混合的）判断により行うべきと解されている．

　このように，心神喪失・心神耗弱という概念は，精神医学と密接に関連し，特に精神の障害とその症状という生物学的要素や，その症状が犯行に与えた影響という心理学的要素の認定は，精神医学の専門的知識と経験なしには困難であるため，責任能力が争われる場合，精神科医の精神鑑定を実施し，その結果をふまえて責任能力に関する判断をすることが多い．

　他方，心神喪失・心神耗弱は法律的概念であり，その判断は法律判断であって裁判所の専権事項であることについては，通説判例が認めるところである[*2]．そうであるとすれば，精神鑑定において，精神科医は，あくまでもその専門分野である精神医学の領域において意見を述べることになり，これを法律的に評価し，心神喪失・心神耗弱という法律判断の結論に結びつけることは，法律家である裁判官，検察官，弁護人の役割となる．

　つまり，責任能力（心神喪失・心神耗弱）の意味内容に関する解釈は裁判官の専権事項で

[*1]：大判昭和6年12月3日刑集10巻682号．
[*2]：最決昭和58年9月1日裁判集［刑事］232号95頁．

あり，具体的な事実関係から被告人が心神喪失または心神耗弱に該当するかという当てはめも，法令の適用として，裁判官が（裁判員裁判では裁判員とともに）判断すべき事項となる．そして，この法令の適用としての責任能力判断を行うに際し，前提事実である被告人の精神障害の内容やその症状が犯行に及ぼした影響について精神科医の専門的意見を求めるため，精神鑑定が行われるわけである．

2. 刑事精神鑑定に求められるもの

a. 岡田の8段階ステップ

刑事精神鑑定において精神科医がどの範囲で意見を述べるべきかに関し，岡田が，精神鑑定から責任能力判断に至る過程について8段階ステップに整理している（本書「Ⅰ．総論／2．刑事責任能力鑑定の実際」⟨p.22⟩参照）[2]．この整理は，特に心理学的要素の検討において，前提となる事実認定の部分と法的な評価の部分の区別が難しいことが多いなかで，きわめて有益な整理の方法と思われる．

これに関連して，かつては精神鑑定を依頼する際の鑑定事項について，① 犯行当時の被告人の精神障害の有無および程度に加えて，② 弁識能力・制御能力の有無・程度を加えることもあったが，最近は，責任能力判断における精神科医の専門領域を意識して，裁判所からの鑑定事項において，② については「精神障害が犯行に与えた影響の仕方（機序）」として，弁識能力・制御能力の有無・程度については意見を求めない運用が広まっている（岡田による8段階ステップの ①〜④ が最近の鑑定事項に当たる）．これに対し，起訴前鑑定では，検察庁の方針として，鑑定医に心神喪失・心神耗弱・完全責任能力という結論について意見を求めている．迅速に起訴・不起訴の判断をしなければならないことを考慮するとやむをえない面があるが，検察官も，法律家として，精神科医の鑑定結果が提示した精神障害の内容と程度，その症状が犯行に与えた影響の仕方に関する生の事実をふまえて，自ら責任能力の有無・程度に関する法的な評価を行うことが求められている．

結局，裁判官の立場から刑事責任能力鑑定に望むこととしては，前記8段階ステップを意識して，①「被告人・被疑者の精神障害の有無とその内容（特にどのような精神病症状が生じているのか）」，そして，②「その精神障害の症状が犯行に与えた影響の仕方（反面として被告人の正常な精神機能が犯行に与えた影響）」について，専門的な知見から，具体的な事実（あるいは仮説）を提供していただくことが最も重要である．

b. 7つの着眼点

これに関連して，「刑事責任能力に関する精神鑑定書作成の手引き　平成18〜20年度総括版」は，精神鑑定において留意すべき7つの着眼点（① 動機の了解可能性／不能性，② 犯行の計画性／突発性／偶発性／衝動性，③ 行為の意味・性質，反道徳性，違法性の認識，④ 精神障害による免責可能性の認識，⑤ 元来ないし平素の人格に対する犯行の異質性・親和性，⑥ 犯行の一貫性・合目的性／非一貫性・非合目的性，⑦ 犯行後の自己防御・危険回

避的行動）、を参考としてあげている．

これは，「精神の機能，症状，病態，病理（健常部分を含む）と事件の関連性（影響の機序）」（岡田のステップ④）を法的に分析するうえで，法律家が注目し質問することが多い項目をまとめたものである．法律家が責任能力判断を行ううえで参考になるばかりでなく，精神科医が精神鑑定を行うに際しこれらの着眼点を意識することは，ステップ④の「精神の機能，症状，病態，病理（健常部分を含む）と事件の関連性（影響の機序）」を提示するうえで有益という面もある．

他方，7つの着眼点は，あくまでも心理学的要素に関する具体的事実を法的に評価するためのツールであって，精神鑑定において，岡田のステップ①〜④（特に②の「精神の機能，症状，病態，病理（健常部分を含む）の認定」と④の「精神の機能，症状，病態，病理（健常部分を含む）と事件の関連性（影響の機序）」）について，具体的な事実（または仮説）が提示されたうえで，ステップ⑤以降でこれを分析する際に用いるものである．したがって，精神鑑定等によって，ステップ④に関する事実（仮説）の提示が行われていないと，いくら7つの着眼点を用いた検討が行われていても，法的評価を行う前提事実が提示されていないため，責任能力判断に向けたステップ⑤以降の検討ができない．

それにもかかわらず，最近，起訴前鑑定を中心に，ステップ④に関する具体的な分析がほとんどないまま，7つの着眼点を網羅的に検討した鑑定書が散見される．これは，前述のとおり，検察庁が，起訴前鑑定において責任能力の有無および程度の結論についても意見を求めるとともに，その結論の当否を検討するために，7つの着眼点に基づく分析を起訴前鑑定医に求めているためと思われる．しかし，精神鑑定において，責任能力を判断するための法的評価の前提となるステップ④「精神の機能，症状，病態，病理（健常部分を含む）と事件の関連性（影響の機序）」について具体的な事実（仮説）の提示がなければ，これを前提とした責任能力判断を行うことはできない．検察官が漫然とステップ④に関する具体的な記載がない起訴前鑑定結果を証拠請求したため，その問題点について検察官に指摘し，検察官が起訴前鑑定人の補充の意見書や他の精神科医の意見書を証拠請求せざるをえなくなったり，弁護人側が精神鑑定請求をしたりする事例なども散見される．

このような状況をふまえると，精神鑑定に際し，7つの着眼点を意識して検討することは有益ではあるものの，必ずしもこれについて鑑定書で記載する必要はなく，むしろ，8段階ステップの②の「精神の機能，症状，病態，病理（健常部分を含む）の認定」と④の「精神の機能，症状，病態，病理（健常部分を含む）と事件の関連性（影響の機序）」について，分析結果を明示することこそが強く求められる．

3. 訴訟能力に関する精神鑑定について

最後に，最近，責任能力ではなく訴訟能力が争われ，精神鑑定が行われる事例も散見されることから，訴訟能力の判断のあり方について付言する．

刑事訴訟法314条1項は，被告人が「心神喪失の状態に在るときには」公判手続を停止しなければならない旨規定し，同条4項は，公判手続を停止するには，医師の意見を聴かなけ

ればならないと定める.このため,被告人の公判手続を停止すべきかが問題となる場合にも,医師に精神鑑定を依頼することが多い.ところが,精神科医からは,訴訟能力判断における「心神喪失」の意味するところに関する資料がないという声を聞くことがある.

ここでいう「心神喪失」の意味については,責任能力に関する刑法39条1項に準じて考える見解もあるが,責任能力が認められずに無罪となる被告人は,捜査公判を通じて犯行時よりも症状を悪化させていることが多いにもかかわらず,訴訟能力が否定される事例がまれであることからすると,訴訟能力を肯定するための能力が,限定責任能力を認めるための最低限の能力より低いことは明らかである.

刑事訴訟法314条1項の心神喪失の意味については,平成7年判例[*3]が「被告人としての重要な利害を弁別し,それに従って相当な防御をすることのできる能力,すなわち訴訟能力を欠く状態という」と判示している.この判示の趣旨を理解するうえで注意しなければならないのは,被告人が単独で十分な防御をできる能力を求めているわけではなく,あくまでも弁護人の助力があり裁判所も後見的役割を果たすことを前提として防御することができれば足りるということである(川口政明調査官解説[3]).さらに,重度の聴覚障害および言語を習得しなかったことによる二次的精神遅滞により精神的能力および意思疎通能力に重い障害を負う被告人について刑事訴訟法314条1項の心神喪失に当たらない旨判示した平成10年判例[*4]は,中谷雄二郎調査官解説[4]によると,自己の置かれている立場,各訴訟行為の内容,黙秘権等について一般的・抽象的・言語的な理解能力ないし意思疎通能力までは必要とせず,具体的・実質的・概括的理解能力ないし意思疎通能力があれば足りるとしたものとされている.

これによれば,訴訟能力がないために公判手続を停止すべき場合とは,典型的には,被告人が,現在裁判を受けていること自体理解できないような場合や,平成7年判例の被告人のように,弁護人とおよそコミュニケーションができないような事例が想定される.弁護人が,被告人と概括的にでもコミュニケーションを取ることができ,その結果と開示された証拠の検討に基づき防御活動ができる場合には,訴訟能力は肯定されるであろう.

(稗田雅洋)

文献

1) 稗田雅洋.責任能力と精神鑑定.池田 修ほか(編).新実例刑法(総論).青林書院;2014.pp165-180.
2) 岡田幸之.責任能力判断の構造と着眼点.精神経誌 2013;115(10):1064-1070.
3) 最高裁判所判例解説刑事篇(平成7年度).法曹会;1998.pp125-140.
4) 最高裁判所判例解説刑事篇(平成10年度).法曹会;2001.pp12-39.

---

*3:最判平成7年2月28日刑集49巻2号481頁.
*4:最判平成10年3月12日刑集52巻2号17頁.

2 検察官の立場から

はじめに

　精神鑑定結果の裁判員への説明という難題は，鑑定人と法律家の協力によって初めて解決可能である．本項では，法律家の側から，両者の共通理解としたい事項や，鑑定手続において鑑定人に望む事項等を記した．前記難題のさらなる解決に向けた一助になれば幸いである．なお，本項中意見にわたる部分は筆者の個人的見解である．

1. 責任能力が必要とされる理由をふまえた鑑定

　裁判所が実施する鑑定においては，精神障害の存否（生物学的要素）のみならず，「精神障害が犯行に与えた影響の有無・程度」が鑑定事項とされることが多い．さらに，捜査段階で検察官が嘱託する鑑定の場合には，善悪判断能力・制御能力の有無・程度（心理学的要素）まで鑑定事項とされることが多く，その判断にあたっては，責任能力が必要とされる理由をふまえることが不可欠となる．

　犯罪の成立に責任能力が必要とされる理由は何か．通説は，刑罰の本質は犯罪行為に対する非難であり，犯罪の予防それ自体ではない（犯罪の予防は二次的に考慮されるにすぎない）という理解に立っている．刑罰の本質が犯罪行為に対する「非難」であるとすれば，病気（精神障害）のために犯罪行為に及んだ場合，「悪いのは病気であって，その者はその病気のいわば被害者である．その者を非難するのは気の毒だし，非難しても仕方がない」ということになろう．逆に言えば，刑罰をもって非難するのは気の毒なほどに精神障害の影響が大きい場合に責任能力は否定される，ということになろうか．

　次の問いは，その非難できない場合（責任能力が否定される場合）というのが，なぜ「精神障害により善悪判断能力または行動制御能力を喪失している場合」なのかである．通説的理解によれば，刑罰の本質は，違法と知りつつあえてその行為に及んだことに対する非難であるから，精神障害のために違法かどうかもわからず，または違法と知りつつも自己の行為を止めることができない場合にはその非難は止むべきだからということになろう．

　もう少し掘り下げて検討するに，人間の行動は，通常，①四囲の状況を認知し（認知），②その認知した事実に基づいてとるべき行動を判断し（判断），③その判断に従って行動を起こす（行動），という過程をたどる．①の「認知」との関係でいえば，精神障害（幻覚等）のために四囲の状況を正確に認識できず，そのためその後の判断も行動もおかしなものになる場合や，②の「判断」との関係でいえば，四囲の状況は一応認識してはいるものの，精神障害（うつ，知的障害等）のために正常な判断ができずに短絡的な行動に及ぶ場合のなかに

は，その者の行為を非難するのは酷な場合があるということである．

2. 鑑定事項（検察官鑑定と裁判所鑑定の相違）

捜査段階において検察官が鑑定を嘱託する際は，鑑定嘱託事項として，
① 犯行当時における被疑者の精神障害の存否（生物学的要素）
② ①が肯定される場合，その精神障害は本件犯行にいかなる影響を与えたか
③ ②が肯定される場合，犯行当時の被疑者の善悪判断能力およびその判断に従って行動する能力の有無およびその程度（心理学的要素）
の3つを掲げるのが一般的である．

これに対し，起訴後に裁判所が実施する鑑定では，裁判員裁判制度開始を契機として，③の心理学的要素を鑑定事項から外すようになった．鑑定書に③の結論が記されると，これに裁判員が不当に影響されるおそれがあるとの配慮に基づくものであり，積極的に記載しないこと（禁止）が求められる．

捜査段階の検察官が嘱託する鑑定にはこのような問題はなく（弁護人が③の結論部分に異議があるときは不同意となり裁判員の目にふれない），逆に，不起訴処分とする場合には，③の結論部分を医療観察法33条1項の申立てをする際の資料とする必要性がある．こういった事情が，鑑定事項の相違を生む理由である．

3. 可知論に立った鑑定

現在は，可知論または可知論的考え方（以下，まとめて「可知論」という）に立った鑑定が期待されている．したがって，精神障害の存否のみならず，「精神障害が犯行に与えた影響の有無・程度」の考察および鑑定書への記載が明示的に求められることが多い．

かつて，不可知論に立った鑑定または判断が一般的であったが，昭和59年の最高裁決定[*1]は，「原判決が…鑑定書全体の記載内容とその余の精神鑑定の結果，並びに記録により認められる被告人の犯行当時の病状，犯行前の生活状態，犯行の動機・態様等を総合して，被告人が本件犯行当時精神分裂病の影響により心神耗弱の状態にあったと認定したのは，正当として是認することができる．」と判示して「精神分裂病（統合失調症）＝心神喪失」という慣例を否定し，可知論に立つことを明らかにした．

それでもなお，不可知論時代の影響を残す鑑定書，たとえば，精神障害が犯行に及ぼした具体的影響についての記載がないものや，当該精神障害の一般的性質のみから責任能力を論じるものなどがあり，その場合は，改めてその点についての説明が必要となったり，鑑定書の信用性が減殺されるなどの問題が生ずる．最近では，法律家の側もつとに注意している点である．

---

*1：最決昭和59年7月3日刑集3巻8号2783頁．

4. 「7つの着眼点」の活用

責任能力を考察する際，「鑑定の考察にあたっての7つの着眼点」[1,2]が活用されている．紙数の制約上，その内容には立ち入らないが，現在では，多くの鑑定書において何らかの言及がなされるようになった．「7つの着眼点」は，鑑定事項の「精神障害が犯行に与えた影響」（さらには心理学的要素）と表裏の関係にあり，法廷でこれに関連する質問がなされることも多い．あらかじめ「7つの着眼点」に関する検討をしておいていただくことは，鑑定結果の検証および鑑定結果の法廷へのわかりやすい顕出に資すると考えられる．

5. 行動制御能力を独立に判断することは可能か

心神喪失とは，精神障害により「善悪ヲ弁識スルノ能力ナク，又ハ此ノ弁識ニ従テ行動スル能力ナキ」[*2]状態をいうので，この定義を前提とすると，善悪判断能力はあっても行動制御能力がない場合はやはり心神喪失というのが一応の論理的帰結である．しかし，そもそも行動制御能力を独立して判断できるのか．結論から言えば，実務上は，両者を区別せずに一体として判断すべきという考え方が強い[2-5][*3]．

標記問題を考えるにあたっては，行動制御能力とは何か，その表裏の問題として善悪判断能力とは何か，を整理しておく必要がある．善悪判断能力をまさに「善悪」の判断能力のみに狭く限定すると，善悪以外の事項について判断する能力，たとえば，違法と判断したその行為を実際に「やらない」と判断（やる・やらない判断）する能力は，善悪判断能力以外のもの，すなわち行動制御能力に分類されることになるのであろう．この整理は，後述の問題があるのであるが，現在のところは一般的な整理のようである[*4]．この整理によれば，①認知→②判断（善悪判断＋やる・やらない判断）→③行動，の各プロセスに係る各能力のなかで，①の認知能力から②の判断能力のうち「善悪判断」の能力までが「善悪判断能力」であり，②の判断能力のうち「やる・やらない判断」の能力から③の行動能力までが「行動制御能力」であるということになるが，②の判断作用に係る能力が二つに分断されてしまう．しかし，この二つの判断能力をどう区別するのかは理論的に難しく[*5]，筆者の経験から言えば，実際上，精神障害がこの二つの判断能力にどのような影響を及ぼしているのかを個別に判断するのは不可能に近く，あえてやろうとすると恣意的で根拠の乏しい判断となりかね

---

*2：大判昭和6年12月3日刑集10巻12号682頁．
*3：アメリカ連邦法では，紆余曲折を経て1984年の包括的犯罪規制法において行動制御能力が要件から外された．また，アメリカ州法でも，善悪判断能力を心神喪失抗弁の要件としている州のうち行動制御能力をも要件としているのは半分以下である．このデータは，行動制御能力を独立の要件とすることの困難さ，あるいは必要性の低さを示すものと推測される．
*4：この一般的整理は，意識的になされたものというよりは，判例の使用する用語に沿って，さほど検討がなされないまま，いわば当然のこととして受け入れられてきたように思われる．
*5：たとえば，うつ病の患者で，認知に問題がなく一般的な善悪判断能力も備えているが，自己の置かれた具体的状況下に「こうするほかない（やむをえない）」と思いつめて犯行に及ぶことがある．実務では，これが行動制御能力の問題として議論されることが多いのであるが，具体的状況の下における「こうするほかない（やむをえない）」との判断は，刑法理論上の違法性や責任を基礎づける事実に関する判断という面があるので，行動制御能力の問題ではなく，善悪判断能力の問題ということもできよう．

ず，現にそのような恣意的な判断例もみてきた[*6]．

そこで，現在の一般的な整理とは異なるが一つの試案として，②の判断能力を二つに分断することなく，①の認知能力から②の判断能力までを「善悪判断能力」，③の行動能力のみを「行動制御能力」と整理してはどうかと考えている．この整理によれば，人の判断作用を二つに分断して検討するという不可能を強いる問題はなくなり，かつ，「行動制御能力」を，字義どおり制御能力に純化して理解することが可能となる．また，この整理は，善悪判断能力を「善悪」についてのみならず行動の前提となる事項全般についての判断に関する能力と位置づけるものであるが，前記大審院判決の実質的趣旨にも合致すると思われる．

このように整理すると，行動制御能力が失われた状態というのは，自己の手足が自己の判断とは別の動きをしてしまう場合のみを指すものと整理することになる．その例としてはけいれん発作等によるものが考えられるが，そのような場合に犯罪行為といえるものが成立することは考えにくいので，独立して行動制御能力を検討する必要がある事案はほとんどないこととなる．その意味で，善悪判断能力と行動制御能力を区別する実益は小さく，両者を一体として（実質的には善悪判断能力のみ）考察すればよいことになる．

6．鑑定資料の不足

鑑定人に提供すべき資料は，裁判所が証拠調べ決定した証拠に限定されない．これは，捜査段階における検察官が嘱託する鑑定では当然のことであるが，起訴後の裁判所による鑑定でも同じである[*7]．証拠調べ決定がなされた証拠や弁護人が証拠調べに同意した証拠のみを提供している例もないではないが，鑑定に必要となる資料はこれらに限定されないうえ，必要資料が提供されないと鑑定人が自らそれを収集せねばならず，それは鑑定人にとって迷惑な話である．必要な資料が提供されず，鑑定人自ら収集することもできないとなると，鑑定資料不十分なままの鑑定となりかねない．

したがって，鑑定を依頼する者は鑑定人に十分な資料を提供しなければならない．また，鑑定人が資料に不足があると考えた場合は，自らその資料を収集したほうがよいという事情（たとえば，親族からの事情聴取は自ら行いたいという場合もあろう）がないかぎり，検察官または裁判所と連絡をとるなどし，資料の補充を促すのがよいと思われる．

7．鑑定資料の信用性への配慮

鑑定資料のなかに，信用性が乏しいものや明白な虚偽があるものが混入することがしばしばある．その信用性に関する判断を誤ると，「鑑定の前提となる事実」に誤認が生じ鑑定書の信用性が否定されかねないので留意が必要である[*8]．前提となる事実に誤りが生ずる例と

[*6]：筆者の経験によれば，「思いとどまることなく犯罪行為に及んでいるのは，行動制御能力を喪失していたためと考えざるをえない」などと，結論を先取りしたものになってしまうことが多いようである．
[*7]：最判昭和35年6月9日刑集14巻7号957頁．
[*8]：最判平成20年4月25日刑集62巻5号1559頁，最判平成21年12月8日刑集63巻11号2829頁参照．

しては，幻覚などなかったのにあったかのように供述する詐病的事例がある．

　被害者側の供述の信用性に留意が必要な場合もある．被害者の挑発的言動（被疑者の奇異な性格について悪口を言うなど）により犯行に及んだ場合において，その被害者が自己の挑発的言動の事実を隠し，被疑者に精神的異常がある旨虚偽の供述をするような場合である．実際には，被害者の挑発的言動に憤慨して犯行に及んでいるのに，挑発的言動は妄想という前提に立ってしまえば，その原因を精神障害と結びつけることになりかねない．

　検察官がこれら信用性に関わる事情を把握している場合には，鑑定の前提となる事実に誤りが生じないよう，鑑定人にその問題点や矛盾点の有無を明示して留意を促す必要がある．検察官がそれを失念し，鑑定資料に何らの留保をつけずに送付してきた場合は，鑑定人の側から検察官に連絡をとり，その点を確認していただきたいと思う．

　鑑定の面談において初めて語る被疑者の供述に信用性が乏しいものが含まれることも少なくないと思われる．その真偽について裏づけ捜査が可能な場合も多いはずなので，検察官と連絡をとり正確な事実を把握することが期待される．

　以上は，裁判所が実施する鑑定においても同様であり，裁判所が鑑定人に鑑定資料を提供するにあたっては，両当事者からその信用性に関する意見を聴取したうえ，それを鑑定人に伝えるのが妥当と思われる．また，鑑定中に補充捜査の必要性が生じた場合は，裁判所と相談するなどして，検察官に補充捜査を促すことが望まれる．

おわりに

　本項では，主として鑑定人と法律家の共通理解としたい事項や鑑定人に望む事項を記したが，よい機会であるので，「5．行動制御能力を独立に判断することは可能か」では若干踏み込んだ問題提起をさせていただいた．本職がかねて疑問に感じていた部分であり，当然反論もあると思われるが，これを契機に責任能力に関する両者の理解がより深まることを期待したい．

（髙嶋智光）

文献

1) 岡田幸之ほか．刑事責任能力に関する精神鑑定書作成の手引き　平成18～20年度総括版 ver.4.0．p19．
2) 平田豊明．起訴前簡易鑑定．五十嵐禎人（編）．専門医のための精神科臨床リュミエール1　刑事精神鑑定のすべて．中山書店；2008．pp24-33．
3) 三好幹夫．責任能力判断の基礎となる考え方．原田國男退官記念論文集　新しい時代の刑事裁判．判例タイムズ社；2010．p262．
4) 稗田雅洋．裁判員が参加する刑事裁判における精神鑑定の手続．原田國男退官記念論文集　新しい時代の刑事裁判．判例タイムズ社；2010．p231．
5) 五十嵐禎人．裁判員制度と刑事責任能力鑑定．中谷陽二（編）．責任能力の現在—法と精神医学の交錯．金剛出版；2009．p119．

3 弁護人の立場から

はじめに

　弁護人は，被告人に精神障害があり，その影響で弁識能力または行動制御能力がない，あるいは著しく減退していたと考えられる場合，責任能力を争う[*1]．

　責任能力を争うかどうかの弁護方針を決定する際，最も重要な証拠は精神鑑定（以下，鑑定）である．

　本項では，弁護人の立場から，鑑定あるいは鑑定人に望むことを論ずる．

1. 鑑定の種類と弁護人の関わり方

a. 鑑定の種類

　起訴前に行われる精神鑑定として，簡易鑑定および鑑定留置を伴う正式鑑定がある．

　裁判員裁判対象事件については，起訴後，公判前整理手続中に，裁判員法50条に基づく鑑定（以下，50条鑑定）が行われることもある．

　また，弁護人が精神科医に直接依頼して行われる鑑定（私的鑑定）もある．

b. 弁護人の鑑定との関わり方

　起訴前に鑑定を行うかどうかは検察官の判断である．鑑定資料も，検察官が，捜査の過程で収集した証拠の一部を鑑定人に提供する．弁護人が鑑定に関与する手続保障はない．もっとも，正式鑑定の場合，弁護人が鑑定人に面談を申し込めば，快く応じていただけることが多い．その際，弁護人が有する資料等を提供することもある．

　50条鑑定の場合，検察官および弁護人の双方が提供した資料が鑑定資料となる．必要に応じて，弁護人は鑑定人と面談し，弁護人の問題意識等を伝えることになる．

　公判前整理手続において，法曹三者および鑑定人で，尋問事項等を協議するカンファレンスを行うことがある．しかし，カンファレンスは，争点および証拠の整理に必要な限度で実施される．手続の性質上「鑑定の経過及び結果の報告」はできない（裁判員法50条3項）．

[*1]：大判昭和6年12月3日刑集10巻12号682頁「心神喪失は，精神の障害に因り事物の理非善悪を弁識するの能力なく又は此の弁識に従て行動する能力なき状態をいい，心神耗弱は，精神の障害が未だこのような能力を欠如する程度に達せざるも其の能力が著しく減退した状態をいう．」

2. 弁護人が鑑定に望むこと

a. 豊富な鑑定資料に基づく鑑定であること

　説得力のある鑑定は，豊富な鑑定資料を前提とする．

　起訴前に行われる鑑定は，捜査段階で行われる．捜査機関においても，いまだ十分な証拠が収集されていないタイミングで鑑定が行われることもある．

　捜査機関は，事件に直接関係する証拠の収集は熱心に行う．他方，鑑定に重要な意味をもつ生育歴・入通院歴・事件前の生活状況等に関する証拠の収集が不十分なことも多い．近隣住民への聞き込み調査で，被疑者の奇異な言動等が報告されていても，資料を鑑定人に提供していない場合もある．同居の家族等の供述調書に，事件に直接関係する内容は録取されているものの，鑑定にとって重要な意味をもつはずの被疑者の生活状況や奇異な言動等が録取されていない場合もある．

　捜査機関において，発達障害等の関係で重要な意味をもつと思われる幼少期の客観的な資料（指導要録等）の収集が手薄であることも多い．鑑定資料が不足した場合，前提事実に誤認が生じうる．前提事実に誤認がある鑑定は，その信用性が否定される場合がある[*2]．

　鑑定人は，鑑定資料が不十分であると考えた場合，自ら必要な資料を収集し，あるいは，検察官に対して積極的に資料の提供を求めるべきである．

b. 鑑定資料（特に，供述調書）の信用性が慎重に吟味されていること

　起訴前に行われる鑑定においては，被疑者の供述調書に信用性がない場合でも，そのような問題点があるという情報提供がない（50条鑑定の場合，弁護人の意見や，弁護人作成の供述調書等が提出される）．

　平成28年改正刑事訴訟法により，裁判員裁判対象事件および検察独自捜査事件については，取調べ状況の録音・録画が義務化された．しかし，それ以外の事件については，法律上は録音・録画が義務づけられていない（ただし，最高検の依命通知に基づき，精神の障害により責任能力の減退・喪失が疑われる被疑者にかかる事件では，録音・録画が実施されることになっている）．

　供述調書は，物語形式であれ，一問一答形式であれ，捜査官がまとめあげるものである．したがって，捜査官の評価が反映された内容にならざるをえない．特に，動機等の主観面の供述については，その信用性については慎重に吟味しなければならない．被疑者自身も動機がわからない状況であったとしても，捜査官が被疑者を誘導し，わかりやすい動機が録取されることは少なくない．録音・録画があれば，それが捜査官の誘導によるものだとわかる．しかし，供述調書だけが存在する場合，そのような供述が本当に被疑者の供述といえるのか

[*2]：最判平成20年4月25日刑集62巻5号1559頁「生物学的要素である精神障害の有無及び程度並びにこれが心理学的要素に与えた影響の有無及び程度については，その診断が臨床精神医学の本分であることにかんがみれば，専門家たる精神医学者の意見が鑑定等として証拠となっている場合には，鑑定人の公正さや能力に疑いが生じたり，鑑定の前提条件に問題があったりするなど，これを採用し得ない合理的な事情が認められるのでない限り，その意見を十分に尊重して認定すべきものというべきである．」

慎重に吟味する必要がある（事件当時の病勢や精神状況等からして，そもそも被疑者が動機等について正しく語れる状況にあるかという考察も必要である）．

弁護人が，供述調書に記載された了解可能な動機・経緯等に関する供述の信用性を争う事件も少なくない．鑑定時においても，捜査官の作成する供述調書の特性に留意し，その信用性は慎重に判断されるべきである．

c. 事実認定の前提となった資料および判断過程が明示されていること

鑑定中，特定の事実の有無について判断することがある．

しかし，どの資料を前提にそのような判断がなされたのか不明な鑑定がある．犯行状況，事件の経緯，犯行前後における症状の有無・内容等は，責任能力判断にとって重要な意味をもつ．犯行態様について長々記載したうえで，「以上は資料一式から認められた」というようなことが末尾に記載されているだけの鑑定もある．

少なくとも，鑑定の重要部分に関しては，どの資料から事実認定をしたのか明示されるべきである．また，被疑者が問診時に訴えた妄想等の症状が犯行時になかったと判断するのであれば，どのような資料（根拠）に基づいてそのような判断がなされたのか，その判断過程が明示されていなければ，鑑定の信用性判断ができない．

結論に至る判断過程が明示されている鑑定は一読して理解が容易であり，弁護人としても鑑定人に対して無駄な質問をしなくてすむことになる．

d. 鑑定に求められる精神医学的所見が丁寧に記載されていること

50条鑑定では，責任能力判断といった法的判断部分は鑑定事項とされていない．50条鑑定の鑑定事項は，精神障害の有無，精神障害がある場合はそれが事件へ与えた影響の有無，程度および機序である．

弁護人としても，鑑定で丁寧に論じてほしいのは上記の点である．

起訴前に行われる鑑定では，参考意見としてではあるが，責任能力の有無といった法的判断についても記載が求められる．その関係もあって，起訴前の鑑定では，鑑定人の責任能力判断が論述の中心となり，肝心の機序部分の考察が十分になされていないものも散見される．

7つの着眼点に沿った整理がされている鑑定は多い．しかし，ほとんどの事案で，7つの着眼点すべてを平板に論じる意味は乏しい．また，「動機の了解可能性」について，了解可能か不能かを規範的な意味で記載している鑑定もある．しかし，弁護人が知りたいのは，了解可能か不能かの結論そのものではない．知りたいのは，精神症状がどのように動機に影響したのか，あるいはしなかったのかということである．

かつての刑事裁判では，鑑定人に責任能力判断まで聞いていた．しかし，現在の裁判では，法的評価は，事実認定者が行うとの考えにより，鑑定人に責任能力判断そのものを聞くことはない．そのような裁判実務を前提にした場合，7つの着眼点をすべて鑑定書に記載する意味は乏しい．特定の症状が事件に与えた影響や機序を中心に，事案にとって必要な事項の考察があれば足りると考えられる．

e. 必要な事項がわかりやすく記載されていること

標準的な書式や手引等の登場により，従来の鑑定書よりもわかりやすくなっている．

難しい精神医学的知見を簡単に表現すると，不正確なものとなる可能性もある．わかりやすく・不正確な鑑定が信用され，難しく・正確な鑑定が信用されないことがあってはならない．

しかし，鑑定書によっては，諸外国の研究成果をそのまま鑑定書の大部分において記載し，当該研究成果が検証されないかぎり信用性の判断ができないものや，情緒的・文学的な表現が多用され，肝心の精神障害の事件に与えた影響の有無や機序等に関する鑑定人の判断の論理性が不明なものもある．

鑑定人においても，司法精神医学を誤解なく，かつわかりやすく伝えるための工夫が必要である．

f. プレゼン形式の尋問時の工夫

裁判員裁判では，鑑定人尋問を，一問一答の通常の尋問形式ではなく，尋問の冒頭で鑑定人に鑑定内容を概括的に説明してもらうプレゼン形式で行うことが多い．

鑑定人には，鑑定内容の一部をわかりやすく説明してもらうことになるが，事実認定者が鑑定人に聞きたいポイントは事件ごとに異なる．カンファレンス等の機会において，争点や鑑定人に聞きたい事項等が説明される．法曹三者と鑑定人のコミュニケーションがうまくいかないと，プレゼンで語られる内容が事実認定者の興味を引くポイントとずれることがある．たとえば，諸外国の診断学やその歴史等を延々と論じるプレゼンはたいていの事件で意味はない．また，すでに他の証拠で十分に立証され尽くした事件の経緯・犯行態様・家族歴等を重ねてプレゼンで詳細に語ってもらう必要はない場合も多い．

プレゼン内容については，尋問を請求する検察官あるいは弁護人とのコミュニケーションが重要である．

g. その他

弁護人には，司法精神医学の知識はない．鑑定書を何度読んでも，鑑定内容を正しく理解することは難しい．そこで，鑑定人に面談を求めることになる．しかし，そのような作業がないと，無意味に鑑定を争ったり，鑑定内容を誤解した尋問がなされてしまう．鑑定人には，今後ともこれまでどおり，弁護人に鑑定内容を説明する時間をとっていただきたい．

また，鑑定内容と直接関係するわけではないが，鑑定人から，治療反応性や今後の治療方針等についてのアドバイス等をいただけることも多い．弁護人は，常に被告人の今後の更生について考え，できるかぎり早期に社会復帰させたいと考えている．その観点の鑑定人の豊富な臨床経験に基づくアドバイスは貴重なものとなる．

おわりに

　弁護人は，常に依頼者のために全力を尽くさなければならない．

　時として，鑑定人の見立てと異なる結論を求める弁護人と接することもあるかもしれない．しかし，刑事裁判においては，検察官は，合理的な疑いなく責任能力があることを立証する責任を負う．弁護人は合理的な疑問があることを指摘するのが役割である．弁護人が指摘するさまざまな点を考慮しても，合理的疑いが生じない場合にはじめて有罪判決が正当化されるものである．

　そのような弁護人の役割についても理解をいただければ幸いである．

（菅野　亮）

III

各論
―各種疾患の精神鑑定例

— Ⅲ．各論―各種疾患の精神鑑定例 —

1 統合失調症（1）

はじめに

　統合失調症は，精神医学のなかで最も中核的な疾患として位置づけられている．この疾患の診断と治療の経験は，精神医学を学ぶうえで不可欠である．同時に，実際の臨床例に接すれば一言に統合失調症と診断されるといっても決してひとくくりにすることはできず，ケースごとにその症状や経過に個人差があることにも気づかされるという意味でも重要である．

　このことは精神鑑定においても同様である．まずは統合失調症の鑑定事例を経験することが，鑑定の方法を学ぶうえでも，また責任能力についての考え方の基本構造を知るうえでも必須である．そして一言に統合失調症といっても，事件と病理の関係を丁寧にみていくと，決して簡単ではないことも理解することができる．

　そして，この多様な統合失調症の鑑定ケースのなかには，あまり迷うことなく統合失調症と診断でき，犯行当時も鑑定時にも陽性症状がはっきりとしており，事件が明らかにその症状によって引き起こされていて，逆に症状以外には事件を引き起こした事情といえるものがまったくないようなケースがある．精神鑑定を行っていくにあたっては，なかなかケースを選ぶことはできないが，できればこのような典型例といえるものから経験することが望ましい．そこでここでは統合失調症の陽性症状が明らかに影響している事件の簡易鑑定ケースを紹介する．

1．精神鑑定書

精神鑑定書（簡易鑑定）

1	被疑者	氏名　○○○○○　（男）・女　生年月日　○○○○年○○月○○日　現在満 24 歳）
2	事件概要	被疑者は，金品窃取の目的で，○年○月○日午前 1 時頃から同日午前 7 時 25 分頃までの間，○○○○が居住する D 県○○○○○○号室に玄関ドアから侵入し，同人が所有するリュックサック他 17 点（時価合計約 5 万円相当）を窃取したものである． 罪名　侵入窃盗
3	鑑定事項	1．本件犯行当時における精神障害の存否，精神障害が存在する場合にはその病名，症状，程度 2．前記 1 が肯定される場合，その精神障害が本件犯行に及ぼした影響の有無，程度 3．前記 1 が肯定される場合，犯行当時における被疑者の善悪の判断能力およびこれに従って行動する能力の障害の有無，それらの程度 4．鑑定時の精神状態，自傷他害のおそれの有無，入院等の必要性の有無（24 条通報の要否）

		5. その他精神状態の判断に関して参考になる事項
4	鑑定主文	1. 被疑者は，本件犯行当時，統合失調症に罹患し，妄想および幻覚といった症状が明らかに存在する状態にあった． 2. 本件犯行における侵入と金品の窃取は，妄想および幻覚といった統合失調症の症状によって説明されるものである．現実的な動機などはほとんど認めることはできない． 3. 被疑者は，本件犯行当時，善悪を判断する能力，およびこれに従って行動する能力のいずれも失った状態にあった． 4. 被疑者は，現在も統合失調症に罹患しており，特に妄想は活発である．精神症状により他害のおそれが認められ，いかなる処遇にせよ精神医学的な治療が必要である．しかし，本人は病識を欠いており，治療の必要性を理解していない．本件につき釈放されるとすれば，精神保健福祉法 24 条通報が行われるべきものと思料する． 5. 特記すべき事項はない．
5	鑑定経過	鑑定面接　○○年○月○日（13：30〜14：40） 参考情報　○○地方検察庁から提供された一件書類（警察官による両親の調書を含む）
6	診断	#1　統合失調症（コード：295.90　診断基準：DSM-5）(犯行時) #2　統合失調症（コード：295.90　診断基準：DSM-5）(現在)
		上記診断を支持する主たる所見等： 　被疑者は，対人関係のもちかたの偏り，生活習慣上の偏り，嗜好上の偏りは小学校高学年から見られたようであるが，精神症状が明らかに自覚され，また家族からも異常に気づかれ始めたのは 2 年ほど前からである． 　その具体的な精神症状とは，被疑者によれば，テレビをつけていなくても「ちょっとしたチューニング」をすると音声が聞こえる（幻聴），自宅前の電線の電磁波を通じて耳鳴り，頭痛などを与えられる（被影響体験），県外に行ったときに見た電柱の広告で「自宅の昔の電話番号が，別の県で使われていること」に気づいた（妄想知覚），路上に落ちているゴミをよく見てみると自分にとってはそれが行くべき場所や行動を指示するヒントであることに気づく（妄想知覚），被疑者を追跡して観察している人たちがいる（追跡妄想），行く先々で昔の同級生がいる（人物誤認）などの体験である．これらの精神症状は，2 年前頃から持続しているが，特にここ数週間でより強いものとなっていて，生活全体に影響を及ぼしている． 　20 歳の頃には，自ら「自殺願望」があったことから○○心療内科に 1 度だけ行ってみたことがあるものの治療は受けなかったと述べているが，これ以外には特に精神医学的な既往，器質性の問題，アルコールや薬物などの使用の問題は確認されない． 　以上の症状と経過から，被疑者については，比較的最近に発症した「統合失調症」の急性期にあるものと診断される．
		補足説明： 　被疑者は小学校 5 年生から「なんとなく」不登校となり，また人混みに出ること，時間を決められること，生のものを食べることなどは「ムリ」という．被疑者にはこうした，対人関係のもちかたの偏り，生活習慣上の偏り，嗜好上の偏りなどが認められる．けれども，その他には，記録等で確認される限り，積極的に発達の障害などを疑わせる経歴，所見は認められなかった．鑑定面接時の応答においても，発達障害を疑わせるような特異な対人接触やコミュニケーションの障害（視線を合わせないといった様子や相手の発言の意図を読み違えるなど心の理論の障害の存在を示唆する所見など）は認められなかった．鑑別診断として発達障害圏の問題を念頭におく必要があり，また今回得られている情報もかなり限られているけれども，以上のような点を総合して，今回の鑑定では，発達障害の積極的な診断は下さないことにした．

7	家族歴・本人歴	(1) 家族歴 　会社員の父親とパートの母親と同居し，結婚して家を出た姉がいる．確認しえた限り，精神医学的に特記すべき家族歴はない． (2) 本人歴 　被疑者は，○年○月○日にA県○○で出生した．確認しえた限りでは，胎生周産期に異常は指摘されていない．被疑者はその後，事件当時までこのA県の実家で生活をしている． 　被疑者は，幼稚園，小学校の中学年頃まで特に問題もなく，友人も多く過ごしていたようであるが，小学校5年生の頃から登校することが「なんとなく」苦手に感じるようになり，以後，中学卒業までをフリースクールで過ごしたという（本人鑑定時面接）． 　高校は，公立の普通高校に入学した．成績は中位であり，部活動には所属しなかったものの，友人も「それなり」にいたという．高校卒業後は，美容関係の専門学校に入ったが3カ月ほどで，「特に理由もなく」「嫌になって」退学した．直後に自動車工場の契約社員となったが，ここも3カ月ほどで「特に理由もなく」「嫌になって」退職し，本件犯行当時に至るまで無職であったという．自宅でインターネットに没頭したり，ゲームセンターで何時間も過ごしたりしていたようである． 　母親の警察官調書によれば，3年ほど前から，自室に閉じこもっているかと思うと急に家を出ていき数日戻ってこないといった行動がみられるようになり，またしばしば意味不明なことを言うようになったとされている．3カ月ほど前には「ゲームセンターでパソコンの仕事を始めるから自分に投資してくれ」と突然に言い出し，また1カ月前には急にB県に行くと言って数日間帰らなかった．さらに2日前には「テレビ局に言いたいことがあるから駅まで送ってほしい」と言われて送ったところ，連絡が取れなくなっていたとされている． 　ゲームセンター店員の調書によれば，被疑者は14年来のゲームセンターの普通の常連で，特に格闘技ゲームを好んでいたが，3カ月ほど前から，開店前に来店して毎日長時間滞在するようになり，ゲーム機についてのクレームをつけたり，持参した自前のレバーをゲーム機に取り付けるように要求したりするようになったので，出入り禁止にしていたという．被疑者はこの一件について「出入り禁止は，選挙の圧力のひとつ」と言っている．
8	犯行前後の経緯と精神状態の説明	(1) 事件2年前頃 　2年ほど前から被疑者は自分の身の周りで「何かおかしなこと」が起こっていると感じるようになっていた．初めに気づいたのは，ある日，県外に行ったときに見た電柱の広告で「自宅の昔の電話番号が，別の県で使われていること」に気づいたときであったという（妄想知覚）．その後，家の前にある電線から，おかしな音，あるいは電磁波が発生していて，耳鳴り，頭痛，肩こりが出るようになり（被影響体験），テレビをつけていなくても「ちょっとしたチューニング」をすると音声が聞こえるようにもなったという（幻聴）．このような不思議な体験をしているうちに，ふとテレビ局が「何かおかしなこと」をしていると気づき，いつかはテレビ局にこのことを言いに行こうと思っていたという． (2) 事件1週間前頃 　本件犯行の1週間前くらいになると，身の回りにさまざまな「ヒント」がもらえるようになった．たとえば，一見ただのゴミのようなものが路上に落ちているが，どうみても不自然であり，よく見てみると自分にとってはそれが次に行くべき場所やすべき行動を指示するような「ヒント」であるということに気づいたという（妄想知覚）．そして，その「ヒント」をたどって行くと，また次の「ヒント」にたどり着くという「脱出ゲームのようなもの」が行われるようになったという．また被疑者は，急にこうしたことが身の周りで起こるようになったのは，ちょうど1週間前頃から選挙が始まったことと関係していて，何らかの組織が自分に何かをさせようとしているのではないかとも考えていたという．

このようにして「ヒント」をたどって行く間に被疑者を追跡して観察している人たちがいることにも気づいていたとしており（追跡妄想），さらに「ヒント」でたどり着いた先々には昔の同級生がいるというような経験もしているという（人物誤認）．そして被疑者は，きっとテレビで何かの企画をしているのだろうと思ったという．

(3) 事件2日前頃

事件2日前に被疑者は，「個人情報の問題を指摘して出演料や著作権料を支払うように言うため」に，あるいは「A県で行っているおかしな行為について指摘するため」に，テレビ局に向かった．母親に「テレビ局に言いたいことがあるから駅まで送ってほしい」と頼み，電車を乗り継いでD県○○に行った．しかし，あるはずのところ（と被告人が思っていた場所）にそのテレビ局がなかったという．

その後の2日間，事件に至るまで，被疑者は公園などで仮眠をとりながら，A，B，C，D県のさまざまな場所に行っている．それらは「ヒント」を出されるままに出向いていたのであり，やはり「脱出ゲームのようなもの」の一環であったという．こうした経緯については，本人に対する検察官調書でも一致した記載がみられる．

(4) 本件犯行

本件犯行は，こうしてたどり着いたD県の初めて行った土地にあるまったく関係のない他人の家屋に侵入し，窃盗をしたものである．警察の捜査報告書によれば，被疑者が部屋に侵入した正確な時間は不明であるが，被害者家主が家を出た○年○月○日午前1時頃以降とされている．

この家屋への侵入について被疑者は鑑定時には，「選挙に関係している」「何者かに遊ばれている」「脱出ゲームのようなものをさせられている」といった状態のなかで行ったことであるとしている．

この家屋をどうやって選択したのかについても鑑定時には，本件現場の近くの公園で拾った（と本人が述べている）ドアノブを「ヒント」にしながら歩き回っているうちにたどり着いた集合住宅で，一つ一つの部屋のドアを確認していったところ，ドアが開いていて入ることのできた部屋に入ったとしている．

室内では，深夜から朝方まで滞在しているが，捜査報告書によれば，この間に，ノート，単行本，置物を窃取し，それらをさらに窃取したリュックに入れ，また窃取した衣服（柔道着）を身につけていたようである．これらの窃取について被疑者は鑑定時に，具体的に何をとったかよく覚えていないと言いつつも「脱出ゲームで必要なヒントを確保した」としており，また柔道着を着用していた理由については「ヒーローには似合うから」と述べている．検察官の調書においても同様の供述が記録されている．

(5) 逮捕から鑑定時現在まで

午前7時こうして被疑者が滞在していた部屋に，家主が帰宅し，通報を受けた警察官によって現行犯逮捕された．現在，留置中には，急に「あぁー」と声を挙げたり，独り言をぶつぶつと言いながら部屋をぐるぐると歩き回るなどの様子が確認されている．

被疑者は鑑定時に「突然やってきた警察につかまって，連れていかれました」と述べるが，それ以上の詳しい説明は得られない．

| 9 | 総合 (1) 障害と犯行の関係の説明 | 本件犯行は，自宅のあるA県とは別のD県の初めて行った土地にあるまったく関係のない他人の家屋に〈侵入〉し，その室内で〈窃盗〉をしたものである．

このうち〈侵入〉については，被疑者の説明によれば「何者かに遊ばれている」状態のなかで，公園で拾ったドアノブを「ヒント」にしながら歩き回っているうちにたどり着いたアパートで，一つ一つの部屋のドアを確認していったところ，開いていて入ることのできた部屋に入ったとしている．

また，侵入した室内での〈窃盗〉については，「ヒント集め」として意味のあるものを盗ったのだとしている．また衣服（柔道着）を窃取して着用していた理由について尋ねると「ヒーローには似合うから」などと答える． |

		以上から，本件犯行のうち〈侵入〉は被疑者が当時没入していた脱出ゲームにおける「ヒント」を求めて徘徊するうちに偶然に一室に侵入したというものであり，また〈窃盗〉についてもその脱出ゲームにおける「ヒント集め」として，あるいは「ヒーローに似合うから」などとして，行われたものであり，いずれもその動機は統合失調症の妄想の影響によって決定されている．また，こうして侵入して，窃盗をしている間に，被疑者は自らのインターネットのブログに「企画だね」「わかった！」など断片的で意味不明な書き込みをしている．被疑者は，この書き込みについてははっきりと想起できないようであるが，そのときに思ったことを書いたはずだとしている．おそらくは，被疑者が現在述べる通り，本件犯行が「脱出ゲーム」の一環としての行動であったことを裏付けるものとして見てよいであろう． 　一方，本件について現実的な動機などがあるかというと，〈窃盗〉については現実的な動機などは見いだせないけれども，〈侵入〉については，確かに被疑者自身「夜になって寝泊まりする場所を探していた」と述べている．しかしながら，そもそも被疑者が当時2日間無宿のまま歩き回っていたこと自体が「脱出ゲーム」のなかでの行動なのであり，また部屋の選択も「ヒント」に従ったものである．「寝泊まりする場所を探していた」との説明を統合失調症の症状によらない現実的な動機として重視することは適当とは考えにくい． 　以上をまとめると，本件犯行は〈侵入〉も〈窃盗〉も，統合失調症の妄想によって一義的に引き起こされたものであり，逆にこうした精神障害以外の現実的な葛藤や欲求などによって説明される部分は特に認められない，と判断する．
10	総合（2）刑事責任能力に関する参考意見	刑事責任能力判断はあくまでも法律家によってなされるべきものであるが鑑定事項の要請に従って，参考として見解をまとめると，以下の通りである． 　被疑者は事件当時，部屋に侵入し，ものを入手したということについては認識していた．しかし，それは被疑者にとっては「脱出ゲーム」のように仕組まれた世界での行動であった．すなわち本件犯行当時に被疑者が体験していた世界全体が妄想上の意味をもった空間となっていたのであり，逆に言えば被疑者にとって現実的な意味を失った空間となっていたといえる． 　このような状態にあったとするならば，本件犯行当時，被疑者は自分の行動の意味，その善悪を正常に判断すること，さらに判断に従って正しい行動をすることは，おおよそできなかったものと思われる．
11	その他参考意見	被疑者は事件当時，および現在，統合失調症に罹患していることは明らかであり，かつ本件犯行のようにまとまらない行動をとった結果，他人の家に侵入をしてしまうといった他害行為に至る可能性は高い．実際，現在も「ここを出たら○○（地名）に同級生がいるって，テレビで教えてもらったから」と，釈放後には○○に行くことを決めていると断言する．一方，本人には，自ら病気であるという認識はまったくなく，自らその治療を受けようという考えはない．したがって，精神障害のために自傷・他害のおそれがあり，そのため治療を受けさせるべきものということができる．
鑑定日付 鑑定人署名		以上の通り鑑定する． 　　○年　○月　○日　　　　　　　　　　　氏名　岡田　幸之

2. 解説

　この事例では，陽性症状が明らかにある．統合失調症であるという診断についてもおそらく異論はないであろう．しかし，診断を確定するだけでは鑑定としては不十分である．不十分というよりも，まったく足りない．鑑定の中核は，精神の問題がどのように事件と関係しているのかを解き明かすことにある．

a. 事件のときにどのような病状であったのかの推定

　まずは「事件のとき」にどのような病状であったのかを判断する必要がある．過去の話なので多少ともそれは推定とならざるをえないという限界がある．しかし考えてみれば，臨床においても精神科医は病歴を聴取するということをしている．それは多くの情報を集めることによって過去に遡ることで行われる．鑑定の際には，特にそれを「事件のとき」として特定して行うのであって，その意味では必ずしも完全に特殊な作業というわけではない．

　それは難しいことは確かであるが，鑑定の場合には，被害者や目撃者の証言が記録として提供される．防犯カメラの映像も得られるかもしれない．逆に言えば，その証拠の信頼性が問題になる可能性もあるということになる．そうしたことを後からでも検証できるように，それぞれの情報がどのような資料から得たものであるかがわかるようにしておくべきであるということになる（「Ⅰ．総論／2．刑事責任能力鑑定の実際／7．⑦ 収集した情報をまとめる」〈p.27〉参照）．

　また，このように症状を確認する際には，精神科医以外の一般人の情報などからも確認しやすい陽性症状だけに目を奪われていないかに注意しておく．今回示した事例のような場合であればあまり問題にならないかもしれないが，より陰性症状が中心となるような事例では丁寧な情報収集や状態像の記述が重要になってくる（本章「2．統合失調症（2）」〈p.152〉参照）．

b. 推定した病状が事件のどのような部分に影響を及ぼしたのかの説明

　次に，その症状が事件のどのような部分に影響していたのかという「機序」を述べる必要がある．たとえば，はっきりとした幻聴と妄想があるようなケースであっても，それらの症状とはまったく関係のない事件を起こしたのであれば，法的に刑事責任能力の問題として扱うことはできない．あるいは関係があってもそれが弁識能力や制御能力の面に影響を与えていないのであれば，やはり刑事責任能力の問題としては扱われない．ここでは事例を参照しつつ，陽性症状である，妄想，幻覚，精神運動興奮による影響の機序の説明について整理する．なお，ここでも前項と同様に，陰性症状が中心となるようなケースではより丁寧な記載が必要になる（本章「2．統合失調症（2）」〈p.152〉参照）．

妄想の影響

　妄想として，どのように思い込んでいたことが，どのような経緯でどのような犯罪行動に至るのかということを説明する．この鑑定書では『本件犯行のうち〈侵入〉は被疑者が当時没入していた脱出ゲームにおける「ヒント」を求めて徘徊するうちに偶然に一室に侵入したというものであり，また〈窃盗〉についてもその脱出ゲームにおける「ヒント集め」として，あるいは「ヒーローに似合うから」などとして，行われた』と本人の具体的な言葉を引用しながら記している．そしてそれが本件犯行の唯一の理由であるとまとめている．こうした妄想について本人はどう信じているのか，その妄想によって感情や行動がどのように影響されているのかといったことも問題になるかもしれない．その評価にあたっては，本人の説明だ

けではなく，実際にどのような行動や態度にそれが反映されているか，影響が現れているのかといった具体的エピソードを拾っていくようにするとよいであろう．

　ところで妄想については，現実には起こりえないような荒唐無稽な内容の「奇異な妄想」と，現実に絶対ないとはいえないような内容の「奇異ではない妄想」と呼ばれてきたものとの違いに注目する考え方がある．前者はもっぱら統合失調症，後者は妄想性障害により親和性が高いとする．しかし，奇異と奇異ではないという境界は不明瞭であるし，司法精神医学的にも両者の間で責任能力に与える影響に違いがあるのか，あるとすればどう違うのかも明確な答えはない．このようなとき改めて「機序」というところでみると違いが少しはっきりしてくることがある．奇異な妄想ととらえられるようなケースの場合には妄想自体が突出していて事件がほとんどその妄想によって決定づけられていることは多いであろう．一方で，奇異ではない妄想の場合には，妄想だけではなく，現実の複雑に絡んだ人間関係上の葛藤が関わっていることが多いようである（「Ⅰ．総論／2．刑事責任能力鑑定の実際」〈p.22〉参照）．つまり，妄想によって事件のどこまでが説明されるのかだけではなくて，正常心理というべき部分がどこまでを説明するのかも合わせた両方向から機序を説明するとよい[1]．

幻覚，特に幻聴の影響

　幻聴が影響したというときにも，その影響の仕方について丁寧に確認する．命令性の幻聴に従って行動したというような事件でも，単に「"○○をやれ"と命令されたからやった」というだけの説明で終わるものはまずない．「やれ」と言われただけで（やりたくもない）何かをするほど人は単純ではない．その命令をどのように受け止めたのか，たとえば妄想が同時に存在するとすればその妄想は命令の受け止め方に何か影響を与えていないかといったことを確認する必要がある．単純な命令性の幻聴だけが聞こえていたというのか，他の被影響体験も頻繁に認められるような病態に陥っているなかで聞こえてきていたというのかといった違いもある．

　また，命令性の幻聴ではなくても，たとえばこの鑑定例のように，テレビの音声が聞こえるという幻聴が，テレビ局に文句を言いに行くという行動を引き起こすこともある．要するに幻聴体験が本人にとってどのように受け止められるものなのか，特に脅威と感じられるようなものではないかといったことに評価の重点をおくべきである．

精神運動興奮の影響

　本件においては，犯行時にも支離滅裂な行動が多少確認され，またその当時の記憶もそのために曖昧になっているようであるが，特に精神運動興奮や錯乱の状態は逮捕後に顕著に現れている．

　事例によっては犯行時に激しい緊張病症状がみられることがある．おそらく一般人には理解しがたい状態像となっている．それ自体が事件を引き起こすということはないかもしれないが，そこで見られる意味不明な行動が精神医学的には精神病症状の一つとしてとらえられるのだということを鑑定のなかで説明することになるであろう．

c. 刑事責任能力への言及

　裁判所の精神鑑定では現在はほとんど「機序」を述べるにとどめることになっている．これに対して起訴前鑑定，特に起訴前の簡易鑑定では，本ケースのように，刑事責任能力の判断に直結する「犯行当時における被疑者の善悪の判断能力およびこれに従って行動する能力の障害の有無，それらの程度」への言及を求められるのが現状であろう．あくまでも参考意見としてであるが，ここでは「本件犯行における侵入と金品の窃取は，妄想および幻覚といった統合失調症の症状によって説明されるものである．現実的な動機などはほとんど認めることはできない．」といった機序の整理をもとに，「被疑者は，本件犯行当時，善悪を判断する能力，およびこれに従って行動する能力のいずれも失った状態にあった．」と結論している．

おわりに

　統合失調症の比較的明らかな陽性症状が事件に影響を与えているケースに関する精神鑑定を解説した．

　この種のケースは症状が事件を起こしていることがはっきりしているので，検察官の判断によって不起訴となり，措置通報，あるいは重大事件であれば医療観察法の申立てが行われる可能性は高い．したがって，措置診察や医療観察法鑑定でも遭遇しやすい．つまり刑事司法から精神医療への主たる流れをたどる典型的ケースということになる．精神鑑定の基礎を学ぶのに最も適している．

　逆に言えば，それを経験することなく，いきなり，特殊な疾患のケースや複雑な争点を抱えたケースの精神鑑定を行うのは望ましいことではない．精神鑑定のトレーニングをする際には意識をしてもらえたらと思う．

〔岡田幸之〕

文献

1) 岡田幸之．刑事責任能力再考—操作的診断と可知論的判断の適用の実際．精神神経学雑誌 2005；107 (9)：920-935.

2 統合失調症（2）

はじめに

　統合失調症は，現在においても原因不明の精神疾患であり，わが国で精神科医療を受けている患者のなかでも最多の精神疾患である．精神疾患の範囲が拡大し，精神科医療の対象とされる疾患が多様化した現在においても，やはり統合失調症に罹患している人の治療や処遇は，わが国の精神医学・精神科医療の最大の課題といえる．統合失調症の症状は，思考・情動・意欲など人格全体に現れ，病状悪化時には，患者はしばしば病気の症状の影響で判断能力に重篤な障害が生じている．統合失調症は，刑事責任能力の要件の一つである「精神の障害」に該当する代表的な精神疾患であり，わが国の刑事責任能力をめぐる議論においても，統合失調症に罹患している人の責任能力の問題は中心的な課題の一つである．

1. 統合失調症の症状と刑事責任能力

　統合失調症に罹患した人の責任能力について，かつて不可知論に立つ精神科医からは，統合失調症という診断が確定すれば，ほぼ常に責任無能力と判定すべきという主張がなされてきた．しかし，こうした主張は裁判実務では必ずしも受け入れられてはいなかった．ノーマライゼーション運動の進展による障害者観の変化，コミュニティケアへの移行，向精神薬療法の進歩，病因より症状を重視する操作的診断基準の普及などによる精神科医療の進歩・変革を考えると，統合失調症という診断が確定しただけで統合失調症に罹患している人の触法行為を原則として責任無能力と判定することは，精神医学・精神科医療の立場からも，もはや適切なものとはいえない．好むと好まざるにかかわらず，現在の刑事責任能力鑑定においては，可知論的アプローチをとることが要請されている．しかし，その一方で，刑事責任能力が，過去のある時点における判断能力の有無・程度についての判定であることを考えれば，「統合失調症の急性期に行われた行為の場合には，被鑑定人の判断能力は全般的に低下している可能性が高く，心神喪失や心神耗弱に該当する可能性が高いと考えられる」というような，一定の臨床状態を前提とした司法との間の取り決めはやはり必要なようにも思われる[1]．

　統合失調症の症状というと，幻覚や妄想が代表的な症状として知られている．実際，幻覚や妄想の影響下で他害行為に及ぶ統合失調症の人は少なくない．しかし，『精神疾患の診断・統計マニュアル第5版』(DSM-5)[2]で，統合失調症の特徴的症状として，①妄想，②幻覚，③まとまりのない発語，④ひどくまとまりのない，または緊張病性の行動，⑤陰性症状（すなわち情動表出の減少，意欲欠如）という5つの症状が掲げられているように，統

合失調症の症状は，幻覚や妄想だけではない．病的体験が幻覚や妄想だけの場合には，患者は病的体験を明確に言語化できる場合も少なくない．しかし，③，④のような思考過程・会話の障害が重篤な場合，すなわち，解体症状のみられる患者の場合には，自らの病的体験を言語化すること自体が困難である場合も少なくない．

ここでは，病的体験を自ら言語化することが困難な状態で犯行を行った鑑定事例を提示し，幻覚・妄想よりも解体症状が前景に立つ事例の鑑定での注意点について検討したい．

2. 精神鑑定書

精神鑑定書

1	被告人	氏名　○○○○○　（男）・女　生年月日　○○○○年○○月○○日　現在満 48 歳）
2	事件概要	被告人は，X 年 Y 月 Z 日午後 6 時 20 分頃から翌 Z+1 日午前 11 時 50 分頃までの間に，自宅 6 畳間において，母（当時 75 歳）に対し，殺意をもって，片刃の刃物等で同人の顔面及び頭部等を多数回突き刺し，切り付けるなどし，よって，その頃，同所において，同人を出血性ショックにより死亡させて殺害したものである． 罪名及び罰条　殺人　刑法 199 条
3	鑑定事項	1. 犯行時における被告人の精神障害の有無及び程度 2. 上記精神障害が本件犯行に与えた影響の有無，程度及び機序
4	鑑定主文	1. 本件犯行時の被告人は，統合失調症（鑑別不能型統合失調症）に罹患していた．本件犯行時の被告人は，怠薬により病状が悪化しており，急性増悪期にあったと考えられる．被告人は，固定化した妄想や物事を被害的・妄想的に解釈する幻覚妄想状態にあり，著しい思路障害があり，一定の意思を形成し，その意思に基づいて一貫した行動をとることが難しい状態にあったものと考えられる．また，亜昏迷状態にある一方で，被刺激性は亢進しており，衝動制御が困難な状態にあったと考えられる． 2. 本件犯行時の被告人は，統合失調症の急性増悪期にあり，本件犯行に被告人の統合失調症が与えた影響は甚大であり，それ以上の機序の解明は不要と思われるが，精神医学の立場から犯行時の状況を推測すれば，被害者との間にあった些細なトラブルがきっかけとなって，自身の行動を制御することが困難となり，結果として，本件犯行に及んだものと考えられる．
5	鑑定経過	鑑定助手　×× 平成 X+2 年 2 月×日，3 月×日　　　　　　○拘置所にて面接 平成 X+2 年 3 月×日から 3 月△日　　　　　○○病院に鑑定留置 平成 X+2 年 4 月×日　　　　　　　　　　　姉との面接
6	診断	#1 鑑別不能型統合失調症（コード：F20.3　診断基準：ICD-10）(犯行時) #2 鑑別不能型統合失調症（コード：F20.3　診断基準：ICD-10)(現在) 上記診断を支持する主たる所見等： 　被告人に認められた精神症状は，病初期に見られたものも含めると，思考・社会関係・行動に影響する妄想と幻聴，連合弛緩を主とした概念の統合障害，拒絶・易怒性・攻撃性・被刺激性，周囲に対する反応性の低下・活動の減退を伴う亜昏迷，判断力と病識の欠如，対人交流を極めて限定的にしている無為・自閉傾向，常同的な思考，注意の障害と推察される．病型としては，破瓜型統合失調症の要素が多いが，一方で経過中に継続的に固定化した妄想，複数回にわたる亜昏迷症状を認めるため，鑑別不能型統合失調症（コード：F20.3　診断基準：ICD-10）と診断される．

		補足説明： 〈現在症〉逮捕後に抗精神病薬の定期的な投与が再開されたこともあり，本鑑定時には昏迷・亜昏迷や被刺激性亢進はなく，また明らかな幻聴は認めなかったが，血統妄想及び思路障害は持続していた．1時間～1時間30分程度継続する面接を複数回行ったが，面接の後半になるにつれて「はい？」と聞き返すことが増え，注意の持続が困難である様子がうかがえた．自身が精神科の病気であることは否定し，精神科病院への過去入院についても，「誘拐された」「入院手続きは取られなかったと思います」「道歩いていたら，声をかけられて横の所にいきなり人が出て来て，連れ込まれて，それで警察に連れていかれた」と語るなど，病識はない．
7	家族歴・本人歴	(1) 家族歴 　被告人の母親は本件犯行の被害者である．X-7年頃にパーキンソン病の診断を受け，X-3年10月からは，要介護3の認定を受け，ヘルパーが訪問し食事の支度や洗濯，入浴介助を行っていた．パーキンソン病の症状である手指振戦を認め，腰は90度近く曲がり歩行もシルバーカー利用の状態であったが，性格は快活で知人との交流は好んで継続していた．精神症状として，「知らない人が勝手に部屋に入って来て物を持って行く，シャワーを浴びて行く」「ベランダから覗いている」「（被告人が）騙されている」などの妄想を認め，手紙を盗られないように何重にも袋に包む，覗き窓に目張りをする，現金や通帳を身体にくくりつけるなどの行動が見られ，繰り返し110番通報をしたこともあった．自室は物が散乱しゴミ屋敷状態となっており（被告人の部屋は比較的片付いていた），ゴミ集積場を歩き回り刃物を集める行為が見られていた． 　被告人に対して週に1回小遣いを渡していたが，3日ともたずに催促をしてくるため，小遣いの金額等についてケアマネジャーに相談していた．家族やヘルパーによれば，被告人の不調や内服していないと思われることに対する不安を述べることはあったが，暴力を振るわれるなどの身の危険に関して話を受けたことはなかった． 　他に，精神医学的に特記すべき家族歴はない． (2) 本人歴 　被告人は，○年○月○日同胞2名の第2子長男として○市で出生した．○市立○小学校，○市立○中学を卒業した．小中学校での成績は上位で運動も得意であり，友人も多かった． 　○年4月，県立高校に入学した．当初は成績優良であったが次第に成績は低下し，不登校となり，両親との接触もしなくなり，閉居がちの生活となった．○年3月に卒業したが，大学受験には失敗した．予備校に通ったが，半年ほどで行かなくなり，徐々に引きこもるようになり，家族とも筆談でしか会話しない状態となった． 　X-27年8月大量服薬による自殺企図があり，救命救急センターを経て，A病院精神科を受診した．心因反応と診断されたが，1回のみの受診で終わっていた．母親が作った物を一切食べず，入浴もせず，家族とも全く話をせずに自宅に引きこもる状態であった． 　X-25年8月×日，評論家Aの事務所に押しかけ，自身がAの息子であると主張した（血統妄想）ためB病院に措置入院となり，統合失調症（破瓜型）と診断された．病識は乏しく退院要求を繰り返し，人格レベルは低下し，他患者との交流もほとんど見られなかった．家族の強い希望もあり，医療保護入院に変更後，外泊を繰り返し，11月×日自宅に退院した．退院後すぐに怠薬した．本人の希望で○○のマンションで一人暮らしを始めたが，生活費は両親がもっていた． 　X-19年6月×日，下半身裸で自宅を飛び出し，近隣住民に罵声を浴びせ，また自身を「ビルだ」と名乗っていた．母親が110番通報し，保健所の紹介で翌日C病院を受診したが，呼びかけにも応じず，易怒的で異常な言動が見られ，同日入院となった．拒否が強く不穏であり，隔離処遇となった．入院中は，易怒的で看護師に「お前は猿だろう」「出て行け」などの暴言を繰り返し，拒絶が強く拒薬傾向があった．ビルと名乗り，フランス人であり，「親は本当の親ではない」という血統妄想を認めていた．

病識はなく，退院要求が強く，治療は不十分な状況であったが，家族も退院を強く希望し，X−17年5月×日に自宅退院した．

退院後は，C病院外来に通院していたが，「生みの親は白人で今の親は育ててくれた人だ」などの妄想は持続していた．不眠，拒絶などの症状が徐々に出現し，X−16年8月にはアパートの外階段で排尿するなどの行為も見られるようになり，8月×日にC病院に2回目の入院となった．拒絶的で思考のまとまりも悪く，疎通性不良であり，そのため繰り返し質問すると怒りだすなど易怒性も認められた．過去の入院歴の否定も見られた．やはり退院希望が強く，X−15年2月×日に退院した．

退院後は，母親同伴で，C病院外来へ通院していたが，診察では，毎回のように通院終了の希望を述べていた．意欲も乏しく対人交流はほとんど見られない状況であった．「いつも変なものを飲まされています」という被毒妄想をうかがわせる発言がみられ，自分はフランス人であり，「親は本当の親ではない」という血統妄想が持続していた．障害年金や自立支援医療のための診断書には，「現実的合理性を欠き治療への協力は得られない」，「幻覚妄想・自閉・感情鈍麻・意欲減退を認める」，「拒絶，ひねくれ，病態否認，アメリカに移住する等の突飛な発言，両親に対する替え玉妄想がある」などの記載が見られた．X−9年8月×日に父親が病死し，以後は，母親と二人暮らしとなった．

X−2年6月X日「薬を飲まない，一点を見つめて様子がおかしい，電話も家からはかけられない，どうなるか怖い」と母親がC病院に電話で相談した．6月X+3日の受診時に医師が服薬を勧めると，激昂し，突然一点をにらみ固まるなどの症状を認めたため，医療保護入院となった．易怒性と混乱のため入院後14日間身体拘束を要した．8月×日に退院した．

退院後は1か月に一度，母親同伴で，C病院外来に通院していたが，服薬には拒否的であった．最終通院までの1年ほどの間のカルテの記載によれば，毎回普段と同様の様子で，妄想等に関する記載は見られなかった．最終通院日はX年Y−1月×日であり，次回の受診予定日はY月Z+3日であった．

| 8 | 犯行前後の経緯と精神状態の説明 | (1) 客観的情報から見た犯行前後の被告人の行動（一件記録中の捜査資料に基づく）
本件犯行の1か月ほど前に，母が姉に対して，被告人が2か月ほど内服をしていない様で，話しかけても返答せず具合が悪そうなので入院させたいと話していた．Y−1月○日，○+1日，母のヘルパーのサービス記録に息子のことで悩んでいるとの記載が見られた．
Y月Z−16日から被告人は帰宅せず，Y月Z−12日午前5時30分頃，被告人がタクシーで帰宅したが，タクシーを待たせていると母に2万5千円を要求しすぐに出て行った．母が行方不明と交番に届け出たが，午後5時40分に帰宅した．
Y月Z−4日午後9時頃，コンビニエンスストアAでうろうろと不審な動きをする被告人が店員に目撃された．レジで打ち忘れがあり，店員が説明し打ち直すと「もう一度やり直してくれ」と述べ，打ち直して同額であるのを見て「何で一緒なんだ？」と述べた．説明で引き下がったが，その後購入した商品を店の前で座って食べていた．その1か月前にも店内を1時間近く徘徊し珈琲を店内で3杯飲むことがあった．同日午後10時台には住宅の防犯カメラに写っており，午後11時台にコンビニエンスストアBで飲料を購入したレシートがあり，夜間に一度帰宅しその後また外出していた．
Y月Z−3日午前0時頃，被告人はA駅改札を入場，その後B駅に向かった．午前6時51分，C駅改札前に直立不動で佇んだ後出場，午前9時21分にC駅改札を入場，午前9時31分にA駅改札を出場した．同日午前9時台に住宅の防犯カメラに被告人が写っていた．
Y月Z日午前8時から8時50分にかけて，ヘルパーAが被害者宅を訪問した際には，被告人の靴が玄関にあった．防犯カメラの映像によると，被告人は，午前9時50分頃に住宅を出て，A駅からC駅を経て，午前10時18分から午後1時13分頃スーパーAに滞在，食品多数とランチ保冷バッグ5832円分を購入した．その際， |

6653円でお釣りを貰っていた．ランチ保冷バッグはその後返品した．午後3時24分にC駅改札に入場し，A駅を経て午後3時53分に帰宅．その後午後5時19分に家を出て，A駅で改札を通過できず切符を購入，C駅を経て午後5時54分から6時34分同店に滞在，839円分の商品を購入し，退店後8分ほど出入り口の外側に直立不動で佇んでいた．その後，駅でSuicaをチャージし，午後7時46分頃C駅を入場し，A駅を経て午後8時頃帰宅した．

Y月Z+1日午前8時頃，向かいの棟の住人が，被害者宅のある3階から男が螺旋階段を降りるのを目撃した．午前8時2分，コンビニエンスストアAの前をうろうろとし，円を描く様な歩き方をする被告人が防犯カメラに写っていた．午前8時24分から25分にかけて，A駅駐車場内を歩き，午前8時27分，A駅改札をSuicaを使い通過しホームに降りた．

午前8時43分，ヘルパーAが被害者宅を訪問したが応答がなく，午前8時50分に責任者のBに連絡した．Aは，被害者宅に電話をかけたが繋がらず，玄関に赴き再度呼びかけたが応答はなかったので，午前9時45分に次の仕事先に向かった．

午前9時6分，被告人はD駅改札を出場し，西口方向へ立ち去った．

午前9時14分，Bは，ケアマネジャーCに連絡し，9時30分，Cが姉に連絡した．姉が被害者宅に電話をかけたが繋がらないため，家族で被害者宅へ向かった．午前11時50分，施錠されていたため鍵を使用し室内に入り，6畳和室のベッドを背もたれにし血だらけの状態で倒れている被害者を発見し，11時59分に姉が119番通報し，事件が発覚した．

午後0時31分，被告人はD駅西口方向から改札に入りホームに降りた．

午後1時24分，被告人はE駅改札を出て，駅東ロータリー方向へ向かった．1時過ぎ，ラーメン店Aに入った．自販機で自ら食券を購入し，カウンター席に座り，食券を店員に出して注文した．店主の話では，「目の焦点があっておらず，何となく嫌な感じがした」とのことであった．ラーメン2杯を購入したが，2杯目は店員の女性に頼み，小銭を渡し食券を買って貰った．特にもめることはなく受け渡したが，食べるのに2時間を要した．黙々と食べ続け，水を大量に飲み，食べ終わった後は無言で出て行った．その間，固まってしまったり寝てしまうことはなかったが，周りをきょろきょろするなど挙動不審であった．

午後5時12分，E駅東側から改札に向かうも通過できず，切符を購入し，改札を通りホームへ降りた．午後5時13分20秒から5時15分5秒，5時17分41秒から5時18分32秒の間，一点を見つめ身動きをせず立ち尽くしていた．

午後5時31分，F駅改札を出場した．5時36分から5時40分，○○の防犯カメラに被告人が写っていた．

Y月Z+2日午後4時22分，及び午後11時28分に，被告人はコンビニエンスストアDで飲料を購入した．

Y月Z+3日午後2時58分，G駅付近でベンチに座っているところを発見された．「お腹がすいてパンを食べた，金は少し持っている，2日間この辺りをふらふらしていた」などと述べた．任意同行となり，午後6時48分，通常逮捕された．

(2) 取調べ段階での供述（取調べの録音・録画記録に関する精神医学的評価）

逮捕後に服薬が再開されたことにより，被告人の症状・状態には，数日単位で変化が見られた．逮捕当日（Y月Z+3日）は茫乎とした表情で，質問への反応は乏しく，頻回に首を回す動作が見られていた．逮捕後2日目，3日目は呂律不良で傾眠傾向，4日目からは傾眠がちではあるが，していない話を「もう済んだでしょ」といい，突然事件とは無関係の報道の話をする，不適切に笑い出すなどの様子が見られた．質問に対しては的外れな返答をすることもあるが，基本的には素直に返答していた．逮捕後7日目には，全体に表情に乏しい中で，質問に対して不適切に強い語勢と声音で反応したり，サイレンの音に反応して笑い出すなどの奇妙な様子，同様の発言を繰り返す保続が見られた．母の死を認識しているようではあるが，それに対する悲哀などの感情は表出せず，感情鈍麻が見られた．この頃より拒絶的反応が散見されるように

なった．8日目には傾眠は消失したが，拒絶的態度，質問への的外れな応答やまとまりのなさが目立ち，思路障害が見られた．10日目になると呂律不良も目立たなくなったが，お茶を頼んだにもかかわらず，さも頼んでいないかのように「え，水頼んだんですけど．何言ってんの」などといい，思路障害，拒絶的・挑発的態度が見られた．14日目には拒絶がさらに強まると共に，発言がまとまらず断片的になり，思考のまとまりのなさがより明確化した．その中で独語とも取れる様子も散見された．

取調べ段階での被告人の事件に関する供述は非常に乏しい．「個人的なことはお断りです」「(事件について話す) 必要ないです」などと述べたり，黙り込んで話すこと自体を拒否していた．また，「(事件を起こしたかどうかについて) そうとも言えるし，そうとも言えない」「(事件について考えると) 頭がぐらぐらする」などとはぐらかすような発言も多くみられた．

なお，起訴前鑑定終了後の取調べ時には，母親の部屋に行ったら包丁を向けられて奪い合いになって，足か腕を刺した，という趣旨のことを述べていた．

(3) 起訴前鑑定における供述

起訴前鑑定の問診記録をみると，拒絶的態度と前後の脈絡のなさなどの思路障害の存在がうかがわれる．事件そのものに関する質問には無言を通したりはぐらかすような応答が目立ち，供述の具体性の乏しさは，鑑定前の取調べ時と大差がないようである．

(4) 本鑑定における供述

本件犯行に関しては，「母の部屋に行ってナイフを向けられて奪い合いになって，生命の危機を感じて怖くて危機感を感じて，殺すつもりもなくて」等と述べた．本鑑定までに幾度も同様の質問を受けたことより，この回答に関しては非常にスムーズに述べるが，より詳細に，その時の自身の感情や犯行前後の過ごし方等について尋ねると，「分かりません」，「覚えていません」という返答に留まり，それ以上，明細化されなかった．「分かりません」，「覚えていません」と返答するまでの時間は，即答する時としばし考えてから返答する時とがあり，面倒に感じた，もしくは諦めから即答する場合と，本人なりに熟考しようとしたが分からなかった場合との両方があると考えられた．視線を合わせて真摯に返答しようとしていたにもかかわらず，「分かりません」，「覚えていません」と回答していることは，被告人の本件犯行の前後の記憶が断片的であることを示唆するものと考えられた．

9	障害と犯行の関係の説明	起訴前鑑定前の取調べ時や起訴前鑑定では，被告人は，本件犯行の認否や動機について明らかにしていなかった．起訴前鑑定では，本件犯行について，基本的には現実的な動機（たとえば，金銭要求，疾病否認すなわち通院の拒否や過去の入院等の怨恨など）から，被告人の主張を通そうとして行われた可能性が高いとされている．しかし，起訴前鑑定での検討は，もっぱら妄想に関する検討に終始しており，犯行前に被告人が亜昏迷状態にあったことは記載されているが，そのことに関する十分な検討は行われていない． 「本件犯行の1か月ほど前に，母が姉に対して，被告人が2か月ほど内服をしていない様で，話しかけても返答せず具合が悪そうなので入院させたいと話していた」こと，「被告人の部屋から，処方薬が大量に発見された（処方分の3分の2程度が残っていた）」ことなどから分かるように，被告人は，犯行の少なくとも1か月ほど前からは処方通りの内服をしておらず，過去の入院時に被告人の病状悪化を体験している母が入院を検討するレベルにまで精神症状は悪化していた．Y月Z−4日頃からは，「(コンビニの) 店内を1時間近く徘徊」したり，「C駅改札前に直立不動で佇んだ」「退店後8分ほど出入り口の外側に直立不動で佇んでいた」「(ラーメンを) 食べるのに2時間を要した」「午後5時13分20秒から5時15分5秒，5時17分41秒から5時18分32秒の間，一点を見つめ身動きをせず立ち尽くしていた」など，明らかな亜昏迷状態が観察されている．本件犯行日から逮捕されるまで2日間あるにもかかわらず，本鑑定での供述によればその認識もないことも併せて考えると，本件犯行前後の被告人には，亜昏迷状態による健忘が生じていたことは明らかといえる．

また，「レジで打ち忘れがあり，店員が説明し打ち直すと，もう一度やり直してくれ，と述べ，打ち直して同額であるのを見て，何で一緒なんだ，と述べた」「食品多数とランチ保冷バッグを5832円分を購入した．その際，6653円でお釣りを貰っていた」「A駅で（Suicaで）改札を通過できず切符を購入した」などの行動は，普段は支障なく行えていた計算やSuicaの使用も困難となっていたことを示す事実であり，当時の被告人の思路障害が著しかったこと，あるいは，亜昏迷状態により判断能力を欠いていたことを示すものである．

以上を踏まえると，統合失調症の急性増悪期にあった被告人は，本件犯行の数日前から犯行時，犯行後にかけて，亜昏迷状態を呈し，著しい思路障害があり，一定の意思を形成し，その意思に基づいて一貫した行動をとることが難しい状態にあったものと考えられる．

起訴前鑑定終了後の取調べや本鑑定における問診では，被告人は本件犯行を行ったことは認めているが，被害者が包丁を持ち出してきたことに対する自己防衛（正当防衛）行動であったと述べている．しかし，取調べにおいても，本鑑定においても，犯行時の行動の詳細や自身の感情について繰り返し尋ねられても，それ以上の回答は得られていない．視線をしっかり合わせて真摯に回答しようとしていた本鑑定における被告人の態度や犯行前後の被告人の精神状態を考慮すると，こうした被告人の供述は，何かを隠蔽しようとする意図的なものではなく，亜昏迷状態による健忘のためであったと考えるのが妥当と思われる．

本件犯行は目撃者のいない状態で行われており，被害者である被告人の母親も死亡している．前述のように被告人には，亜昏迷状態による健忘もあり，犯行時にどのようなことが起こったのかについては，被害者が多数の刺傷や皮下出血，骨折を負って死亡したこと，そのさい被告人も受傷していたこと以上の詳細は明らかではない．前述のように犯行時の被告人の精神状態が重篤であったことを考えれば，本件犯行に被告人の統合失調症が与えた影響は甚大であり，それ以上の機序の解明は不要と思われるが，精神医学の立場から，犯行時の状況を推測すれば，以下のようになる．

過去の入院時の行動や本鑑定における心理検査の結果から，被告人には衝動制御の問題があることが指摘されており，病状悪化時には些細なことで攻撃的かつ暴力的に反応する可能性があること，被害者である母はパーキンソン病のために幻覚・妄想などの精神病症状を呈し，刃物を収集していたこと，母の部屋に行ったところ，包丁（かナイフ）を向けられて，包丁の奪い合いになり，その過程で，母を刺し，自分も傷を負ったという被告人の供述などを踏まえると，被害者との間にあった些細なトラブルがきっかけとなって，自身の行動を制御することが困難となり，結果として，本件犯行に及んだものと考えることができる．

鑑定日付 鑑定人署名	以上の通り鑑定する． 〇〇年〇〇月〇〇日　　　　　氏名　五十嵐　禎人

3. 解説

犯行前後に亜昏迷状態をはじめとした緊張病症状を呈した状態で母親を殺害した統合失調症の公判前鑑定の事例を提示した．本事例が統合失調症と診断されることについては，明らかであろう．また，本件犯行が，怠薬により病状が悪化した状態で行われたことについても，異論はないであろう．したがって，問題となるのは，本件犯行時の本事例の統合失調症の病状であり，統合失調症の症状が本件犯行に与えた影響ということになる．

a. 本事例の経過

　鑑定書中でも述べたように，本件については，W医師による起訴前鑑定が行われている．起訴前鑑定の結論は，「① 被疑者は，犯行当時，統合失調症に罹患し，感情鈍麻，自閉，まとまらない思考，了解の悪さ，拒絶がみられていた．② 被疑者は，本件犯行の認否や動機について明らかにしていないが，基本的には現実的な動機（たとえば，金銭要求，疾病否認すなわち通院の拒否や過去の入院等の怨恨など）から，被疑者の主張を通そうとして行われた可能性が高い．ただし，統合失調症の残遺性人格変化に起因した感情鈍麻や認知障害が基底にあり，さらに，断片的な妄想等の精神病症状が寄与していた可能性が払拭できない．③ ②におけるいずれの場合においても，犯行当時，被疑者の事物の理非善悪を弁識する能力及びその弁識に従って行動する能力は，共に著しく減退していた」というものであり，「心神耗弱」を示唆する内容であった．検察官は起訴前鑑定の結果に基づき，本件を起訴し，筆者が公判前鑑定を委嘱された．筆者の鑑定の結果は，「心神喪失」を示唆する内容であった．本件は，裁判員裁判の対象事件であり，起訴前鑑定の鑑定人と筆者が出廷し，鑑定結果に関する報告を行った．裁判員裁判では，心神喪失者であることが認定され，無罪という判決が出た．一審で判決は確定し，その後，本事例は医療観察法鑑定を経て，指定入院医療機関に入院となった．

b. 被鑑定人が病的体験を語ることが困難な場合に犯行時の精神状態と推定をどのように行うべきか

　刑事責任能力鑑定においては，犯行時に存在した精神障害の診断と，診断された精神障害が犯行に与えた影響の有無・程度・機序が問われることになる．したがって，① 犯行時の被鑑定人の精神状態がどのようなものであったかに関する情報と，② どのような状況で犯行が行われたのか，犯行のときの被鑑定人の言動はどのようなものであったのか（犯行の態様）に関する情報が重要となる．しかし，本件犯行は目撃者のいない状態で行われており，被害者である母親もすでに死亡している．つまり，本件犯行時の本事例の精神状態や本件犯行の態様を明らかにするためには，まずは，本事例自身の語る本件犯行時の行動や思考・感情を聴取することが重要となる．しかし，本事例の場合，当初の取調べや起訴前鑑定の時点では，犯行に関する認否も明らかにせず，動機についても何も語っていなかった．その後，時間の経過とともに，犯行については認め，被害者が包丁を持ち出してきたことに対する自己防衛（正当防衛）行動であったと述べるようになった．しかし，犯行時の行動や自身の感情については，繰り返し尋ねても，その詳細については語ることはなかった．

　こうした場合，被鑑定人の犯行時の精神状態の推定にあたっては，犯行前後の被鑑定人の行動から統合失調症の病状の程度を把握し，それをもとに犯行時の精神状態を精神医学的に推定したうえで，その結果と犯行現場の状況や司法解剖の結果などの客観的な情報とを照合して，その妥当性を検証する作業が必要となる．

　本件犯行の前後複数回にわたって，本事例が明らかな亜昏迷状態にあったことが観察されており，そのほかにも病的体験に基づく徘徊や奇異な行動，反復的で異常な頻度の目標指向

のない運動を行う常同症とみられる様子，著しい思路障害などの緊張病症状が存在していたことは，防犯カメラ映像や本事例の買い物状況などに関する客観的な証拠によって確認されている．確かに，一人で外出や買い物を問題なくするなど，本事例が部分的にきちんと行動ができていた場面も確認されてはいるが，緊張病症状に波があることを考えれば，全体として，本事例の統合失調症の病状はかなり重篤な状態にあったと考えるのが妥当である．緊張病症状は，多動と寡動，興奮と昏迷，談話促迫（多弁）と緘黙，拒絶と命令自動というように症状の構造が双極構造になっていることが特徴であり，これらの症状が交代して出現する[3]ことを考えると，犯行前後に明らかな亜昏迷状態を呈していた本事例が，本件犯行時に興奮などの緊張病症状を呈していたということは，十分にありうることである．

　被害者の司法解剖の結果によれば，被害者は，多数の刺傷や皮下出血，骨折を負い，出血性ショックによって死亡したことが明らかにされている．また，逮捕翌日の身体検査の結果から，本事例も多数の傷を負っていた．致命傷を負わせることなく刃物で多数の傷をつけるという本件犯行の態様は，本件犯行が妄想などの病的体験に基づく確定的な殺意のもとに行われた行為ではなく，むしろ本事例が著しい思路障害のために，一定の意思を形成し，その意思に基づいて行動することが難しい状態にあったことを示す事実であり，犯行時の本事例に緊張病症状が存在していた可能性を示唆する所見である．

　犯行時の精神状態を推測するうえで，もう一つ重要な事実は，X-2年6月のC病院への入院時のエピソードである．C病院入院前の本事例には，明らかに昏迷やカタレプシーなどの緊張病症状がみられており，入院後2週間は，身体拘束を必要とするほどの易怒性や行動の異常がみられていた．つまり，本事例は，緊張病症状を呈した過去の病状悪化時に入院しており，その際は，些細なことで興奮し，衝動的な暴力行為がみられるなど，身体拘束が必要な状態であったということである．本件犯行前後に緊張病症状が出現していたということは，本件犯行時の本事例の病状はC病院入院時と類似したものであることを示唆しており，犯行時の本事例も些細なことで興奮したり暴力的になったりすることがありうることを示唆する事実といえる．

　また，昏迷の時期には多くの症例で，健忘が生じる[3]ことが知られており，本事例が本件犯行の動機や経緯について，詳細かつ具体的に語ることができないのは，亜昏迷による健忘によるものと考えるのが精神医学的には妥当であると考えられる．つまり，本事例は何かを隠蔽しようとして意図的に語らないのではなく，緊張病症状などのために，記憶が断片的になっており，そのために起こった出来事について，語ることができない状態にあったと考えられるのである．

　以上から，本件犯行時の本事例は，緊張病症状が出現するほどに統合失調症の病状が悪化し，興奮しやすい状態にあり，かつ，著しい思路障害があり，一定の意思を形成し，その意思に基づいて一貫した行動を取ることが難しい状態にあったと推定するのが，精神医学的に妥当であり，本件犯行に関する客観的な証拠とも整合性があるものと考えられた．

　起訴前鑑定を行ったW医師も，犯行前後の本事例に亜昏迷状態が観察されていたことは認定していた．しかし，W医師の検討は，もっぱら妄想に関する検討に終始しており，亜昏迷状態やその臨床的意義に関する検討はほとんどなされていなかった．さらに，司法解剖

の結果をもとに，本事例があえて被害者の致命傷を避けて攻撃をしていたことを前提として，現実的な動機（たとえば，金銭要求，疾病否認すなわち通院の拒否や過去の入院等の怨恨など）から，本事例の主張を通そうとして行われた可能性が高いと推測していた．また，本件犯行後の本事例の行動を逃走であると断定していた．W医師は，これらを前提として，犯行時の本事例には，犯行の性質を認識し，その認識に従って行動できていた部分があったと評価していた．しかし，判決では，W医師のこうした評価は，認定できない事実を前提とした評価であり，採用できないとされていた．W医師は，犯行前後の本事例の行動のうち，きちんと行動ができていた場面を重視する一方，亜昏迷や拒絶といった症状の存在を認定していながら，それらの症状の病的な意義を過小評価していたように思われる．しかし，亜昏迷をはじめとした緊張病症状は，その人の思考や行動に甚大な影響を与える重篤な症状である．

おわりに

　本事例のように思考過程・会話の障害が重篤な事例の精神鑑定を行う場合には，被鑑定人の語る幻覚や妄想だけに着目していては，病状の重症度の評価を見誤りかねない．提示した事例の場合，亜昏迷状態の存在が確認されており，緊張病症状が存在する可能性をもとに，犯行前後の本事例の行動を検討することによって，適切な病状評価と本件犯行に関する精神障害の影響の程度を明らかにすることができた．緊張病症状が出現するほど重篤な病状でなくとも，解体症状が認められる状態で触法行為を行う統合失調症の事例は，少なくない．統合失調症の事例の鑑定を行うにあたっては，幻覚・妄想だけでなく，解体症状や緊張病症状の存在の可能性についても十分な注意を払う必要がある．取調べや問診の際に，犯行の認否を明らかにしなかったり，はぐらかしたり，動機などについて断片的にしか語ることができない場合には，背後に解体症状や緊張病症状の存在がないかどうかを十分に確認する必要がある．また，被鑑定人の病状の推移や症状悪化のパターンの把握を行うとともに，犯行前後の被鑑定人の思考や行動に関する客観的な情報との照合をこころがけるようにするべきである．

（五十嵐禎人）

文献

1) 五十嵐禎人．刑事責任能力総論．五十嵐禎人（編）．刑事精神鑑定のすべて．中山書店；2008．pp2-15．
2) American Psychiatric Association. Diagnostic and Statistical Manual of Mental Disorder, 5th edition (DSM-5). American Psychiatric Publishing；2013／日本精神神経学会（監），髙橋三郎ほか（訳）．DSM-5 精神疾患の診断・統計マニュアル．医学書院；2014．
3) 市橋秀夫．緊張型分裂病．中根允文ほか（編）．臨床精神医学講座第3巻　精神分裂病Ⅱ．中山書店；1997．pp41-56．

… III. 各論―各種疾患の精神鑑定例

3 気分（感情）障害

1. うつ病者の精神鑑定

　気分（感情）障害には双極性障害と単極性障害，いわゆる躁うつ病とうつ病があるが，司法精神医学領域ではうつ病者の精神鑑定が重要であるため，本項ではうつ病について記載する．

　一般にうつ病者は，他者配慮的であり，同調性，几帳面，生真面目といった特性を有していることから，触法行為とは親和性が低いものとされてきた[1]．しかし，うつ病の精神鑑定書の具体的な記載方法および文献的な検討を行っている田口の報告[2]によると，心神喪失・心神耗弱と司法側から判断された事例を罪種別にみると，気分障害では殺人が21～37％を占め，統合失調症の12～20％と比べ比率が高かったことから，上記のような人格的特性を有していても，決してうつ病者が触法行為に対して親和性が低いというわけではない．

　うつ病者の殺人の内訳をみると家族を対象とする殺人[1-3]，特に拡大自殺による子殺しが多い[1,2,4-6]が，犯罪精神病理学[7]的観点から検証するとその病理は複雑である[4]ばかりではなく，たとえば統合失調症などのように慢性に経過する疾患と比較すると病相期が短いことから医療観察法における「治療反応性」の判断基準の問題や裁判員裁判における精神鑑定など，うつ病は司法精神医学領域においては多くの課題を抱えている[8-11]．このため筆者は，上記諸家の報告をふまえて，これまで拡大自殺に基づく子殺しに至った事例の犯罪精神病理学的観点からの考察[12,13]や，それらの事例に関する法廷での「尋問」[13,14]に対する提言を積極的に行ってきた．

　筆者が行った文献的検討[12]においては，うつ病者の責任能力判断にも多少の違いがあり，検察官は拡大自殺に関しては寛大な決断をしている一方で，裁判官は心神耗弱は認めるものの心神喪失と判断することは比較的少ないことが示唆されている．これは拡大自殺，うつ病者の犯罪や触法行為に至った動機は正常心理でも了解できる部分があるためでもあり，その責任能力やその後の処遇を決定する際に，判断する側の価値観や人生観の影響を少なからず受けてしまうことが推察される．したがって，うつ病者の精神鑑定は，特に「公平性」「中立性」という鑑定人の立場を認識して行う必要がある．

　そこで本稿では，気分（感情）障害の事例のなかでも，うつ病者の拡大自殺の事例の精神鑑定例を提示するとともに，診断の過程，「責任能力」を精神医学的立場からどのように考えたのか記載する．

2. 精神鑑定書

精神鑑定書

1	被疑者	氏名　〇〇〇〇〇　（男）・女　生年月日　〇〇〇〇年〇〇月〇〇日　現在55歳）
2	事件概要	被疑者は，実母である〇〇（当時80歳）の介護をしていたが，介護が困難になったため〇〇病院（精神科）に入院させた．退院後は，実母が居住する〇〇県〇〇市〇号に居住していた．しかし，入院前よりも実母は衰弱し身体的な介護の負担が大きくなったため，以前よりも介護に苦痛を感じるようになった．このため，被疑者は，介護から逃れるために被害者を殺害し，自殺することを決意した．被疑者は，X年9月8日午前7時頃，妹〇〇が入浴している隙に殺意をもって被害者の頸部を梱包用のヒモで絞め，よって，同日午後2時30分，〇〇市所在の〇〇病院において，頸部を絞めたことによる窒息的作用による低酸素脳症により死亡させ，殺害したものである． 罪名　殺人
3	鑑定事項	1. 犯行当時における被疑者の精神障害の存否（存在する場合は，その病名） 2. 精神障害が存在する場合，その精神障害が本件犯行に及ぼした影響の有無・程度 3. 精神障害が存在する場合，犯行当時における被疑者の善悪の判断能力およびこれに従って行動する能力の障害の有無・程度 4. その他参考事項
4	鑑定主文	1. 被疑者は，本件犯行当時，抑うつ気分，意欲低下，罪業妄想，貧困妄想などの精神症状が認められていた．また，不眠も認められており，これらの症状は本件犯行の2ヶ月ほど前から出現しており，犯行当時は重症うつ病エピソードに罹患していた． 2. 被疑者は，本件犯行当時，抑うつ気分，罪業妄想等の影響を極めて強く受け自殺することを決意した．さらに，認知症に罹患し「絶望的な状態」にある母親との拡大自殺（無理心中）を決意した．したがって，本件犯行は，拡大自殺に基づき発生したものであり，うつ病が本件に強く影響を及ぼしたものと思われる． 3. 本件犯行時，被疑者は上記精神障害に起因する精神症状の影響を極めて強く受けていたが，被害者の苦しむ姿を見たことが契機となり，「なんてむごいことを母親にしているんだ」と自分自身がとった行動の反道徳性を認識し犯行を中止したことから，善悪の判断能力およびその判断に従って行動する能力が完全に失われていたとまではいえない．したがって，本件犯行時，被疑者は，善悪の判断能力およびその判断に従って行動する能力は著しく障害されていたと鑑定した． 4. 被疑者は，本件犯行後，身体的治療のみならず精神科的な薬物療法も開始された．鑑定時は抗うつ薬を服用して3ヶ月近くが経過しており，精神症状は落ち着いており，自殺念慮は軽減していた．しかし，母親を自分自身の手で殺害したことを悔やみ，自責的になっており，現在も抑うつ気分，不安などの精神症状は残存していることから，引き続き抗うつ薬などによる薬物治療を行う必要があると考える．
5	鑑定経過	鑑定期間　：X年12月8日〜X+1年3月7日 鑑定面接　：〇県刑務所拘置支所および〇病院にて合計11回実施した 検査実施日：〇病院外来にてX年12月25日，同26日，同27日に実施した 検査項目　：頭部MRI，各種心理検査，脳波検査，血液生化学検査等 精神科治療：X年9月18日（鑑定開始の約3ヶ月前から抗うつ薬等が投与された）
6	診断	#1 精神病症状を伴う重症うつ病エピソード（コード：F32.3　診断基準：ICD-10）（犯行時） #2 軽症うつ病エピソード（コード：F32.0　診断基準：ICD-10）（現在）

上記診断を支持する主たる所見等：
　元来，被疑者は，「内向的，真面目な性格」であった．生育歴や発達歴に問題はなく，発達障害を示唆する生育歴は認められなかった．高校卒業後就職したが，X－25年（30歳），会社が倒産し，失職した．その折，抑うつ的になったというエピソードがあるが，一時的なものであり，向精神薬などを服用することもなく自然に改善した．その後，自動車整備の技能を修得し，自動車整備工場に整備士の"補助"として再就職をした．職場での評価は高く，社会適応は良好であった．
　X－2年1月頃から，母親（以下，被害者とする）の「物忘れ」が目立つようになり，家事に支障をきたすようになった．当時，被疑者と被害者は二人暮らしであったため，近所に住む妹が家事を手伝うことで特に大きな問題もなく生活ができていた．ところが，X年5月頃から，被害者には上記症状のみならず徘徊，大声を出すといった問題行動が認められるようになったため，精神科病院を受診したところ，レビー小体型認知症に罹患していることが判明した．被疑者は被害者の介護に専念するために退職をした．しかし，被害者の問題行動が著しく，被疑者は被害者の問題行動に翻弄されていた7月上旬，抑うつ気分，意欲低下，不眠などの症状を自覚するようになった．このため被疑者は，「自宅で（被害者を）介護する限界だ」と判断し，7月30日に被害者を精神科病院に医療保護入院させた．被疑者は，被害者が入院したことで介護によるストレスから解放されたが，抑うつ気分などの精神症状は改善せず，むしろ「母親を見捨てて入院させてしまった」と自責的に考えるようになっていった．入院から1ヵ月ほど経過した9月3日，被害者の問題行動が軽快したため自宅に退院したが，被害者は足腰が弱くなっていた．被疑者は，「確かに大声を出さなくなり大人しくなったけど，元気がなくなった．体が弱ってきている」と感じ，「母さんを惨めな姿にしてしまった．母さんの人生の希望を俺が奪ってしまった．とんでもない罪を犯してしまった」（罪業妄想）と考えるようになった．さらに，被疑者は「介護に必要なお金がない」（貧困妄想）とも考えており抑うつ状態は悪化していった．
　以上の経過および症状から被疑者は「罪業妄想および貧困妄想などの精神病症状を伴う重症うつ病エピソード」に罹患したものと鑑定した．なお，30歳の頃に抑うつ的になっているが，精神症状が出現していた期間は短期間であり自然に軽快していることから「うつ病」の診断基準を満たしていない．当時は，前述したように軽度の適応障害に罹患していたものと推察され，今回の疾患とは区別すべきである．

補足説明（現症・心理検査所見）：
(1) 身体的現症
　頭部MRI検査および脳波検査においても特に異常は認められなかった．特記すべき神経学的異常所見は認められなかった．血液生化学検査においては，甲状腺機能も含めて精神症状に影響を及ぼすような異常値は認められなかった．なお，被疑者は，精神鑑定が実施される約3ヵ月前から①パロキセチン（20 mg）2錠，分1，②フルニトラゼパム（2 mg）1錠，分1，就寝前，を服用していた．

(2) 精神的現症
　鑑定人は本鑑定の嘱託書を被疑者に提示し，精神鑑定の実施計画について説明を行った．さらに，鑑定人との面接で述べたことは鑑定書に記載し，司法関係者から求められた場合には鑑定人が知り得た内容を法廷等で証言をする可能性もあることを説明し同意を得た．被疑者は，深々と頭を下げ「よろしくお願いします」と述べていた．
　表情は精彩を欠いていたが，声は音声中等度大であり，会話はスムーズであった．鑑定人との会話はどちらかというと受け身であり，被疑者から鑑定人に質問してくることは殆どなかったが，被疑者は鑑定人に質問されたことには的確に答えることができた．意識は清明であり，見当識も保たれていた．精神症状としては，抑うつ気分は残存していたが，犯行当時に認められていた罪業妄想，貧困妄想に関しては軽快していた．しかし，母親を殺害したことには強い罪責感を抱いており，質問をすると「自分が死んだほうが良かった．大変なことをしてしまった」と本件犯行を悔やむ発言が認められた．

		(3) 心理検査所見 　WAIS-Ⅲ, MMPI, ロールシャッハ検査, SCT, PFスタディ, バウムテスト, 人物画テスト等各種心理検査を行った結果, 全検査IQは95と平均レベルであり, 言語性IQと動作性IQに乖離は認められなかった. なお, ベックうつ病評価尺度は18点であった. 　各種心理検査所見を総括して記載すると, 抑うつ気分, 後悔と自責の念, 罪悪感が強く, 自尊心は低下しており, 引っ込み思案で内向的なタイプであることが示唆された. 対人関係においては劣等感と恥ずかしがりを伴っていることが推察された. 対人交流は乏しいタイプであった. しかし, 被疑者はそのことに苦痛を感じていなかった. 欲求不満に直面すると率直に対応するというより, 逡巡する傾向があった. 未来展望は乏しく, 些細なことから不安になりやすく, 先行きへの不安も抱いているようであった. 現在は一応のところ安定した精神状態にあるものの精神エネルギー水準の低下, 無力感などを抱いていて, 自信のなさから受動的になり決断力を欠いていた. 感情表出を恐れ抑制する傾向があった. また, 自分自身の本能領域や内的衝動によって自分が不安定になることを避けるために, そういった衝動を抑圧しようとしていることも示唆された. 思考や情緒が十分に働いておらず, 想像力が貧困な状態であるが, 要求水準は高く, 自ら設定した基準と結果との乖離に葛藤を抱えやすい. 思考は貧困で衝動性も強いために, 未熟で即時的な満足の充足へと行動化する傾向も強いものと思われた. また, 現実的で豊かな対人関係を持つことは難しく, 適応的な他者交流を保持することも困難であり, 周囲から拒否されていると被害的に受け止める傾向がある.
7	家族歴・ 本人歴等	(1) 家族歴 　父親は食料品店を経営していたが, 被疑者が20歳の頃に肺癌で死亡した. 父親が亡くなった後は, 母親は父親が営んでいた店を女手一つで対応できるような雑貨店に改装し営んでいた. 母親は, 本件の15年前まで雑貨店の経営に関わっていた. 一方, 妹は地元の高校を卒業した後に事務職員として就職し, 25歳時に退職し結婚した. 妹家族は, 被疑者と母親が住む自宅の近くに家族4人で生活をしていた. なお, 精神疾患の遺伝負因は被害者である母親が認知症に罹患していること以外にはない. (2) 本人歴 学歴, 養育歴および職歴 　被疑者は, ○県○市で出生し, 地元の小学校, 中学校を経て商業系の高等学校に進学した. 高校卒業後は, 衣料品店に就職したものの, 会社が倒産したため, 自動車整備の技能を修得し, 30歳からは自動車整備工場に自動車整備士の"補助"として就職した. 勤務評価は極めて高かったが, 被害者の介護のために退職し, 失業保険を受給していた. 被疑者によると, 母親と同居していた関係もあって「結婚するタイミングを逃した」とのことで被疑者には婚姻歴はない. 既往歴 　特記事項なし. 犯罪歴 　特記事項なし. 飲酒歴など 　飲酒歴, 喫煙歴および不法薬剤の使用歴も認められない. 現病歴(「　」内は鑑定資料および被疑者が鑑定人に述べた内容を引用したことを意味する) 　本件の被害者である母親は, X-2年1月(本件犯行の2年前), 「物忘れ」が目立つようになり, 鍋を空だきするなど家事に支障をきたすようになったため, 被疑者は被害者を心療内科クリニックに連れて行き診察を受けさせた. 同クリニックの医師は, 「認知症のレベルまで知的レベルが落ちている」ということを指摘するとともに, 精神科専門医の診察を受けることを勧めた. しかし, 被疑者は, 精神科を受診させることに抵抗を感じ, 当面は心療内科クリニックでの治療を希望した. このため同クリ

ニックの医師は脳循環・代謝改善薬，降圧薬などを処方するとともに，デイケアに通所するなど社会資源を利用することを勧めた．その後は，被害者がデイケアなどの社会資源を利用することを拒むため，被疑者が日中仕事に行っている間は妹が被害者を見守ることで大きな問題もなく生活ができていた．

ところが，X年5月頃から，妹が付き添っていない時に徘徊し，近所の住人や警察官によって保護されるという問題行動が顕在化した．また，夜中に大声を出すといった問題行動も認められるようになったため，主治医に相談したところ，「外来通院加療の限界である」と指摘されるとともに，精神科専門医の診察を受け可能であれば入院治療を受けることを勧められた．被疑者と妹は被害者を精神科病院に連れて行き，各種検査を受けさせた．その結果，被害者はレビー小体型認知症に罹患していることが判明し，精神科病院への入院加療を勧められた．しかし，被疑者は，「母さんを精神病院に入院させるのはかわいそうだ」と考えていたため，被疑者は仕事を辞めて被害者の介護に専念することにした．6月下旬になると被害者は，夜間に徘徊が見られ家から出て行こうとするため，被疑者は一睡もできないような日もあった．このように被害者の問題行動に翻弄されていた7月上旬，被疑者は，抑うつ気分，意欲の低下，不眠，「考えがまとまらない」といった症状を自覚するようになる一方では，被害者の精神症状がさらに悪化し，被害者は「壁から血が流れている」といった幻視などに基づき精神運動興奮状態を呈するようになった．介護の手伝いをしていた妹は，被疑者が「うつ状態」に陥っていることを曖昧ながらも認識しており，被疑者自身も精神科病院を受診したほうが良いのではないかと感じていた．しかし，まずは被害者の精神状態の改善を優先する必要があると考え，精神科病院に被害者を入院させることに拒否的であった被疑者に対して「お兄さんの精神状態も良くないので自宅で介護できる限界だから（被害者を）入院させたほうが良い」と言い説得した．これを受け被疑者は，7月30日，被害者を精神科病院に医療保護入院させた．被害者が入院した後，被疑者は被害者の病状を案じて毎日のように病院に行き面会をしており，被疑者は被害者の介護から解放されたとはいえ，被疑者の「うつ状態」が改善することはなかった．

| 8 | 犯行前後の経緯と精神状態の説明 | (1) 事件の約1ヵ月前
被疑者は妹の強い後押しもあって被害者を入院させたことにより，被疑者が抱えていた介護の負担は軽減されたが，主治医から被害者の安全確保のために当面は身体拘束を行って管理するとの説明を受けた．被疑者は主治医の説明に同意をしたものの，「本当に入院させて良かったのだろうか．手足を縛られて鼻からチューブを入れられた．逆に病気が悪くなるのではないか」という後悔と不安を抱き，被疑者の抑うつ気分などの精神症状は悪化していった．被疑者は鑑定人に対して，「毎日のように様子を見るために面会に行った．『身体拘束をしないと管理できない』と言われてベッドに拘束された母さんを見るのが辛かった．母を精神病院に入院させたことに負い目を感じて，入院させたらさせたで心配になって気持ちは落ち込み一睡もできない日が増えた」と当時のことを述べていた．
被害者の身体拘束の期間は約2週間であり，入院前に認められていた精神病症状は薬剤の調整で軽快したが，8月末になると被害者は自力で歩行ができないほどに筋力が衰えていた．このため，被疑者は，同院の主治医に病状の説明を求めたところ，「精神状態は安定してきたが，年齢の影響もあり筋力が急激に低下した．自宅でデイサービスを受けて介護する方法とグループホームに入所する選択肢がある」という旨の説明を受けた．このため，被疑者は妹と話し合った結果，同年9月3日，デイサービスや訪問看護および診療を利用することを前提に自宅に退院させた．なお，主治医は，被疑者が今後の生活に不安を抱き，抑うつ的になってきていることに気付いたため，被疑者自身が希望すれば抗不安薬などの向精神薬を処方する旨を伝えたが，被疑者は「社会的な資源を使って何とかしますから私は大丈夫です」と述べ主治医の勧めを断った． |

(2) 事件の数日前

9月3日，被害者は自宅に退院してきた．被害者は入院前のように徘徊はしなくなり，大声を出すこともなくなった．しかし，足腰が弱り自力で立ち上がることが困難になった被害者を目の当たりにした被疑者は，「自分が精神病院に入院させたから母親を衰弱させてしまった」と精神科病院に入院させたことを後悔していた．翌4日，訪問看護師とケアマネジャーが被疑者宅を訪ね，被害者と妹を交えて今後の方針について話し合ったところ，食事は毎食宅配のサービスで対応し，車いすを利用してデイサービスを受けることになった．デイサービスでは入浴のサービスや理学療法士による下肢のリハビリテーションを行うことを取り決めた．妹は，介護の社会的資源が利用できることで安堵していたが，被疑者は慣れない介護システムに困惑し，介護の支援に関することではなく「精神病院に入院させたことで母親を惨めな状態にしてしまった」と後悔の念と罪悪感にさいなまれ被疑者の思考パターンは堂々巡りの状態になっていった．

7日，午後2時，被害者が入眠中に喀痰を詰まらせた．近くにいた妹が異変に気付き被害者の背中を叩いたことで大事には至らなかったが，被疑者は「妹が自宅に帰って自分一人になった時には介護ができない」と不安を感じ，訪問看護師に連絡し相談したところ，当面，喀痰を吸引する機械を借り受けることになり，看護師が被疑者と妹に吸引器の使用方法について説明をした．妹の供述によると，「機械の使いかたは簡単で素人でも使えて便利な機種だった」とのことであるが，被疑者は「俺にはできない」と不安がっていたとのことである．その日の夜，被害者は痰を詰まらせるほどではないが出しづらそうにしていたため，妹が吸引器で痰を吸引した．妹によると，被疑者はこの時の状況を茫然と立ち尽くして見ていたとのことである．

(3) 本件犯行

犯行当日である8日の午前6時，被害者のベッドの近くで寝ていた妹は目を覚まし，入浴をするために浴室に向かったところ，居間で貯金通帳を見ながら「ダメだ．無理だ．どうしよう」とつぶやいている被疑者に気付き，「どうしたの？ 夕べは寝たの？」と尋ねたところ，被疑者は大きくため息をつきながら首を横に振り「眠れない．家にはもうお金がない」と述べていた．妹は鑑定人に対して，「この時（被疑者は）母親名義の貯金通帳と自分自身の名義の貯金通帳を見ていたけど，預金は数百万単位の残金があったので，『家にはもうお金がない』とつぶやいていた理由が理解できなかった」と述べていた．このような状況を見ていた妹は「変なことを言ってるな．（被疑者は）精神的に参っているのかな」とは思いながらも被疑者に入浴することを告げて浴室に行った．

被疑者が鑑定人に述べた内容に基づき本件犯行時の状況を記載すると，被疑者は，全く眠れずに朝を迎えるまでの間に，「これから介護をどうしよう．お金もなくなってきた」と思い，「自分にも母親にも将来がない」と考えているうちに，いつの頃からか漠然と「母を殺して自殺をしよう」と考えるようになっていた．午前7時頃，妹が「風呂に入る」と言ったのを聞き「（心中するのは）今だ」と思い，妹が入浴したことが契機となり，「気付いたら手に持っていた梱包用のヒモ」で被害者の首を絞めていた．被疑者によると，「母さんの首にヒモを巻き一気に絞めた．指先に力を入れて絞めたのは覚えているけど，どんなふうに母さんの首にヒモを巻いたのか覚えていない」とのことであった．しかし，被疑者が明確に覚えているのは，首を絞めたところ，被害者の顔が被疑者の方向を向くような体勢になり，被疑者は「母親が苦しんでいる表情がわかり，『うーうー』とうめいて苦しそうに体を揺らした」ため，「自分は何てむごいことを母親にしているんだ」と思い直し，被害者の首を絞めるのを止めたことであった．

(4) 本件犯行後から逮捕まで

被疑者は，被害者が「苦しそうな表情をして体を揺らした」ことによって，「母さんを殺すなんて俺にはできない．可哀想だ．どうしよう．どうしよう．せめて自分一人だけでも死のう」と考え直し台所に置いてあった包丁を持ち出し自室に行き左頸動脈

付近を刺した．しかし，被疑者は頸部から出血はしたものの思った以上に出血せず死ななかったため，今度は心臓を狙って包丁で刺したところ意識が遠のいていったとのことであった．風呂から上がってきた妹は，被害者は呼吸をしていたものの首に細いヒモが巻かれ首に擦過傷が認められたため，「兄さんが何かやったんだ」と咄嗟に思い被疑者の部屋に行ったところ，被疑者は，頸部と胸部から血を流して倒れていた．これにより本件犯行が発覚し，被疑者と被害者は病院に搬送され，胸部の外傷が著しかった被疑者に対しては緊急手術が行われた．心臓の損傷は重篤であったが一命を取り留めた．一方，被害者は，自発呼吸はあったが，低酸素状態から回復することはなく，同日午後2時30分に死亡した．その後被害者の解剖が行われ，被害者の死因は，「絞頸に基づく窒息的作用による低酸素脳症」と法医学担当の医師による鑑定結果が提出されたため，被疑者を母親殺害の犯人と断定した．そして，被疑者の身体の状態が回復し退院可能となった11月29日，被疑者は被害者が死亡したことを知らされるとともに自らが行った犯行であることを認めたため逮捕され，精神鑑定は12月8日付けで開始した．なお，被疑者は入院後，抗うつ薬による治療が開始されており，精神鑑定は被疑者が抗うつ薬による治療を受けて約3ヶ月が経過した時点から開始された．

| 9 | 総合（1）障害と犯行の関係の説明 | 本件犯行の被害者となる母親は，犯行の2年前から認知症を発症した．被害者は社会資源を利用することを拒否したため，被疑者が就労している昼間は妹が被害者に付き添うことで対応していた．ところが，本件が発生する4ヶ月ほど前から，妹が付き添っていないと被害者は徘徊するようになり，近所の住民や警察官によって保護されるといった問題行動が顕在化した．また，夜中に大声を出すといった問題行動も認められるようになったため，精神科専門医の診察を受け，被害者はレビー小体型認知症に罹患していることが判明した．また，認知症の中核症状のみならず辺縁症状である問題行動も認められていることから精神科病院への入院加療を勧められた．しかし，被疑者は，精神科病院に被害者を入院させることに抵抗を感じたため，仕事を辞めて被害者の介護に専念することにした．6月下旬になると被害者は，昼夜問わず徘徊などの問題行動が認められるようになったため，被疑者は一睡もできないような日もあり，被害者の問題行動に翻弄されていた．そして，7月上旬，被疑者は，抑うつ気分，意欲の低下，不眠，思考制止などの抑うつ症状を自覚するようになった．被疑者と被害者の状況を見守っていた妹は，被疑者の精神状態も悪くなっていることを察知したが，被害者の精神状態を安定させることを優先すべきであろうと考え，精神科病院に被害者を入院させるよう被疑者を説得した．これを受け被疑者が「保護者」となり，被害者を精神科病院に医療保護入院させた．被疑者は介護から解放された安心感もあったが，被害者を入院させたことに負い目を感じていた． 被害者が入院したことにより，介護の負担は軽減されたものの，身体拘束下で胃管チューブが挿入された被害者の状態を目の当たりにした被疑者は，介護の負担が軽減されたことに対する一時的な安心感は消え失せ，被害者を入院させたことに対する後悔と不安を抱き，抑うつ状態は悪化していった．被害者の治療は順調に経過したが，入院して1ヶ月が経過した頃になると被害者は自力で歩行ができないほどに下肢筋力が衰えていた．被疑者は妹と話し合い，同年9月3日，デイサービスや訪問看護などを利用することを前提に自宅で介護することを選択した．この時，被疑者の精神状態は客観的に見ても悪化しており，被害者の主治医は被疑者に抗不安薬などの薬剤を処方することを提案したが，被疑者は自分自身が抑うつ状態にあることを自覚しながらも治療の必要性は認識できておらず，被害者の介護をしていくことを理由に薬物治療を拒否した． 本件犯行の5日前，被害者は自宅に退院してきた．被害者は入院前に比べると落ち着き，問題行動も消失していたため妹は安堵し，介護サービスの内容を着々と進めていった．その一方で被疑者は，自力で立ち上がることが困難になった被害者の身体状態について，「強制的に入院させたからこんな状態になった．母さんを惨めな状態にしてしまった．入院させたのは自分（保護者）の判断ミスだった．母さんを元の状 |

態には戻せない」と抑うつ状態に基づく，自責，罪業，絶望的な思考が強まっていった．やがてそれは，「入院させることを決断した自分は，母さんに対してとんでもない罪を犯してしまった．罰せられるべき人間だ」と罪業妄想へ発展していった．

このように被疑者の抑うつ状態が悪化していっている犯行の前日，被害者が喀痰を詰まらせた．近くにいた妹が対処したことで大事には至らなかったものの，この状況を見た被疑者は，「俺には介護ができない」と被害者の介護を絶望的な現実として受け止めるようになっていった．翌朝，一睡もできなかった被疑者は，貯金通帳を見ながら「ダメだ．無理だ．どうしよう」とつぶやいていたが，この直後，妹が入浴をしている間に本件犯行は発生した．

被疑者によると，妹が入浴すると言ったことを聞き，被疑者は「今だ」と思い犯行に及んだが，本件の凶器となったヒモは「気付いたらヒモを握って母さんの頭の方に立っていた」と鑑定人に述べており，犯行のタイミングを見計らっていたようにも窺えるが当時は意識野が狭窄した状態にあったことも示唆される．

捜査段階で行われた「引き当たり捜査報告書」および被疑者の供述によると，被疑者は被害者の頭部の右側に立ちヒモを被害者の首の後ろに通して，親指と人差し指で強く握って一気に絞めた．すると被害者の顔が被疑者の方向を向くような体勢になった．この時，被害者は開眼し「うーうー」とうめきもがいたことで「母さんが苦しんでいる．自分は何てむごいことをしているんだ」と，本件犯行を遂行することを思い直し，被害者の首を絞めるのを止めた．被疑者は，「殺せない．殺人はできない．せめて自分一人だけでも死のう」と考え包丁で頸部，胸部を刺して自殺を企図した．このように，被疑者は，本件犯行の約2ヵ月前からうつ病エピソードに罹患しており，被害者を入院させたことが誘因となり，自殺念慮および健常な心理状態の者には了解できない罪業・貧困妄想といった精神病症状を伴う重症うつ病エピソードと言える状態まで状態像が悪化していた．つまり，本件犯行は，精神病症状を伴う重症うつ病エピソードの影響を強く受けて発生したものと鑑定した．

| 10 | 総合（2）刑事責任能力に関する参考意見 | 刑事責任能力判断はあくまでも法律家によってなされるべきものであるが，本件鑑定事項に「犯行当時における被疑者の善悪の判断能力およびこれに従って行動する能力の障害の有無・程度」が挙げられているため，「責任能力」について参考意見を記載する． |

被疑者は，犯行当時，数ヶ月前から出現していた抑うつ症状が悪化し，自殺念慮が顕在化するとともに罪業および貧困妄想を伴うほどの重度なうつ状態に陥っていた．被疑者が鑑定人に述べた内容を整理すると，本件犯行時，被疑者には，「自分が精神病院に入院させたから母さんを衰弱させてしまった．無残な姿にしてしまった．もう元には戻せない」という後悔と絶望感，「入院させたのは，自分の判断ミスだった．とんでもない罪を犯した．自分は罰せられるべき人間だ」という罪業妄想，「あんな辛い介護は二度としたくない」という逃避的・自己中心的な思考，「介護はいつまで続くのだろう」という将来への不安，「こんなに辛いなら死んだほうがましだ」という自殺念慮，「お金もない．自分にも母さんにも将来がない．母さんを殺して自分も死のう」という将来への絶望感，貧困妄想，自殺念慮が認められていたことになる．つまり，本件犯行は，うつ病に起因する上記のような一連の症状に基づいて拡大自殺の目的で発動されたものである．しかも，その精神症状の中には健常な心理では了解不能な罪業妄想および貧困妄想といった精神病症状が存在していた．

以上のことを踏まえて鑑定人（精神科医）なりに「責任能力」について検討する．被疑者の犯行時の行動を狭く捉えると，被疑者は「妄想に支配されて本件犯行に及んだ」となり，「本件犯行時，被疑者は健常な心理では了解不能な妄想，つまり精神病症状に支配されて発動されたものであり，善悪の判断能力およびこれに従って行動する能力を失っていた」となり「心神喪失」となる．しかし，この事例で特筆すべきことは，拡大自殺を決意しながらも被害者の殺害を途中で止めていることである．被疑者は，本件犯行時，被害者が苦しみもがく姿を目の当たりにして「殺せない．殺人はできない．自分は何てむごいことをしているんだ」と自分が行っている行為の残忍さ，

		反道徳性に気付き犯行を中断していることである．その後，被疑者は「せめて自分だけでも死のう」と考え，その場で身近にあった包丁を使って自殺を企図している．逃走せずにその場で自殺を企図していることから，犯行当時は被疑者には著しい焦燥感も認められており，"精神的に追い詰められた状態"にあったことが推察される． 　総括すると，被疑者は妄想などの精神症状に支配されて本件犯行に至っているが，本件犯行の凄惨な状況が被疑者に自身がとった行動（犯行）の反道徳性を認識させ，本件犯行を制止する結果となったのである．したがって，本件犯行時，被疑者は，善悪の判断能力およびこれに従って行動する能力が著しく失われていたと鑑定した．
11	その他参考意見	現在，被疑者は抗うつ薬などによる薬物療法を受けており，精神状態は安定した状態を維持できている．したがって，今後，どのような司法判断がなされようとも，被疑者の薬物療法だけは継続していく必要があると考える．
鑑定日付鑑定人署名		以上の通り鑑定する． 　　〇〇〇〇年〇〇月〇〇日　　　　　　　氏名　赤崎　安昭

3. 解説および精神鑑定から得た教訓

a. 本事例の診断に至るまでのプロセス

　今回提示した事例は，母親（被害者）が認知症に罹患し，その介護に疲弊したことが誘因となりうつ病を発症した．円滑に社会資源を利用することができていたら被疑者の心身の負担は軽減されたのであろうが，被害者本人がデイサービスなどの利用を強く拒否したため社会資源を適切に利用することができなかった．やがて被害者の認知症の辺縁症状である幻覚，徘徊，興奮などの問題行動が顕在化したため，精神科病院を受診せざるをえなくなった．診察した精神科専門医は，入院加療が必要な状態にあることを説明し入院治療を勧めた．しかし，被疑者は精神科病院に対する「偏見」，「母親を入院させることへ負い目」をもっていたため，母親を入院させることに同意しなかった．被疑者は，「母親を精神病院に入院させることは姥捨て山に捨てるのと同じようなものだ」と考えていたのである．その後，被害者の精神状態が悪化したため自宅での介護の限界を感じ入院をさせたものの，被疑者は「後悔」と「不安」を抱いていた．被害者の治療は順調に経過し精神状態が落ち着いたため退院し被害者を自宅に迎え入れたが，被害者の下肢筋力は著しく低下し，「身体的に衰弱したような状態」になっていた．身体面の介護にも配慮する必要がでてきたことによって，被疑者は以前よりも増して被害者の介護に不安を感じるようになり，被害者が入院する前から出現していた被疑者の抑うつ状態は悪化の一途をたどっていった．それは，やがて，「入院させたのは，自分の判断ミスだった．とんでもない罪を犯した．自分は罰せられるべき人間だ」という罪業妄想，「お金もない．自分にも母さんにも将来がない．母さんを殺して自分も死のう」という貧困妄想，自殺念慮および絶望的な現実からの逃避が動機となり本件犯行が発生した．

　本事例の「責任能力」を判断するに際して筆者が注目したのは，「犯行時に認められていた自責感が健常な心理でも了解できる思考なのか？」「健常な心理では了解するレベルを超えている罪業妄想および貧困妄想といえる状態であったのか？」ということと，被疑者は犯行

に至ったものの「どのように考えて犯行を途中でやめたのか？」ということについてである．

まず，「妄想」についてであるが，妄想[15]とは，① 病的につくられた誤った（不合理な，あるいは実際にはありえない）思考内容あるいは判断で，② 根拠が薄弱なのに強く確信され，③ 論理的に説得しても訂正不能なものをいう．つまり「妄想」というときには，「内容の誤り，感情的確信，訂正不能性が標準とされる．（途中省略）二次妄想は妄想様観念ともよばれ，患者の異常体験，感情変調，人格特徴，状況などから妄想の発生や内容が心理学的に了解可能なものをいう．（途中省略）うつ状態の罪業・貧困・心気妄想は抑うつ気分や自我感情低下から了解できる．これらは気分に一致した（調和した）妄想とよばれる」．

被疑者は，退院して自宅に帰って来た被害者の状態を見て，「母親を精神病院に入院させたことで無残な姿にしてしまった．申し訳ないことをした」と考えていた．このような陳述だけでは「本人の意思を無視するような形で入院させた当事者（この場合は被疑者）であれば，誰しもそのように感じるのではないか？」「うつ病者ではない健常者でも抱く了解可能な考えではないか？」といった意見もあろうかと思われる．しかし，犯行前から認められていた被疑者のその他の精神症状や，妹は自宅で認知症の被害者を訪問看護やデイサービスを利用しながら介護していく準備を着々と進めていった状況を加味すると，特段被害者の介護に問題があったわけではなく被疑者は被害者の介護を過度に深刻にとらえていたことがわかる．確かに「喀痰を詰まらせた」というアクシデントはあったが被害者の命に影響を及ぼすほどのものではなかった．にもかかわらず被疑者は，「（被害者を入院させたことに対して）判断ミスだった．自分の判断ミスでとんでもない罪を犯した．罰せられる人間だ」と考えていたことは，単なる自責の念では説明がつかず「罪業妄想」と解釈できる精神状態にまで発展していったと考えるのが妥当である．貧困妄想に関しては，被疑者が鑑定人には詳述することができなかったため，犯行直前の被疑者の言動を目撃した妹の供述を考慮し「貧困妄想も併存していた」と解釈すべきであろう．

気分（感情）障害の精神鑑定における診断については，田口[2]が指摘しているように，「犯行時」という限られた時点の精神状態をできるだけ客観的に評価することが求められるため，病因にとらわれることなく，病歴を縦断的に記述し，犯行時の精神症状は横断的にとらえ，ICD-10などの操作的診断基準に準じて行うべきである．その際，診断および診断に至るまでのプロセスや，犯行に至った機序は，責任能力の判断基準に大きく影響を及ぼすため十分検討をして記載する必要がある．本事例の診断についても上記のことをふまえて，犯行当時は「精神病症状を伴う重症うつ病エピソード」に罹患していたと診断した．

b. うつ病の責任能力の判断基準

うつ病の責任能力の判断基準について松下[11]は，診断名にはこだわらず，犯行時の状態に主眼をおき，それに精神病理学的解釈を加味して総合的に判断すべきであるとしながらも，うつ病を，躁うつ病（内因性），反応性うつ病，神経症性うつ病，いわゆる軽症うつ病，仮面うつ病などと病因的分類を行い，それぞれと「心神喪失」「心神耗弱」「完全責任能力」などと責任能力との関係を示している．しかし，近年の精神鑑定は，責任能力を判断するためには，厳密には可知論でなければ導き出すことはできないという考え方[16]が主流となり，

操作的診断基準に準じて診断を付すようになった．特に，うつ病の責任能力判断の際には健常者の心理でも容易に了解できるような動機が存在することがあるため，疾病と行為の関係の詳細にまで言及しようとする可知論的立場からは，生物学的要素のみならず心理学的要素（犯行態様も含む）に十分配慮する必要がある．とはいえ，すでにうつ病の責任能力については諸家によって報告されているため，本稿では田口[2]の報告を援用し，うつ病者の責任能力について総括する．

　うつ病の責任能力を判断する際には，疾患の重症度を基準にして弁識能力・制御能力の程度について検討する必要がある．つまり，うつ病が軽症であれば，弁識能力・制御能力は「障害されていなかった」「障害されていたが，その程度は著しいとまではいえない」という表現になり，精神症状が犯行に及ぼした影響は軽度であるため完全責任能力となる．中等症であれば，弁識能力・制御能力は「著しく障害されていた」という表現になり，精神症状が犯行に及ぼした影響は著しいものであるため心神耗弱となる．そして，重症であれば，弁識能力・制御能力は「失われていた」という表現になり，精神症状が犯行に及ぼした影響はきわめて強いため心神喪失となる．とはいえ，このような判断基準は諸家[8-11,16]によって積み上げられてきた"産物"でもあり，結局は松下[11]が指摘したような結論に舞い戻ることになる．責任能力は本来司法側が行うものであるのは周知のことではあるが，うつ病者の責任能力について記載するよう鑑定人が求められた場合は，犯行態様も含めて思考，知覚，感情，意識などがどのような機序で犯行に影響を及ぼし，疾患の重症度はどの程度であったのかということを縦断的かつ横断的，つまり総合的に判断して記載していくべきであろう．

c. 精神鑑定から得た教訓

　さて，筆者は本稿で具体的な精神鑑定事例の記載方法，「責任能力」判断の際に注目すべきことを記すことを目的としているが，今回提示した事例や諸家の精神鑑定例[1-6,8-13]から得た教訓も記しておきたい．すなわち，うつ病者あるいはうつ状態に陥った者は一見すると反社会的な行為への親和性の低い人格特性を有しているが，疾患の経過のなかで出現する自殺念慮，自殺企図が実は殺人という人格特性からはとても想像できないような犯罪へと発展する可能性があるということである．その際，被害者になるのは自分よりも弱者である老人や子どもであることが多いことを認識しておく必要がある．

　なお，本件の被疑者は，その後，起訴され裁判員裁判の対象事件となった．その際，筆者が記載した起訴前精神鑑定の鑑定書をもとにした筆者の口頭での説明が「証拠」として採用された．筆者は，「被告人（鑑定時は被疑者）の責任能力は心神耗弱相当である」旨のことを法廷では述べたが，「責任能力」に関しては検察側も弁護側も争いの対象とはせず筆者の精神鑑定の結果に異論を述べる者はいなかった．判決では「犯行時，被告人はうつ病に罹患しており心神耗弱状態にあった」と認定されて執行猶予の判決が言い渡された．その後，被告人は控訴することなく一審の判決を受け入れたため，検察側は裁判所に医療観察法の申立てを行った．

4. 拡大自殺に対する私見

　最後に本書の刊行主旨とは少々ずれることになるのかもしれないが，拡大自殺に対する私見を記載しておきたい．

　筆者がこれまでに経験した拡大自殺の事例[12,13]を検証すると，拡大自殺は厳密に分類すると，「完遂型」「未遂型」「頓挫型」の3つのタイプに分類できると考えている．まず，完遂型は拡大自殺（無理心中）の目的を達成し，加害者も被害者も死亡したというタイプであり，司法精神鑑定が実施不可能なタイプである．仮に死亡した被疑者が精神障害に罹患していたのであれば，精神科医による「意見書」の提出が求められる可能性はあるだろうがきわめてまれなケースであろう．次に，拡大自殺の未遂型は，本稿で示したような事例であり，他殺には成功したが自殺に失敗したタイプである．そして，今回は紙幅の関係で提示しなかったが，拡大自殺の「頓挫型」は，拡大自殺の目的で殺害の標的となった人物（たとえば母親）を殺害したが，その凄惨な状況などが誘因となり，急性ストレス反応様の病態，あるいは解離状態を呈し，自殺行為に至らず「頓挫」したタイプである．

　このような私見に基づく分類の方法は「拡大自殺」という概念を混乱させることになるのかもしれないが，筆者は複数例の拡大自殺の事例を経験して，これまで「拡大自殺」として説明してきた事例は，実は単なる「自殺の失敗」で説明がつくものではなく，それぞれに犯罪精神病理[7]が存在し，自分が死にきれずに「未遂」に終わったのか，何らかの精神病理が存在し自殺が行われずに「頓挫」したのか，「拡大自殺」をタイプ分けをして個々に検証することも必要であると考えている．しかし，精神鑑定例を公表し検討する際には，個人情報の保護の問題など倫理的な配慮が必要であり，検証するためには慎重にならざるをえないのが実情である．これらの問題に抵触しない範囲で事例の検証が行える研究会[17]の設立および関連した書籍が出版されることを期待したい．

（赤崎安昭）

文献

1) 中谷陽二．うつ病者の破壊的行動―子殺し再考．司法精神医学と犯罪病理．金剛出版；2005．pp73-82．
2) 田口寿子．気分障害（うつ病）．五十嵐禎人（編）．専門医のための精神科臨床リュミエール1　刑事精神鑑定のすべて．中山書店；2008．pp102-112．
3) Schipkowensky N. Manie und Mord. Wien Z Nervenhkd 1957；17：212-227．
4) 赤崎安昭ほか．「発作殺人」に至った症例に関する考察．精神科 2010；17 (1)：86-95．
5) 田口寿子．うつ病の精神鑑定―現状と課題．司法精神医学 2006；1 (1)：57-64．
6) 田口寿子．司法精神医学における周産期の問題―産後うつ病をめぐって．精神科治療学 2013；28 (6)：747-752．
7) 影山任佐．「司法精神医学」と「犯罪精神医学」，「犯罪精神病理学」．犯罪精神医学研究―「犯罪精神病理学」の構築をめざして．金剛出版；2000．pp7-11．
8) 風祭元．気分（感情）障害．中谷陽二（編）．司法精神医学2　刑事事件と精神鑑定．中山書店；2006．pp151-158．
9) 影山任佐．躁うつ病と犯罪．犯罪精神医学研究―「犯罪精神病理学」の構築をめざして．金剛出版；2000．pp133-156．

10) 中田　修. うつ病と犯罪. 犯罪精神医学. 金剛出版；1993. pp121-138.
11) 松下昌雄. 躁うつ病と責任能力. 中谷陽二（編）. 精神障害者の責任能力. 金剛出版；2008. pp139-158.
12) 赤崎安昭ほか. 拡大自殺により実子を殺害したうつ病者に関する考察. 臨床精神医学 2008；37（9）：1201-1212.
13) 赤崎安昭. 起訴前精神鑑定から得られるもの—子を殺す親・親を殺す子の考察も含めて. 北陸司法精神医学懇話会会報 2015；2-12.
14) 赤崎安昭, 森岡洋史, 佐野　輝. 裁判員制度における「尋問」に関する提言. 司法精神医学 2009；4（1）：126-127.
15) 大熊輝雄（原著）. 精神症状学.「現代臨床精神医学」第12版改訂委員会（編）. 現代臨床精神医学. 金原出版；2013. pp69-116.
16) 岡田幸之. 刑事責任能力再考—操作的診断と可知論的判断の適用の実際. 精神経誌 2005；107（9）：920-935.
17) 赤崎安昭ほか. 精神鑑定の不均一性解消をめざして—地方規模から全国規模へ. 司法精神医学 2016；11（1）：135.

Ⅲ. 各論―各種疾患の精神鑑定例

4 アルコール関連障害

はじめに

　アルコールを摂取し，酩酊状態となって重大な他害行為を行うことはしばしば認められる．重度の酩酊であると健忘が生じることもあり，他害行為時の責任能力の判断が困難となることがある．酩酊状態から醒めるとほとんどが正常な状態へ回復するため，醒めた状態で犯行時を推測することは困難である．酩酊状態は変動しやすく，易刺激性などの情緒面への影響や精神病性症状を呈することもあり，酩酊が行為に与える影響の判断に迷うことも少なくない．

1. 酩酊状態の判断

a. 酩酊の基準

　酩酊状態における精神状態の評価として Binder の酩酊基準が用いられることが多い．Binder は，① 単純酩酊，② 複雑酩酊，③ 病的酩酊に3分類し，意識障害の程度などの量的な指標とせん妄などの意識野の変容を視野に入れた質的な指標を組み合わせて分類している．① 単純酩酊は「正常範囲の酩酊」とされ，生気的な興奮はそれほど強くなく，人格への侵襲が軽度で自己抑制可能で見当識が保たれており，著しい健忘を残さない．平素の人格と親和的で一般的に多幸的，幻覚や妄想を認めない状態とされる．② 複雑酩酊はいわゆる「悪酔い」であり，生気的興奮が著しく，長く続いて麻痺期に入っても興奮が再燃することがある．平素の人格と異質的な粗暴な行動が現れやすいが，状況に対する見当識は比較的保たれ，外界に対する態度もほぼ適切であり周囲からみて了解可能とされる．行動は短絡的で暴力的，情動の放散が特徴的．幻覚や妄想はなく，広汎な記憶欠損も認められないとされている．③ 病的酩酊は複雑酩酊と同様に興奮に加えて見当識障害を認める．質的な意識障害によって正常な思考，感情，行動の心理学的連関が断裂しているため，行動は了解不能となる．幻覚や妄想を伴い，島状ないし全健忘を残す．もうろう型の意識障害では見当識障害が強く，周囲からみると行動は無差別・無目的・非現実的となるが，本人の内面では有意味な関連性を認めるとされる．せん妄型の意識障害では内的な関連性も失われ，多彩な幻覚が存在し，強い運動性不安が存在するとされる[1]．

　それまで単純酩酊と異常酩酊の2分類であったのが Binder の3分類を導入することで酩酊者の状態を評価しやすくなり，わが国でも広く用いられるようになっている．しかし，Binder による評価基準では興奮などの気分面，人格への影響，行動の内容，健忘などの意

表1 酩酊の分類

	単純酩酊	複雑酩酊	病的酩酊
意識	意識の混濁	意識の混濁	意識の変容
行為面	抑制の低下 行為全般について了解可能	抑制の欠如，粗悪な行為 高位の動機に了解可能性や目的性の存在	本能的衝動行為 自発的行為 行為の動機・目的性の喪失
気分	気分の高揚 易刺激的	不機嫌 情動的興奮	不機嫌 本能的な運動興奮
人格面	性格の尖鋭化 人格相応 人格統合の保持	人格疎遠	人格解体
見当識	ほぼ保たれる	見当識の低下 周囲認知機能の残存	完全な見当識障害
記憶面	時に健忘を生じる	比較的著しい健忘	著しい健忘

（松原三郎．臨床精神医学 2002[2]）より）

識状態の3要素を並列的に位置づけながら3つに分類されているため，各要素のどの点に重心をおくかによって酩酊状態の評価が変わることがある．筆者が酩酊状態での犯罪に対しBinderの分類を用いて判断した鑑定記録を読むと，鑑定医の判断結果に違和感を覚えることがある．この違和感は，鑑定医が「意識状態が安定的であったため単純酩酊である」と判断し，筆者は「行動異常に重心をおいて」判断したことから生じていた．評価の重心のおき方について，松原はBinderの3分類に則りつつ，Witter, Gruener, 福島の評価方法を参考とし，酩酊状態での意識，行為面，気分，人格面，見当識，記憶面の6要素に分け，単純酩酊と複雑酩酊の区別には「人格面と気分」に重心をおき，単純酩酊では人格に大きな変化は認めないが複雑酩酊では人格が質的に変化し，気分も不機嫌で情動的興奮が著しくなるとしている[2]．複雑酩酊と病的酩酊との区別には行為面を最も重要な要素と重みづけし，犯行当時の行為が「目的性の有無」を視点とすることで整理しやすくしている（表1）．

　Binderの分類に対し，福島はこの分類が多義的・包括的な症候論であり明確な疾病分類ではないとしている，など他にも批判は認められるが，現状ではこの分類に代わって広くコンセンサスが得られた分類法はなく，松原の主張するように各要素に適切に重心をおきつつ犯行の様態に沿って評価することが求められるのではないだろうか．ただし，アルコール酩酊による犯罪では，酩酊前の元来の人格傾向そのものが偏っており飲酒による人格の変化量が大きくない場合や，意識水準も飲酒量や経過時間によって変動しやすいことなど，酩酊によってどの要素が，どの程度変化したのか側副情報を含めて丁寧に情報を得る必要がある．記憶がないと訴える陳述の信憑性に注意を払う必要もあり，これらの不確定要因から酩酊状態の判断が鑑定医により差異が生じる可能性は否定できない．生物学的な指標の開発によってこの差異を減じることが求められる．

b. 飲酒試験

　現在，アルコールを代謝する能力を測定し，あるいは酩酊状態での言動を確認するため，飲酒試験が行われることがある．方法の詳細は成書を参考にしていただきたい[3]．

規定飲酒試験では規定量（日本酒3合）の飲酒を30分間に行い，血中アルコール濃度を測定してその立ち上がりと代謝による減衰から排泄率や移行率などを求めることができ，犯行当時の飲酒量がわかれば血中濃度を推測することができる．

自由飲酒試験では基本的に犯行当時と同じ種類の飲料・同じ量・同じ時間（速度）を飲用する．犯行当時の飲酒状況が不明な場合は被鑑定人が平素飲む種類を「自由」な量と時間で飲用する．自由飲酒試験での酩酊状態の再現率について，複雑酩酊は比較的再現されるが病的酩酊はほとんど再現されない[4]との報告がある一方，複雑酩酊は75％，病的酩酊は66.9％に再現を認める[3]と肯定的な報告があり，議論がある．犯行当時と飲酒環境が異なる，被鑑定人が収監されている場合は断酒環境にあるため身体機能が回復しておりアルコール代謝が改善している（連続飲酒時は代謝が活性化されていることもある），複雑酩酊での情動反応には心理的な刺激が誘因となるが検査時に刺激がない場合，など条件が異なることが考えられ，再現されないことが直ちに異常酩酊が否定されるものではないことに留意したい．さらに，合意をとるとはいえ，本試験の倫理的な問題点も議論となっていることにも留意したい．

2. 精神鑑定書

酩酊下において他害行為（危険運転致傷）を生じ，健忘を伴った事例を提示し，次項で飲酒と酩酊状態を概括し，飲酒検査結果と合わせて責任能力判断について考察したい．

精神鑑定書

1	被疑者	氏名　〇〇〇〇〇（男・㊛）　生年月日　〇〇〇〇年〇〇月〇〇日　現在40歳代）
2	事件概要	危険運転致傷（刑法第208条の2項第一項） 平成X年10月Y日午後0時44分頃飲酒下にて自家用車を走行させ，3台の車に接触，うち1台に乗用中の男性に加療1週間の傷害を負わせたもの．
3	鑑定事項	1. 被告人の本件犯行当時における精神障害の有無及び程度 2. 精神障害が本件犯行に与えた影響の有無及び程度
4	鑑定主文	1. 被告人は犯行当時世界保健機構による国際疾病分類第10版（ICD-10）によるアルコール依存症候群，物質使用中のもの（F10.24）及びアルコールによる強い酩酊状態にあったと考えられる． 2. アルコール依存症候群は慢性的な疾患であり，被告人はアルコール依存症候群により日常的に飲酒する状況が形成されていた．犯行前日被告人は誘因なく通常飲酒する量を超えて連続飲酒状態となり，犯行当日酩酊状態から醒めない状態でさらに飲酒し，酩酊状態を悪化させ飲酒運転を行った．被告人の酩酊は単純酩酊であり，事故を故意に行ったとは考えにくい．強い酩酊状態により意識水準が低下し自家用車を安全に操作できなくなり事故を起こしたと考えられる．
5	鑑定経過	鑑定病院　独立行政法人国立病院機構〇〇病院外来及び3病棟 鑑定期間　平成X+1年9月Z日より3か月間 　　　　　平成X+1年10月W日外来診察及び心理検査，頭部CT，血液検査を施行 　　　　　平成X+1年11月V日・V+1日飲酒試験のために入院 参考情報 本件犯行に係る一件記録および〇〇〇〇臨床心理士による心理検査所見を参考として鑑定を行った．

6	診断	#1 アルコール依存症候群，物質使用中のもの，及びアルコールによる強い酩酊状態（コード：F10.24　診断基準：ICD-10）(犯行時) #2 アルコール依存症候群，物質使用中のもの（コード：F10.24　診断基準：ICD-10）(現在)
		上記診断を支持する主たる所見等 　犯行前の飲酒状況及び鑑定による検査結果から，本件犯行時世界保健機構による国際疾病分類第10版（ICD-10）によるアルコール依存症候群（F10.2）及びアルコールによる酩酊状態であったと診断する． 　まずアルコール依存症はICD-10によると，アルコールを使用したいという強い欲望が主体である病状であり，過去1年間について以下の診断基準a~fを3つ以上満たす必要があるとされる． 　a) 物質を使用したいという強い欲望あるいは強迫感 　b) 物質使用の開始，終了，あるいは使用量に関して，その物質摂取行動を統制することが困難 　c) 物質使用を中止もしくは減量した時の生理学的離脱症状．その物質に特徴的な離脱症候群の出現や離脱症状を軽減するか避ける意図で同じ物質を使用することが証拠となる 　d) はじめはより少量で得られたその精神作用物質の効果を得るために，使用量を増やさなければならないような耐性の証拠 　e) 精神作用物質使用のために，それにかわる楽しみや興味を次第に無視するようになり，その物質を摂取せざるを得ない時間やその効果からの回復に要する時間が増える 　f) 明らかに有害な結果が起きているにもかかわらず，いぜんとして物質を使用する．たとえば過度の飲酒による肝臓障害などの害 　本件犯行時はアルコールを飲用したいという強い欲望が生じており（項目a），出勤途中であるにもかかわらずやめられなかった（項目b）．同年7月には離脱が生じて入院しており，9月には肝機能障害が指摘されていたにもかかわらずやめられなかった（項目c, f）．飲酒当初は酒量も少なく頻度も低かったが，本件犯行前には毎日飲酒を続けており，酒量は増えていた（項目d）．以上5項目を満たすことから，アルコール依存症であったといえる．犯行時はアルコールの飲用下で行われたものであり，アルコール依存症，現在物質を使用しているもの（F10.24）であった． 　さらに，被告本人が認識しているアルコールの限度はワイン大瓶2本程度であるにもかかわらず，前日の飲酒から醒めていない状態で早朝から飲酒を再開し，酩酊状態を増悪した．本件犯行時推定されるアルコール血中濃度は370 mg/dLと高濃度であり（下記飲酒試験の項を参照）強いアルコール酩酊状態にあったといえる．
7	家族歴・本人歴等	父親の飲酒は機会飲酒であり，酩酊時は穏やかでトラブルを生じたことはない．父方祖父が大酒家であったが酩酊によるトラブルは生じていない．祖母の飲酒状況の詳細は不明だが，悪酔いはしていなかったようである．母親はいわゆる下戸でほとんどアルコールを摂取することはできず，一口~二口程度で顔が真っ赤になる．悪酔いはない．母方祖父は機会飲酒程度の飲酒で酩酊時のトラブルはない．祖母は下戸だったようである． 　被鑑定人の幼稚園時代，友人との交流は「普通に」認めていた．小学校時代の成績は中位で，近所に友人が4~5人いた．中学校時代，成績は下位だったが器楽部に所属し，3~4人の友人がいた．私立高校に進学，英語はトップだったが他は下位．体育，化学，簿記は苦手で図工は得意だった．家庭科では編み物が得意だった．部活には参加しなかったが友人はたくさん存在していた． 　高卒後美容院に就職したが半年ほどで手荒れを嫌って退職．職場の人間関係には問題なかったと述べる．20歳頃男性と約2年交際し別れた．時計店に16年間勤務し35

歳頃に退職した．退職の理由は『50歳まで勤めるとこのままで終わってしまう』と感じたためであった．25歳から5年間別の男性と交際し30歳頃結婚の予定であったが相手方の都合により婚約が破棄された．35歳以降友人として交際する男性が現在まで存在している．

　時計店を退職した後，ゴルフ場にキャディとして3年間勤務した．ゴルフ中に雷が落ちて死んだ人の話を聞き，怖くなり仕事の内容もきつく感じたため辞めた．その後調理師見習いとしてレストランに5年間勤務した．この間出勤時にビールを飲んだことがある．給料が安くなり，仕事も苦痛に感じたため平成X年7月に退職した．同月アルバイトに従事したが，アルコール離脱により入院し辞めた．9月より別の派遣でレストランに勤務し，時折父親の食堂を手伝っていた．業務内容にはやりがいを感じていたが本件犯行により退職した．

| 8 | 犯行の説明 | 被告人は18歳で就職し，機会飲酒程度でアルコールの摂取が始まった．20歳を超え週に3~4回，ビールジョッキ2~3杯飲酒するようになったが，摂取量はさらに増え，30歳頃からほぼ連日ワイン360~540 mL あるいはビールを飲酒するようになった．多飲する種類は季節によって異なり，ビールを多飲する時期とワインを多飲する時期に分かれている．

　平成X-1年頃から多めに飲むと翌朝起きた後で音が耳障りになり，特に車の音をつらく感じるようになった．この状況で飲酒すると音が楽になるので通勤途中でも飲酒するようになった．

　平成X年7月某日からアルコールを摂取しなかったところ，2日後に全身性のけいれん及び視覚変容を伴う離脱を生じ，A総合病院に10日間入院した．退院して約1週間は断酒していたが，体調が回復したためビールを一日1000~1500 mL飲用するようになった．1か月後めまいのためB総合病院に救急車で搬送された．検査により肝機能障害を指摘され，アルコールを控えるよう指摘された．B総合病院には入院せず帰宅し，10日間断酒した．その後連日ワインを飲用するようになり，飲用する量も徐々に増え，720 mL入りのワイン1本分を毎日飲むようになった．

犯行前日の飲酒
　平成X年10月Y-1日の日中，以前の勤務先の友人と会い，18時頃に帰宅した．友人と会っている間は飲酒せず過ごしていた．18時過ぎから500 mLのビール2本を母親の前で飲み，自室に戻り白ワイン約1.5本（約1000 mL）を飲んだ．父親が帰宅し，父親の前で500 mLのビール1本を飲んだ．その後自室に戻ってから瓶に残っていたワインを飲んだ．飲み終えた時間はおよそ22時半と本人は推測している．就寝時間は覚えていないが，0時までには寝ていたようである．

犯行当日の飲酒
　平成X年10月Y日午前4時過ぎに起床した．「フラフラではなかったがふわっと」酔っていた．弁当を作り4時半頃自宅から自家用車を運転して出発．4時44分Cコンビニエンスストアで白ワイン720 mLを購入したが，この行動を想起できない．車を運転し店を出て，4時48分Dコンビニエンスストアでも白ワイン300 mLを購入，同店駐車場内で白ワイン300 mLを飲用した．

　職場に到着し6時から勤務を始めたが，行動が緩慢で休むよう指摘されたため早退した．早退後9時頃から父親が経営している食堂で皿洗いや便所掃除を手伝ったが，動作が緩慢なため10時頃食堂を早退した．Dコンビニエンスストアでの購入と飲酒から10時頃に食堂を出るところまで想起可能である．駐車場に止めた自家用車内でワインを飲用したようであるが，この部分は想起できない．

　飲酒後自家用車を運転し，自宅に到着した．自宅で母親より父親を手伝うよう促され，再び食堂に自家用車を運転して向かった．途中10時56分Cコンビニエンスストアに寄り白ワイン720 mLを購入し，食堂近くの駐車場に車を止めた．この間の記憶は断片的で，自宅の状況は若干想起可能だが，コンビニエンスストアで購入したことは想起できない．食堂では皿を洗うなど手伝ったことは想起可能だが，客の様子 |

などは想起できない．12時20分食堂を出て乗車，自家用車内でワイン720 mLを飲用した．12時44分頃業務上必要な書類を職場に置き忘れたことに気が付き，自家用車を運転して出発，反対側の車線に逸脱して事故を生じた．事故後職場横の別の会社の駐車場に止めて車内にいたところを通報されて駆け付けた警察官に発見された．呂律が回らず質問に的確に答えられなかったこと，両足でも立位を保てず歩行ができずふらついていたこと，呼気検査によりアルコールが検知されたため，その場にて逮捕された．

被告人は上述のような飲酒歴を有し，少なくとも本件犯行前の平成X年10月Y－10日より連日ワインを720 mL摂取していた．

本件犯行前日は18時以降ビール1500 mLおよびワイン1440 mLを22時頃までに飲用し，これは通常より多い量であったが記憶を失った認識はない．

本件犯行当日4時に起床時，まだ『ぼうっと』酔いが残っていた．弁当を作り自家用車を運転して勤務先に向かったが，その途中Cコンビニエンスストアでワインを購入した行為を想起できず，健忘が生じている．本人の陳述によると，通常酒類を購入していた店とは異なっており，酩酊により行動にも通常と異なる状態が生じている．しかし直後のDコンビニエンスストアでワインを購入し飲用した状況は想起可能であったことから，酩酊による意識水準は変動し，Cコンビニエンスストアでは意識障害の程度は重くDコンビニエンスストアでは軽くなっていたと推測され，島状の記憶となっている．以後も意識状態は変動したが，徐々に悪化していく．

職場での作業や会話内容は想起可能なようであるが，酩酊のため運動機能が低下し緩慢な動作しか行えないようになっていた．運動機能の低下は父親の食堂での手伝い中にも認められ，父親より早退するよう勧められている．帰宅しようとする車中でワインを飲用したため，酩酊度は悪化し記憶がさらに断片化した．自家用車を運転し自宅に到着したが，自宅より再度食堂に向かう途中でCコンビニエンスストアでワインを購入した行為を想起できず，食堂での手伝った内容はかろうじて想起できても客の状況などは想起できなくなっている．

食堂から出てから後のことは車中でワインを飲用したことなどほとんどの記憶が想起できない．かろうじて"国道に出た""赤い看板"だけが想起できた内容である．その間自家用車を運転しつつ，対向車線にはみ出したりしながら3台の車に接触を繰り返した．午後1時頃通報により駆け付けた警察官による質問には生年月日などきちんと答えられず，飲酒検知のための簡単な検査指示にも一度ではきちんと対応することができなかった．

きちんと想起できるようになったのは夜になり警察署で布団を敷く場面からであった．

| 9 | 総合（1）障害と犯行の関係 | 以上の経過から，アルコール依存症を基盤としたアルコールの過剰な摂取による強い酩酊により意識水準が低下し，判断のみならず運動機能にも障害を来して本件犯行が行われたと判断する．酩酊による意識水準は摂取したアルコールの量や置かれた状況により変動した．本件犯行当日，4時，10時，12時と3回ワインを飲用したことにより徐々に酩酊度が悪化し，意識障害も悪化した．自家用車を運転する行為は緊張を強いるものであるため，運転時は酩酊下にあっても意識水準の低下は比較的生じにくいと考えられる．10時頃に自宅と食堂を往復した時点ではこの緊張のため事故は回避できたと推測される．しかし，12時にワインを摂取した状況では運転による緊張以上に酩酊による意識水準の悪化が著しく，運動機能も低下したため事故に至ったと考えられる．飲酒試験では最終飲酒後酩酊による意識障害により日付や場所を誤答するなどの見当識障害を来していたが，本件犯行時も同様の意識障害を来し，自宅に帰ろうとする目的と書類を忘れたことを思い出しながら間違って職場の隣の建物に向かった可能性がある．

なお，被告人は酩酊状況においても平素の人格から逸脱することはないと父親，元職場の同僚から証言が得られている．今回の飲酒試験においても酩酊中の人格は穏やかに保たれ，攻撃的になるようなことはなかった．見当識障害は生じていたが，深い |

		酩酊により意識水準が低下したままで意識の変容は認めなかった．よって被告人は飲酒下で人格傾向が変化する複雑酩酊や，意識の変容や精神病性症状が発現する病的酩酊が生じることはなく，単純酩酊が生じるだけであり，本件犯行は攻撃的な人格や病的体験により事故を生じたものではないと考えられる．また，当時仕事にやりがいを感じており意欲面に問題はなく，気分的に安定していたため，気分障害による影響も除外できる．
10	総合（2）刑事責任能力に関する参考意見	（本鑑定は公判鑑定であり責任能力の判断は求められていない．酩酊と責任能力は後述する．）
11	その他参考意見	本件は飲酒中における危険運転が争点となっており，被鑑定人の同意を得て飲酒試験を行った． 飲酒試験は今回被告人の飲酒状況がほぼ判明していた事情から，自由飲酒試験として，犯行前日から犯行当日に飲酒した内容と同等の酒類を同等の時刻に飲用し，定期的に血液中のアルコール濃度を測定し，飲酒前後の脳波を測定した．検査期間中，食事は毎食提供し，飲酒について無理はせず途中で中止することも可能であることを説明した． 飲酒スケジュール及び経過は下記の通り． 11月V日 　18時35分飲酒開始，19時15分ビール500 mL（アルコール濃度5%）2本飲用終了． 　20時30分白ワイン750 mL（アルコール濃度11.5%）を一口を残し，1本飲用終了．「酔っていないがふわっとする」とのこと．呂律はしっかりしている． 　20時55分白ワイン750 mL（アルコール濃度11.5%）を0.5本飲用終了．ビール飲用開始． 　21時20分ビール500 mL（アルコール濃度5%）1本飲用終了．ワインの残りを飲用開始． 　21時30分ワイン飲用終了．飲むのがつらいと述べているが嘔気はなく，呂律もしっかりしている． 　22時00分やや多弁，緊張感が緩み，目つきがとろんとしている．その後入眠． 11月V+1日 　3時頃から覚醒． 　4時50分緊張感は感じられない．目つきはしっかりしており，呂律もしっかりしている．白ワイン300 mL（アルコール濃度11%）を1本飲用開始． 　5時20分ワイン飲用終了．目つき，呂律はしっかりしている． 　9時05分本人の希望により自宅に電話連絡．口調はしっかりしていた． 　10時00分白ワイン720 mL（アルコール濃度11.5%）を1本飲用開始． 　10時45分ワイン飲用終了．歩行にふらつきなし．呂律はしっかりしている． 　11時50分起立時ふらつきが生じることあり．呂律はしっかりしている． 　12時20分白ワイン720 mL（アルコール濃度11.5%）を1本飲用開始． 　12時40分ワイン飲用終了．うとうとしている．脳波検査を開始したが，傾眠傾向強く，声をかけても深呼吸がしっかりできない． 　13時20分傾眠傾向強い．場所を「（レストラン名）」，日付を「7月26日」と誤答．誕生日を尋ねると「じょーかー」ときちんと返答でき．起立もできず． 　14時50分強く尋ねると名前を正答，誕生日も正答したが，話しかけないとウトウトしていく． 　15時20分名前と生年月日は正答したが，場所，日付ともに誤答．話しかけると開瞼しやすくなっているが，まだウトウトしている．

18時00分場所，日付を正答．自覚的にこの時間からはっきりしたとのこと．歩行も可能となっている．携帯電話の操作はまだスムーズに行うことはできなかったが，数回の操作後父親に連絡することが可能だった．

上記検査中の血中アルコール濃度を図1に示す（網掛けの部分は飲酒中の期間を表す）．

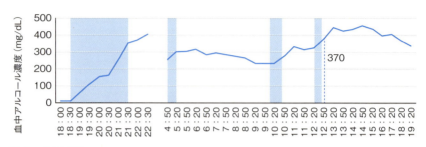

図1　飲酒試験
縦軸は血中アルコール濃度，横軸は経過時刻．網掛けの部分に飲酒している．

検査結果のまとめ

- 頭部CTでは軽度の萎縮を認める．アルコールの影響が推測されるが，脳波や記銘力検査で異常を認めないため，萎縮による脳機能への明確な影響は認めない．脳波検査では飲酒負荷前後で突発的異常波を認めなかったことから，事件後の健忘はてんかんなどによるものではなく，飲酒による酩酊が原因だと考えられる．
- クリニックにより抗酒剤が処方されており，最終内服したのは平成X+1年10月W+13日朝であった．飲酒試験は抗酒剤を十分な期間中止した後に行った．本件犯行前の飲酒は一日にワイン720 mL（アルコール濃度が約11%）1本程度であったことから，摂取していたアルコールは約79 g/日であった．犯行後も飲酒しており，飲酒検査前は一日にビール500 mL（アルコール濃度が約5%）3本を11月1日より飲用していたようで，摂取していたアルコールは約75 g/日で本件犯行前とほぼ同等であった．血液検査では，肝機能がGOT（正常範囲：13～33）＝33（10月外来検査）→161（飲酒検査時）U/L，GPT（6～27）＝17→96 IU/L，γ-GTP（10～47）＝66→377 IU/Lと飲酒していなかった10月と比較して飲酒検査時は悪化しており，アルコールが身体に影響を与えていたことがわかる．
- 飲酒検査では11月V日ビールを飲用後急速に血中アルコール濃度が上昇，ワインの飲用によりさらに上昇，就寝の頃には血中濃度は400（mg/dL，以下略）に達した．翌11月V+1日3時30分頃から覚醒していたが，飲酒再開直前の4時50分の血中濃度は250とまだ高い状態であった．その時刻からワインを飲酒したが300 mLであったため血中濃度は6時20分の310まで上昇した後，徐々に下降した．10時よりワインを飲用，再び血中濃度は11時20分に330まで上昇した．飲用後310～320と若干低下したが，12時20分よりさらにワインを飲用し，血中濃度は再上昇した．ワインは12時40分に飲み終えたが血中濃度は上昇を続け，本件犯行時刻頃の12時50分には370まで上昇，さらに13時20分には440に達し，若干低下したのち14時50分に450に至った．15時20分過ぎまで血中濃度は400以上の値が続き，以後緩徐に低下した．本人の意識が回復した後の18時20分においても血中濃度は360となお高値を示していた．
  血中濃度と酩酊度には個人差はあるが，一般的には下記のような相関があるとされる．

  　　30～ 50＝爽快期，通常無症状
  　　50～100＝弱度酩酊，ほろ酔い気分，抑制がとれる
  　 100～150＝軽度酩酊，抑制がとれ陽気，多弁
  　 150～250＝中等度酩酊，言語不明瞭，判断力低下

	250〜350＝強度酩酊，意識混濁
	350〜450＝泥酔期，意識消失し，昏睡状態
	450〜　　＝昏睡期，呼吸麻痺あるいは心機能不全で死亡
	本件犯行時刻頃の血中濃度は370であり，泥酔期に相当する．脳波を測定したが傾眠傾向にあった．本人は検査のことを覚えておらず，意識は消失していた．ただし，話しかけるとかろうじて開閉瞼に応じるなど，意識混濁の部分も認めていた．以後18時に意識が回復するまで昏睡〜意識混濁が続いた．
	本件犯行後警察により呼気中のアルコール濃度が午後1時5分頃測定され，0.7 mg/Lであった．呼気中アルコール濃度（mg/L）＝5×血中アルコール濃度（%）との簡易計算式によれば，呼気検査中の血中アルコール濃度は0.14%，アルコールの比重が約0.8であることから約175 mg/dLとなるが，本件犯行時健忘が生じており，この数値より血中濃度との相関性が高いと考えられる．
鑑定日付 鑑定人署名	以上の通り鑑定する． 　　　平成　X+1年　12月　U日　　　　氏名　村田　昌彦

3. 事例の考察

a. 酩酊状態の判断

　本事例は車の運転前から運転中に立ち寄ったコンビニエンスストアでも飲酒し，酩酊の度合いを強め，危険運転を生じたものである．飲酒試験ではほぼ犯行当時に沿った飲酒を行い，犯行時の血中濃度は370 mg/dLと泥酔期に相当する程度まで上昇し，その後血中濃度は最高で450 mg/dLまで達していた．犯行直後の警察官による質問に対してきちんと答えられなかったこと，ふらついていた状況は，本鑑定で行った飲酒試験時においても見当識障害や運動機能の低下として再現された．松原の要素別に検討すると，①意識状態では，被鑑定人には意識の変容は認めず，大量飲酒による生理的な意識水準の低下と判断した．身体的には運動機能が低下しており，酩酊の悪化に並行していた．②気分的には安定しており，犯行時，鑑定時においても情動に大きな変化は認めていない．③行為について，被鑑定人の運転目的は犯行時忘れ物を取りに行く合目的性を有しており，了解は可能である．④被鑑定人の人格は素面のときと比較して酩酊時に異質性は認めない．⑤見当識は酩酊時に障害されていた．⑥記憶は島状になっており，血中濃度が高い状態で記憶が失われていた．6つの要素中，意識，見当識，記憶面の3つの要素で障害を認めており，Binderの分類に単純に照らし合わせると，被鑑定人が病的酩酊と考えることは可能だが，筆者は行為の目的性が保たれていたことや人格に異質性がないこと，運動機能が低下していたことに重点をおき，単純酩酊とした．酩酊時の健忘について，酩酊中の言動が平素と変わらず，運動機能も保たれていたが後に健忘を残した事例を病的酩酊であると判断した鑑定はあり[5]，本鑑定のような生理的な意識水準の低下とは区別して考えると判断がしやすいと思われる．酩酊の度合いは本事例のように飲酒を重ねると変動するため，短時間で状態を切り取って判断するのではなく，縦断的に経過を確認する必要がある．アルコールの体内からの減衰はもともと個人差があることや，連続飲酒状況ではアルコールを分解する酵素が誘導されて代謝が促進さ

れるが，鑑定まで断酒状況が長く続けば酵素活性は低下するので，犯行時の酩酊状況を判断するには飲酒試験を行うにしても個別に犯行前後の状況を長期に確認する必要がある．ただし，被鑑定人によっては作為的に記憶がないと述べることもあるため，側副情報を得て慎重に判断することが求められる．

b. 責任能力について

一般に単純酩酊では責任能力が保たれ，複雑酩酊では著しく判断能力が障害されている，病的酩酊では判断能力は失われていると考えられている[6]．単純酩酊であっても泥酔状態では免責が認められるとされる[7]が，この判断は揺らいでいるといわれている[8]．本件犯行時は泥酔状態であり，責任能力は減免されるのであろうか．意識水準から評価すると，判断能力からみて，軽く酔った状態では有責で泥酔状態では免責となる判断は理解できるが，飲酒行為は自ら企図して行うものであるため，この判断は一般常識的には違和感を覚えるだろう．他害行為が自ら企図して飲酒した行為に基づいた結果であることから，「原因において自由な行為」であり，被鑑定人に帰責する考え方が存在する．「原因において自由な行為」は自らが行う原因となる行為（本件の場合は飲酒）によって生じる結果を予見する，あるいは企図して結果を招く場合に帰責されると考えられており，酔うとどうなるか知っているだけでは該当しないようである．「原因において自由な行為」の判断は司法側が行うものであり，鑑定人が積極的に採用して自らが判断する責任能力判断に影響を与えるべきではない．ちなみに，本件は懲役1年，執行猶予2年の判決となった．

おわりに

統合失調症や気分障害などの精神疾患が主要因となってトラブルに及びながら酩酊が副要因となって促進的に働く場合や，多くはないが長期飲酒後の断酒後に少量の飲酒によりフラッシュバックのように精神病性症状が生じてトラブルに至る場合もあり，これらもアルコール関連障害によるトラブルと考えられる．今回は比較的頻度が高い酩酊下における他害行為について，酩酊状態の判断を中心に述べた．酩酊状態に対し，1935年に発表されたBinderの分類で対応することの限界は指摘されているため[8]，被鑑定人の状態像を単純にこの分類に当てはめるのではなく，側副情報や飲酒試験などの情報を参照しつつ，人格の変化や行動の目的性などを吟味して評価することが求められる．

（村田昌彦）

文献

1) Binder H. Uber alkoholische Rauschzustande. Schwiz Arch Neurol Psychiat 1935；25：209-228, 36；17-51.
2) 松原三郎．起訴前鑑定と医療―民間精神病院の立場から―．臨床精神医学 2002；31（3）：277-282.
3) 青木勇人，那須 匡．飲酒試験．柴田洋子，新井尚賢（編）．酩酊犯罪の精神鑑定．金剛出版；1985. pp237-256.

4) 森田展彰, 飯塚 聡. 飲酒試験マニュアル. 小田 晋(編). 司法精神医学と精神鑑定. 医学書院；1997. pp93-105.
5) 山下 格. 飲酒後の健忘をめぐって. 松下正明(編). 司法精神医学6 鑑定例集. 中山書店；2006. pp206-211.
6) 小田 晋. アルコール依存研究の最近の動向. アルコール依存犯罪者の精神鑑定―その過去・現在・未来. 日ア精医誌 2000；7：45-52.
7) 柴田洋子. 酩酊犯罪の責任能力. 柴田洋子, 新井尚賢(編). 酩酊犯罪の精神鑑定. 金剛出版；1985. pp18-23.
8) 原 隆. アルコール精神障害. 中谷陽二(編). 司法精神医学2 刑事事件と精神鑑定. 中山書店；2006. pp159-165.

5 薬物関連障害

はじめに

　薬物関連障害の刑事責任能力鑑定に関する議論は，古くから覚せい剤使用に関するものが多い．また，犯罪白書[1]によれば，心神喪失・心神耗弱と認められた者の約1～4％を覚せい剤中毒が占め，この割合は，精神作用物質による精神障害としてはアルコールの約3～7％に次いで多い．加えて，松本ら[2]によれば，「覚せい剤乱用者の犯罪では，殺人，放火などの凶悪犯が多く，幻覚妄想を呈する精神状態が関与している場合が非常に多い」とされる．以上から，議論の蓄積の程度，発生頻度，事件の重大性，精神症状との関連の強さ，などの観点から，覚せい剤関連障害は，精神作用物質関連の刑事責任能力鑑定においてアルコールに次いで重要だといえる．

　また，覚せい剤の犯罪は，覚せい剤の所持，売買，使用などの犯罪と，覚せい剤の薬理作用によって惹起された犯罪，の大きく2つに分けられ，刑事責任能力鑑定になるケースのほとんどは，薬理作用によって惹起された犯罪だといわれている[3]．よって，本項では，これら薬理作用による覚せい剤関連疾患，特に統合失調症との鑑別が問題となるいわゆる覚せい剤精神病の刑事責任能力鑑定について検討する．

1. いわゆる覚せい剤精神病と統合失調症の鑑別

　精神病症状を認める被鑑定人に覚せい剤の使用歴もしくは依存歴がある場合，鑑定人は，その症状が覚せい剤誘発性のものなのか，統合失調症などの内因性精神病を基盤にしたものなのかの鑑別を試みることになる．

　かつて，いわゆる覚せい剤精神病は，Connell[4]により「統合失調症＊を模倣する」と述べられ，病像は統合失調症のそれと同様とされた．しかし，第二次覚せい剤乱用以降，内因性精神病と覚せい剤関連障害は明らかに違うという考えが主流になり，その鑑別の視点として次のような報告がなされてきた．

　1986年に行われた，覚せい剤中毒者対策に関する専門家会議においては，表1[5]に示したような覚せい剤精神病の診断基準が提唱された．

　また，佐藤[6]は，①覚せい剤の乱用歴があり，②覚せい剤の使用と関連して発現もしくは増悪した幻覚・妄想状態を主とし，③意識障害を伴わず，④尿中から覚せい剤が検出され，⑤その幻覚・妄想状態が他の疾患に起因しない場合にはいわゆる覚せい剤精神病の診断が確定する，とし，統合失調症との鑑別点を，表2[7]のように整理した．

＊：本文および表中の引用における「精神分裂病」の表記は「統合失調症」に置き換えた．

表1　覚せい剤精神病の診断基準

覚せい剤精神病は下記の特徴を有する精神状態像およびこれと関連する精神神経・身体症状および覚せい剤依存徴候に基づいて診断する．

1. 精神状態像は，幻覚妄想を主とする精神病状態であり，妄想としては関係妄想を中心に，被害・追跡・注察・嫉妬妄想などから成り，幻覚としては錯覚と幻覚（幻聴，幻視など）を認める．一部は慢性化して，幻覚や妄想が固定的に持続する場合があり，また茫乎としており無気力，無関心など能動性の著明な低下を示す場合もある．
2. 幻覚や妄想の内容が，本人の生活歴，環境，違法な覚せい剤使用に関連した，つまり，状況反応性（状況規定性）の色彩をもつ場合が比較的多い．急性中毒を合併した場合には，包囲攻撃される妄想がしばしば認められる．
3. 幻覚妄想等の病的体験は，覚せい剤の注射行為と時間的関係があり，薬効とも関係があって，症状の動揺がみられる．特に病初期には一過性不動性の発現として認められる場合が多いが，なかには病的体験が全人格を支配する場合もある．
4. 覚せい剤の注射直後を除けば，病的体験が全人格を支配することは少なく，現実との交流が可能な場合が多い．また自ら覚せい剤使用による病的体験（シャブぼけ）であると理解していることがある．
5. 覚せい剤の使用中断後の経過をみれば，通常1週間以内に症状の軽快が認められる．
6. 覚せい剤の常用をやめて，早期消退型の経過をたどっても再使用した場合，多くは比較的少量でも急速に激しい精神症状の再燃をみることが多い．また時に自然再燃もみられ，この場合は心的ストレスなどの非特異的刺激によって症状が再燃する．
7. 激しい症状の消退後には，意欲減退徴候が著しいのに比べて，対人接触が良好で，疎通性が比較的よく保たれている場合が多く，これが統合失調症との大きな相違点である．
8. 身体症状としては，注射痕・皮膚硬結のほか，特記すべきものは少ない．急性中毒時には関連の身体症状がみられる．

（厚生労働省．覚せい剤中毒者対策に関する専門家会議．1986[5]より）

表2　覚せい剤精神病と統合失調症の鑑別点

	覚せい剤精神病	統合失調症
覚せい剤の乱用歴	あり	なし
注射痕	多い	なし
他の薬物依存	多い	少ない
反社会的生活史 （前科，非行，暴力団関係）	多い	少ない
病前性格	精神病質	分裂気質
病像		
意識混濁	まれにあり	なし
幻視	多い	少ない
猜疑心	著明	あり
妄想的意味づけ	活発	あり
妄想内容	状況反応的	唐突
作為体験	主に被影響体験	狭義の作為体験
自我意識の障害	一過性	持続性
感情鈍麻	なし	あり
疎通性	保持	障害
対人反応	うてばひびく	不関性
機転	保持	障害
経過	多くは一過性	多くは持続性，進行性
予後	器質性人格変化（反社会的行動）	人格荒廃（社会から孤立）

（佐藤光源．アルコール・薬物依存．1984[7]より）

これらの知見は，現在でも薬物依存の専門家らに引用されており[8]，一般的かつ時代を経てもなお通用する普遍性の高い視点だといえる．よって，両者の鑑別はこのような視点に基づき行っていくことが望ましい．

2. 福島の不安状況反応

以上のような精神医学界における一般的な鑑別議論とは別に，刑事責任能力の文脈から両者の鑑別および刑事責任能力判断に関して絶大な影響を及ぼしてきた概念に福島[3,9]の「不安状況反応」がある．

福島は次のような特徴をもつものを，心因反応と中毒性精神病の中間・移行領域にある「不安状況反応」と命名した．第一に，覚せい剤中毒者の妄想は発生的に了解可能な"妄想様観念"にすぎず，これらを"準妄想"と呼ぶ．第二に，覚せい剤中毒者の幻覚は，統合失調症の幻覚とはかなり異質なもので"準幻覚"と称する．第三に，不安状況反応では，現実適応能力や人格が保持され分別が保たれている．

また，「不安状況反応」に対しては心神喪失ではなく心神耗弱を認定することを主張し，その根拠を統合失調症との対比から次のように述べている．
① 幻覚・妄想が人格と状況に密接に対応し，了解が容易で，正常な邪推と移行する．
② 幻覚・妄想に処すべき人格の変化に大きな相違がある．
③ 精神症状は一過性で多くは医療が不要である．
④ 治療が一般的に困難である．
⑤ 近年の病院精神医療の進歩・開放化の下では，受け入れが困難である．
⑥ 「自らの意思で招いた薬物乱用」が免責の事由になることは納得されがたい．

しかし，この「不安状況反応」に対しては異論もある．中谷[10]は「不安状況反応は，どちらかというと心因が基本にとらえられているが，覚せい剤関連精神障害は薬理作用によると考える方が自然である」とし，加えて上記③～⑤のような治療適合性の問題を責任能力鑑定に持ち込むことの危険性を指摘している．また，黒田[11]は，「科学的方法によって妥当性を検証されていない一仮説を，責任能力評価の根拠として利用すること自体に誤りがある」と述べている．

以上のように福島の「不安状況反応」に対しては異論も多く，アメリカの精神鑑定における「フライエ準則」(Frye rule)に求められているような「科学的に妥当な手法で求められた結論で，その専門的な学会の中で疑問のないものとして受け入れられている」[12]概念ではない．よって，現代の刑事責任能力鑑定においては，この概念を鑑別診断や責任能力判断の根拠として用いることは適切とはいえない．

3. 操作的診断とわが国における慢性覚せい剤中毒概念

いわゆる覚せい剤精神病と統合失調症の鑑別の問題は，物質使用後に精神病症状が遷延する事例において，より議論が複雑になる．

刑事責任能力鑑定においては，その信頼性や法曹への説明の際の簡便さから操作的診断基準である International Statistical Classification of Diseases and Related Health Problems 10th edition（以下，ICD-10）[13] や近年では Diagnostic and Statistical Manual of Mental Disorders 5th edition（以下，DSM-5）[14] が用いられている．ICD-10 では，覚せい剤使用による精神病性障害（F15.5）は「典型的には1か月以内に部分的に消退し，6か月以内に完全に消退する」とされている．また，残遺性および遅発性精神病性障害（F15.7）という診断カテゴリーがあるが，下位分類に遅発性精神病性障害はあっても残遺性精神病性障害という診断は存在しない．すなわち，ICD-10 においては覚せい剤使用による症状が6か月以上持続するものは覚せい剤使用による精神病性障害とはみなされず，統合失調症と診断されることになる．DSM-5 ではさらにその基準は厳しく，物質使用後1か月以上精神病症状が持続する場合は，原発性精神病性障害を示唆するとされている．

　対して，このような欧米における診断基準には，わが国の研究者から Connell による「覚せい剤精神病の患者は，特別な理由がないかぎり，1週間以内に回復する」との仮説を無批判に踏襲したにすぎないとの批判があり[15]，わが国では，第一次覚せい剤乱用以降，覚せい剤の長期使用中に生じた脳障害を基盤に精神病を発症するという「慢性覚せい剤中毒」概念が提唱され普及してきた[16,17]．

　以上のように，欧米諸国とわが国では覚せい剤使用後に精神病症状が持続する事例に関しての診断文化の決定的な相違がある．このような状況で，刑事責任能力鑑定において覚せい剤の最終使用から6か月（または1か月）以上持続する精神病性障害に対して診断を下す場合，
① 操作的診断を厳格に適用して統合失調症と診断する，
② わが国における伝統的診断を踏襲し覚せい剤使用による精神病性障害（慢性中毒）と診断する，
③ 操作的診断による統合失調症の診断と，わが国における伝統的診断として覚せい剤使用による精神病性障害（慢性中毒）を併記する，
④ ICD における残遺性および遅発性精神病性障害（F15.7）を「精神作用物質が直接影響していると合理的に想定される期間をこえて持続している障害」とみなし[18]，覚せい剤使用による精神病性障害（慢性中毒）として援用する，
などの対応が考えられる．筆者は ③ ないし ④ の立場をとっているが，いずれを選択するにしても，法曹や裁判員が混乱しないよう説明を補完する必要がある．

4. 鑑別困難な場合の対処

　以上述べてきたような観点から，被鑑定人の精神症状をいわゆる覚せい剤精神病もしくは統合失調症によるものと鑑別を試みるのであるが，実際には両者の鑑別が困難な事例も少なくない．

　この点に関して，黒田[11] は「われわれは，覚せい剤使用者による慢性精神病状態が覚せい剤使用によって惹起されたものか別の精神病なのかを科学的に峻別する手段を持ち合わせていないという現状を認識しなければならない．そしてこのような精神医学の限界を，刑事司

法制度の当事者たちに誤解を生じないよう正確に，そして正直に伝えることも鑑定人の役割であろう」と述べている．また，五十嵐[19]は，「統合失調症は責任無能力，いわゆる『覚せい剤精神病』は完全責任能力というような不可知論的立場で精神鑑定を行わない限り，鑑別診断は責任能力鑑定においてはそれほどの重要性は持たない．診断が確定できなくても，鑑定人には，被鑑定人における『精神の障害』の有無と『精神の障害』が犯行時の被鑑定人に与えた影響や因果関係を精神医学的見地から述べることが，求められているのである」としている．

以上からは，両者の鑑別が困難な場合は，現状における精神科診断学の限界から診断確定が困難である旨を説明しながら，被鑑定人が呈している精神症状とそれらが犯行に与えた影響を精神医学的に可能な範囲で検討し，誠実に説明するということになるだろう．

5. 自招性の問題

覚せい剤使用による明らかな精神病状態でなされた犯罪でも，その状態は意図的な乱用の所産であり，「自ら招いた（自招性）」障害であるという認識が，鑑定人に責任能力の減免を躊躇させることもある[20]．

法体系が異なるため単純な比較は困難だが，アメリカでは，アメリカ精神医学会により「アルコールやその他の精神活性物質の自己摂取によるものについては心神喪失抗弁の理由とされるべきではない」との声明[21]が出され，実際の運用においても，自ら進んで薬物を摂取した被告人が，薬物中毒であることを理由に完全に免責されることはないというのが基本的ルールになっている[22]．

対して，わが国では，「違法行為を行うことを予定して自らそのような状態を招く」行為である「原因において自由な行為（actio libera in causa：ALIC）」という法的概念の援用によって当該行為の責任を本人に帰属させようとする考え方がある．しかし，刑法学者の町野によれば，現在ALICに関する文献はおびただしい数になっており，論争は「絶望的」状態にあるのだという[23]．また，覚せい剤乱用者の場合，幻覚妄想状態に陥る危険性ばかりではなく，そのなかで暴力行為を実行することまで事前に予見していたことの論証は容易ではなく，実際的には薬物犯罪に対して適用されにくく[20]，その適応可能性には否定的見解が多い[18,24]．

以上から，ALICは精神作用物質に関連する刑事責任能力鑑定において議論の俎上にのることもある概念であるが，刑法学上も見解の一致をみておらず，現実的な適応可能性は低い概念といえる．よって，この問題に関して非専門家である鑑定人は，ALICの問題にはふれないか，せいぜい参考意見として記すにとどめるのがよいと考える．

6. 精神鑑定書

以上，述べてきたような点に注意しながら，いわゆる覚せい剤精神病の刑事責任能力鑑定を行った筆者の自験例をモデル鑑定書として提示し，実際の鑑定書の書き方について解説する．事例提示にあたっては，本項の趣旨を変えない範囲で個人を特定できないよう匿名化を行った．

精神鑑定書

1	被疑者	氏名　○○○○○　（男・⒧）　生年月日　○○○○年○○月○○日　現在満30歳）
2	事件概要	X年9月5日，○区○○5丁目○号被害者方において，被害者に対し，殺意をもって，その背中を所携の洋包丁（刃帯の長さ15.4センチメートル）で斬りつけるなどしたが，同人に全治不詳を要する傷害を負わせたにとどまり，殺害の目的を遂げなかったものである． 罪名　殺人未遂
3	鑑定事項	1. 本件犯行当時における被疑者の精神障害の存否（存在する場合はその症病名） 2. 1が肯定される場合，その精神障害は本件犯行にいかなる影響を与えたか 3. 1が肯定される場合，犯行当時における被疑者の善悪の判断能力及びその判断に従って行動する能力の有無及びその程度 4. その他，参考事項
4	鑑定主文	1. 被疑者は，本件犯行当時，「覚せい剤使用による精神病性障害（F15.5）」に罹患していた． 2. 本件犯行の動機の大部分と直接のきっかけは，覚せい剤使用による精神病性障害（F15.5）による被害妄想及び幻聴といった病的体験だった．よって，被疑者は覚せい剤使用による精神病性障害による病的体験に強く影響を受けた結果，本件犯行に及んだといえる． 3. 本件犯行当時，被疑者の善悪の判断能力及びその判断に従って行動する能力は著しく障害されていた． 4. とはいえ，本件犯行は，いわゆる「自招性」の問題をはらんでいる．この問題の判断には高度な司法的検討を要すると思われ，責任能力判断にあたって司直が精神医学的見地のみに基づくのではなく，多角的総合的な判断を下されることを望む．
5	鑑定経過	鑑定面接　X年○月○日　10時～11時10分　H警察署 　　　　　X年○月○日　10時15分～11時45分　H警察署 　　　　　X年○月○日　10時00分～11時45分　H警察署 　　　　　X年○月○日　10時00分～11時45分　H警察署 参考情報　(a) 一件記録 　　　　　(b) 夫の面接　X年○月○日　14時～15時00分　H警察署 　　　　　(c) 被害者の面接　X年○月○日　14時～15時00分　H警察署 　　　　　(d) 被疑者の友人の面接　X年○月○日　14時～15時00分 　　　　　　H警察署
6	診断	#1 覚せい剤使用による精神病性障害―妄想を伴うもの― 　（コード：F15.5　診断基準：ICD-10） 上記診断を支持する主たる所見等 　被疑者には，X年6月頃より，「（被害者に）自宅が盗聴や盗撮されている」「携帯のGPSでどこにいるか分かっている」「皆殺される」との被害，追跡，注察妄想，及び「浮気している」との嫉妬妄想，「ぶっ殺してやるからな」との幻聴を認めていた．症状の出現時期は，覚せい剤の使用頻度が週に2回に増加したX年6月頃に一致しており，症状は，使用の2週間以内に出現している．症状は本件犯行時まで持続した（48時間以上）が，鑑定時には改善していた（ほぼ6ヶ月以内に消失）．以上から，症状は覚せい剤使用による精神病による症状の特徴を満たし，症状と覚せい剤使用との間には明確な時間的関連を認め，被疑者は犯行当時，「覚せい剤使用による精神病性障害（F15.5）」に罹患していたと診断できる．

7	家族歴・本人歴等	(1) 家族歴 　被疑者の親族には確認できる範囲で精神疾患に罹患しているものはいない． (2) 本人歴 　被疑者はフィリピン共和国〇〇市にて出生し，周産期，発達に異常はなかった．同胞2名第2子で，兄がいる．被疑者は，思春期より非行に走り，13歳時でアルコール，15歳で覚せい剤を使用し，しばらく濃厚な使用を続けた．ハイスクールは，教師への暴力で退学となった．17歳で，ホステスとして来日し，複数のフィリピン・パブで就労した．20歳時に現夫と結婚し，2児をもうけた．本件犯行当時は，夫と子供の4人で生活していた．X−1年に，被害者と出会い，交際するようになった． 　X年1月に，ダイエット目的で覚せい剤を再使用し，以後週に1回ほどあぶりで使用するようになった．覚せい剤の使用回数が週に2回に増加したX年6月頃より，「(被害者に)自宅が盗聴や盗撮されている」との被害妄想が出現した．
8	犯行前後の経緯と精神状態の説明	(1) 犯行前の状況 　覚せい剤使用を責める被害者と次第に不仲になり，徐々に不眠を呈し，飲酒量も増加し，350mlの缶ビールを1日に5～10本缶程度，飲酒するようになり，「皆殺される」「家にカメラが仕込まれている」「携帯のGPSでどこにいるか分かっている」「拳銃で撃たれる」などとも述べるようになった．その後，盗聴器を見つけようと自宅のコンセントのカバーや煙探知機を外すようになったり，「浮気している」「飲み物に薬をいれられた」などと妄想を述べ，被害者に暴力を振るうようになったため，被害者との間には別れ話が持ち上がっていた． (2) 本件犯行 　X年9月4日，被害者宅で被害者に「盗聴器をしかけるのはやめて欲しい」などと頼んだが，口論となり取り合ってもらえず，最終的に「ぶっ殺してやるからな」と脅され，被害者を刺すことを決意した（実際はそのような事実はなかった）．9月5日，午前3時15分頃，被害者を殺すことを決心した被疑者は，包丁を両手に握って刃を下向きにしてうつぶせで寝入った被害者の背中を突き刺した． (3) 本件犯行後 　被疑者は夫に電話し，興奮した様子で「刺しちゃった」と伝えた．夫によれば，被疑者はひどく興奮した様子で「私の頭を灰皿にした！」「貧乏人と言った！」などと述べていたという．午前8時頃，被疑者は自宅で警察官に逮捕された． 　逮捕当初は，「チッ，失敗した．何で死んでないの！死ねばいいのに！」などと興奮することはあったが，10日ほどで徐々に落ち着いた．以降，特に向精神薬を内服していないが，妄想や興奮は目立たず安定した精神状態を維持した．
9	総合(1)障害と犯行の関係の説明	被疑者は，X年1月から覚せい剤の使用を再開し，使用回数が週に2回程度に増えた6月頃から，「(被害者に)自宅が盗聴や盗撮されている」との疑惑を抱くようになった．複数の情報源から，そのような事実はなかったことが客観的に証明されており，恐らくこの頃より，被疑者は覚せい剤使用による精神病性障害に罹患し，疑惑は被害者の被害妄想だったものと考える． 　被疑者は，覚せい剤使用をとがめる被害者との不仲から不眠を呈し，飲酒量も増加し，「皆殺される」「家にカメラが仕込まれている」「携帯のGPSでどこにいるか分かっている」「拳銃で撃たれる」などと妄想は発展した．自宅で盗聴器や盗撮用のカメラを探すなど被害妄想の確信度と切迫度は高まっており，同時に被害者への怒りと報復の感情も強まり，断続的に被害者への暴力も認めるようになっていた． 　同年9月4日，「被害者を刺すかもしれない」と思い，包丁を用意して被害者のマンションへ向かった．被疑者は犯行を実行するかどうか躊躇していたが，被害者に「ぶっ殺してやるからな」と脅された（被害者によればそのような事実はない）ことで，恐怖を感じると同時に怒りの感情も湧き上がってきて，「刺す」ことを決めた．その後，抵抗されないように被害者が寝入るまで待ってから，本件犯行に及んだ．

		鑑定中，被疑者の陳述にはつじつまの合わないものが多いが，被害者の陳述は客観的に不合理な部分はなく一貫しており，家族や友人など第三者の陳述とも一致していたことから，被害者の陳述の方が信用性が高いと思われた．よって，被疑者が述べた当日の行動は被疑者の妄想の中での出来事で，被疑者が本件犯行を決意したきっかけとなった「ぶっ殺してやるからな」という被害者の言葉は被害妄想の一部か幻聴であった可能性が高いと考えられた． 　逮捕後も興奮が強かったが，10日ほどで向精神薬を内服することなく興奮は改善し，妄想も目立たなくなった．この改善過程には，覚せい剤の影響が時間とともに消退したこと，アルコールを摂取しなくなったこと，睡眠が確保されたこと，ストレス因から隔離されたこと，などが影響していたと考える．
10	総合 (2) 刑事責任 能力に関 する参考 意見	責任能力に関する判断については司直に委ねられているところではあるが，鑑定人の意見を参考までに付すことにする． 　犯行当時，被疑者は，覚せい剤使用による精神病性障害に罹患しており，犯行当時の被疑者には明らかな被害妄想があった．犯行当時，被疑者は，犯行を実行に移すかどうか躊躇するなど，人を刺すという行為が法律に違反するものであるという認識を十分にもっており，本件犯行は計画的かつ合理的に行われたものである．また，本件犯行の動機の一部は，被害者から侮辱を受けたという心理学的に了解可能なものであり，最終的に本件犯行に至る思考過程にも，元来の被疑者の暴力に親和的な攻撃性の高いパーソナリティ傾向が反映されている．しかし，本件の犯行動機の大部分は，「(被害者に) 自宅が盗聴や盗撮されている」といった被害妄想に基づくもので，了解は困難である．加えて，本件犯行の直接のきっかけとなった「ぶっ殺してやるからな」との言葉も，了解困難な被疑者の被害妄想か幻聴に基づくものであり，被疑者はそれらの病的体験に強く影響を受けた結果，本件犯行に及んだ．以上より，犯行当時，被疑者の自己の行動の善悪を判断する能力及びその判断に従って行動する能力は著しく低下していたと考える．
鑑定日付 鑑定人署名		以上の通り鑑定する． 　　　平成 X 年 12 月 8 日　　　　　　　　　氏名　今井　淳司

　本鑑定では，被疑者の陳述が一貫せず，その信用性が疑わしかった．覚せい剤関連疾患の鑑定に限ったことではないが，このような場合には，本人の陳述のみではなく，なるべく客観的な情報を収集し本人の陳述と比較検討するのが望ましい．本鑑定では，夫，被害者，被疑者の友人の協力が得られたため，犯行前後の本人の精神状態の客観的評価が可能となった．

　本事例には，「(被害者に) 自宅が盗聴や盗撮されている」「携帯の GPS でどこにいるか分かっている」「皆殺される」との被害，追跡，注察妄想をはじめ，「浮気している」との嫉妬妄想，「ぶっ殺してやるからな」との幻聴を認め，覚せい剤中毒者対策に関する専門家会議で提唱された覚せい剤精神病の症状の特徴によく合致していた．また，覚せい剤使用と症状の間に明確な時間的関連を認め，ICD-10 における覚せい剤使用による精神病性障害—妄想を伴うもの—（F15.5）と診断できた．症状の持続期間は6か月以内であったため，より鑑別困難な覚せい剤使用による慢性中毒と統合失調症の鑑別および欧米とわが国の診断文化の相違に関する説明は不要であった．

　覚せい剤関連疾患の被鑑定人には，反社会的パーソナリティ傾向を有する者が多い．このような場合，犯行への影響が，どの部分までがパーソナリティ傾向を反映し，どの部分からが覚せい剤の薬理作用によるものなのか，の検討が非常に重要である．これらは複雑に絡み

合い，時に説明困難であるが，まさにこの説明が，鑑定医に求められる考察の中核であるため，慎重かつ丁寧に検討し司直に報告する必要がある．本事例では，犯行の動機の一部および最終的に犯行に至る思考過程には被疑者のパーソナリティ傾向が反映されていたが，犯行動機の大部分と犯行の直接のきっかけは病的体験に基づくものであったと考え，「本件犯行当時，被疑者の善悪の判断能力及びその判断に従って行動する能力は著しく障害されていた」との結論を導いた．

　近年の刑事責任能力鑑定においては，鑑定人は責任能力の結論に言及しないという方向性にある[25]．一方で，検察官から嘱託される起訴前鑑定においては，責任能力の結論まで求められることが多い．そのような際は，責任能力判断は本来法曹の役割であることを認識しつつ，控えめに鑑定医としての参考意見を述べるのがよい．よって，本鑑定でも刑事責任能力に関する参考意見の項で，「責任能力に関する判断については司直に委ねられているところではあるが，鑑定人の意見を参考までに付すことにする」と前置きをしたうえで，責任能力判断について言及した．

　最後に，本事例は，いわゆる「自招性」の問題もはらんでいるが，前述したとおり，この問題に鑑定人は深入りしないほうがよい．ゆえに，本鑑定においても，参考事項として，自招性の問題を指摘し司直に判断を委ねる旨記載するにとどめた．

　本事例は，検察官により心神耗弱と判断され，不起訴処分となった．

おわりに

　本項では，現在までのいわゆる覚せい剤精神病の刑事責任能力鑑定に関する論点を整理し，それぞれの問題に対する実務的対応を提示した．まとめると，

① 不安状況反応ではなく精神医学界一般に知られる鑑別点に基づき，いわゆる覚せい剤精神病と統合失調症の鑑別を行う．
② 両者の鑑別が困難な場合は，法曹や裁判員に精神科診断学の限界を説明しつつ，被鑑定人が呈している精神症状とそれらが犯行に与えた影響を精神医学的に可能な範囲で検討する．
③ 自招性の問題は，認識しつつも立ち入らず，せいぜい参考意見として記載する程度にとどめる．

ということになる．

　昨今，薬物の関連が疑われる社会的インパクトの大きい犯罪がマスメディアを賑わせることが多い．それらの犯罪の一部で刑事責任能力鑑定が必要になることもある．社会的要請に応え，精神医学が国民の信用を失わないためにも，可能なかぎり標準的な手法に則り，同時に精神科診断学の限界も認識しつつ，法曹および裁判員ひいては国民に，誠実かつ丁寧に説明していく姿勢が鑑定人には求められる．

（今井淳司）

文献

1) 法務省. 犯罪白書. http://www.moj.go.jp/housouken/houso_hakusho2.html
2) 松本俊彦, 小林桜児. 薬物関連障害と犯罪. 山上 皓（編）. 司法精神医学3 犯罪と犯罪者の精神医学. 中山書店；2006. pp217-231.
3) 福島 章. 覚醒剤関連精神障害. 風祭 元ほか（編）. 臨床精神医学講座第19巻 司法精神医学・精神鑑定. 中山書店；1998. pp178-186.
4) Connell PH. Amphetamine Psychosis. Chanpman and Hall；1958.
5) 厚生労働省. 覚せい剤中毒者対策に関する専門家会議. 厚生労働省；1986.
6) 佐藤光源, 柏原健一. 覚せい剤精神病—臨床と基礎. 金剛出版；1986. pp71-75.
7) 佐藤光源. 覚せい剤依存の臨床. 大原健士郎ほか（編）. アルコール・薬物依存—基礎と臨床. 金原出版；1984. pp327-335.
8) 船田大輔, 松本俊彦. 覚せい剤精神病と統合失調症との比較. 精神科治療学 2016；31（3）：283-288.
9) 福島 章. 覚醒剤乱用—その精神病理と責任能力. 犯罪心理学研究Ⅰ. 金剛出版；1977. pp9-27.
10) 中谷陽二. 薬物・アルコール関連障害と刑事責任能力. 佐藤光源ほか（編）. 臨床精神医学講座第8巻 薬物・アルコール関連障害. 中山書店；1999. pp387-400.
11) 黒田 治. 薬物関連障害（鑑別診断の困難な例）. 五十嵐禎人（編）. 専門医のための精神科臨床リュミエール1 刑事精神鑑定のすべて. 中山書店；2008. pp134-148.
12) 岡田幸之. 裁判員制度と精神鑑定. 五十嵐禎人（編）. 専門医のための精神科臨床リュミエール1 刑事精神鑑定のすべて. 中山書店；2008. pp63-76.
13) World Health Organization. The ICD-10 Classification of Mental and Behavioural Disorders Diagnostic Criteria for Research. World Health Organization；1993／中根允文ほか（訳）. ICD-10 精神および行動の障害—研究用診断基準, 新訂版. 医学書院；2008.
14) American Psychiatric Association. Diagnostic and Statistical Manual of Mental Disorders, 5 th edition. American Psychiatric Publishing；2013／日本精神神経学会（監）, 髙橋三郎ほか（訳）. DSM-5—精神疾患の診断・統計マニュアル. 医学書院；2014.
15) 佐藤光源. 症状・経過・診断. 佐藤光源ほか（編）. 臨床精神医学講座第8巻 薬物・アルコール関連障害. 中山書店；1999. pp222-235.
16) 立津政順, 後藤彰夫, 藤原 豪. 覚醒剤中毒. 医学書院；1956.
17) 小沼杏坪. 覚せい剤中毒の多面的臨床類型. 精神経誌 1984；86（5）：315-339.
18) 岡田幸之. 刑事責任能力再考—操作的診断と可知論的判断の適用の実際. 精神経誌 2005；107（9）：920-935.
19) 五十嵐禎人. 薬物関連障害（典型例）. 五十嵐禎人（編）. 専門医のための精神科臨床リュミエール1 刑事精神鑑定のすべて. 中山書店；2008. pp125-133.
20) 中谷陽二. 薬物依存症者の責任能力—渇望と制御. 中谷陽二（編）. 精神障害者の責任能力 法と精神医学の対話. 金剛出版；1993. pp159-178.
21) American Psychiatric Association. Statement on The Insanity Defence. 1982.
22) 岡田幸之ほか. 米国の刑事責任能力鑑定—「米国精神医学会と法学会 心神喪失抗弁を申し立てた被告人の精神鑑定実務ガイドライン」の紹介（その2）：心神喪失抗弁における精神活性物質中毒と非伝統的な精神障害の扱い. 犯罪誌 2007；73（1）：15-26.
23) 町野 朔. 「原因において自由な行為」の整理・整頓. 芝原邦爾ほか（編）. 松尾浩也先生古稀祝賀論文集 上. 有斐閣；1998. pp339-375.
24) 村上 優. 物質使用障害の精神鑑定の実際. 精神医 2011；53（10）：973-981.
25) 岡田幸之. 責任能力判断の構造と着眼点—8ステップと7つの着眼点. 精神経誌 2013；115（10）：1064-1070.

―Ⅲ. 各論─各種疾患の精神鑑定例―

解離性障害

はじめに

　刑事事件の捜査の過程では，被疑者／被告人が「覚えていません」と述べ，事件に関する情報が十分に収集できないことは決して珍しいことではない[1]．それは精神鑑定の場面でも同様で，被鑑定人から犯行前後の状況について供述が得られないまま，精神鑑定書の作成に臨まなくてはならないことがある．「覚えていない」とする原因についてはさまざまな理由が考えられるが，単純に，返答を回避するための託言であれば，それは黙秘や詐病に近い様相を呈すると思われる．しかし，その他にも，犯行時に解離状態を呈しており記憶自体があいまいである場合や，犯行後に健忘をきたし，想起することができないという場合もある．そしてこの想起できないという現象についても，外傷性のものもあれば，心因性のものもあるであろう．精神鑑定では，このように一つひとつの現象に対して，さまざまな仮定のもとに事実を追究していく作業が求められてくる．

　本項では，この「覚えていない」という現象をとらえ，特に「解離性障害」のなかでも最も多く認められる「解離性健忘」の事例をあげて解説する．また，頻度はそれほど多くはないものの，遭遇した際にはその判断に難儀するであろう解離性同一症（dissociative identity disorder：DID）についても，海外の文献などを参考に責任能力の観点から概説することとする．なお，本項では『精神疾患の診断・統計マニュアル第5版』(DSM-5)[2] の診断基準を用いて解説した．

1. 解離症状と解離性健忘

　解離症群／解離性障害群の特徴は，意識，記憶，同一性，情動，知覚，身体表象，運動抑制，行動の正常な統合における破綻および／または不連続である[2]．これは行為の主体が，主観的な体験として意識したり行動したりすることに失敗している状態を指すものであるから，もしも犯行時に比較的長い時間にわたって連続した解離状態にあったとすれば，責任能力判断にも直接的な影響を及ぼす可能性は高い．こうした現象は病的酩酊や物質乱用により激しい混乱のなかにあるケースともほぼ類似した状態であると考えられる．一方で，刑事事件で解離症／解離性障害として取り上げられるケースの多くは，通常であれば容易に行っている自伝的情報の利用や記憶の想起の失敗が選択的もしくは限局的，あるいはまた全般的に生じるような解離性健忘の状態を指している．この場合には，鑑定時の状態（すなわち，解離症である状態）は犯行時の状態とは異なっている可能性が高いため，犯行前後の行動について細かく精査していくことにより，当時の状態像が明らかになりうる．特に選択的で限局

的な健忘の背景には，明らかな心理的な葛藤が読み取れることも少なくないため，判例などをみる限りでは[*1]，記憶の一部に欠損があったとしても，犯行前後の行動に一貫性があり，行動が合目的な場合には責任能力には影響を及ぼさないと考えられているようである[3]．

なお，健忘やフラッシュバック，離人症などといった"症状（現象）"は，解離症群／解離性障害群に属する障害のみならず，ストレス関連の障害や境界性パーソナリティ障害などとも深く関連しており，それぞれの診断基準のなかにも含まれているので留意する．

2. 解離性同一症／解離性同一性障害（DID）

DIDは，一人の個人のなかに複数の異なった人格が現れることを指し，かつては多重人格と呼ばれていた精神障害である．DIDについては，アメリカにおける研究が詳しい．DSM-III-Rで初めてDIDが取り上げられてからは法廷の場でも散見されるようになり，わが国でも1990年代に起こった連続幼女誘拐殺人事件において，精神鑑定の結果，被告人にDIDが認められるとされたことで大きな話題となった．DIDの責任能力判断については，川口[4]は，①行為性，②責任能力，③故意，の3点をポイントとしてあげている．行為性については，おおむね主人格が行為時にも行為を支配していた人格であるととらえる見方が優勢のようである[*2,3]．一方，責任能力や故意という視点でみると，主人格に焦点を当てて判断する「グローバルアプローチ」と，行為時に肉体を支配していた人格ごとに検討する「個別人格アプローチ」があり，いずれの考え方に依拠するかによって判断も大きく異なる[5]．しかし，医学の世界からみると，治療的な観点では，通常は人格の統合を最終ゴールとしていることを考えれば，副人格というのは一人の人格に対して別の方向から光を当てた状態にすぎず，行為の責任もその主たる一人の人格に帰結させるべきであると考えることも不可能ではないだろう．

精神医学の分野は見えないものに線を引き，概念をカテゴライズする学問である．今後，こうした分類や診断基準も変わる可能性があるであろうし，その発症のメカニズムに何らかの生物学的な確固としたエビデンスが発見されるかもしれない．しかし，精神鑑定とは社会と法律との接点に作用する仕事である．最新ではあるが不安定な知見との照合ではなく，現在の時代と社会に即したスタンダードな精神医学を基準に検討することが求められるということを忘れてはならない．

---

*1：現住建造物等放火被告事件（平成23年合（わ）第308号）
*2：昏睡強盗，住居侵入，窃盗被告事件（平成26年刑（わ）第1790号，第1998号，第3094号，平成27年刑（わ）第225号，第421号）
*3：強盗致傷被告事件（平成14年刑（わ）第916号）

3. 精神鑑定書

精神鑑定書

1	被告人	氏名　〇〇〇〇〇（男・⒲）　生年月日〇〇〇〇年〇〇月〇〇日　本件犯行時満36歳
2	事件概要	被告人は，Yが現に住居に使用しているZ県〇〇市〇〇番地〇〇号　〇号室同人方（床面積57.87平方メートル）に放火しようと考え，平成X年〇月〇日午前3時〇〇分頃，同人方北西側洋間内において，同室内のベッド上に敷かれていたシーツにライターで点火して火を放ち，その火をベッド等を介して同室の壁等に燃え移らせ，よって，同人方の一部を焼損（焼損面積約0.69平方メートル）したものである． 罪名及び罰条　現住建造物等放火　刑法108条
3	鑑定事項	1. 被告人の犯行当時及び現在における精神障害の有無及び程度 2. 犯行当時被告人に精神障害が存在していた場合，同障害が本件犯行に与えた影響の有無，程度及び影響の仕方（機序）
4	鑑定主文	1. 被告人は，本件犯行以前から現在に至るまで，特異な思考，感情，行動の特徴を持続的に有しており，これらの被告人の特徴は「境界性パーソナリティ障害（#1）」に該当する． 　なお，本件犯行については「解離性健忘（#2）」のため想起することができない． 2. 上記1の「境界性パーソナリティ障害（#1）」としてまとめられる一定の思考，感情，行動の特徴は，本件犯行に至る流れ，動機，犯行の態様，及び犯行後の様態等について，犯行当時の不安定で高ぶった感情，興奮，衝動性の高さ，感情抑制の欠如，破壊的な行動化のしやすさとして，犯行態様の全般の態様に色濃く表れている． 　被告人の上記1の「解離性健忘（#2）」は，本件犯行の後に，あらためて事件を思い出すことができないというものである．つまりこのこと自体は犯行後に生じた事象であるため，本件犯行時の精神状態を評価するにあたっては，基本的に考慮する必要はない．ただし上記の犯行当時の不安定で高ぶった感情や興奮した状態，そして，本件犯行後に内服したと思われる向精神薬の薬理作用は，事後の解離性健忘の程度をより促進させている可能性はある．
5	鑑定経過	鑑定面接（全12回：心理学的検査の実施は含まない） 　　X＋1年　4月10日，4月17日，4月20日，4月27日 　　　　　　4月30日，5月6日，5月10日，5月17日 　　　　　　5月20日，5月27日，6月1日，6月10日　〇〇拘置所 参考情報　(a) 〇〇地方裁判所より提供された「鑑定資料」一式 　　　　　(b) 被告人の夫に対する面接（X＋1年5月8日）
6	診断 （犯行時及び現在）	本鑑定では，アメリカ精神医学会によるDSM-IV-TRの基準を用いて診断を行った． 　#1 境界性パーソナリティ障害　（コード：301.83　診断基準：DSM-IV-TR） 　#2 解離性健忘　　　　　　　（コード：300.12　診断基準：DSM-IV-TR） 上記診断を支持する主たる所見等： 　鑑定で実施した身体医学的な検査（神経学的検査，血液検査，脳波検査，頭部MRI検査）では，「器質的な異常」の存在を示唆する所見は認められなかった． #1 境界性パーソナリティ障害 　被告人は，夫との関係に対して絶えず危機感を抱き，見捨てられることへの不安が非常に強い．また，初めは相手を尊敬し理想化するが，自分の意にそぐわないことがあると，逆に掌を返したように相手を非難することがある．成人としては非常に未熟な自己観であり，現在においても自己像は確立しておらず，自分の将来像も描けてい

ない．加えて，ギャンブル等への浪費，たび重なる向精神薬等の過量服薬といった，自己を傷つける可能性のある衝動性が認められている．また，常に抑うつ感や空虚感を抱いており，「一日のなかでも気分がコロコロ変わる」と急な感情の変化がある旨を述べている．さらに漠然としたイライラ感が持続しており，そのために夫との間では暴力的な激しい喧嘩も繰り返されているという．

被告人には，不安定な感情や自己像，リストカットや向精神薬の過量服薬といった多岐にわたる破壊的行動が見られており，持続した対人関係を築くこともできていない．現在は，夫を依存の対象として強い'見捨てられ不安'を抱きながらも，些細なことで感情を爆発させ，激しい喧嘩を繰り返している．このような経過と数々の心理及び行動面から垣間見られる特徴は，DSM-IV-TR の「境界性パーソナリティ障害」に合致するものである．

#2 解離性健忘

鑑定面接に基づくと，被告人は，X－6 年頃から，実子に対して身体的虐待を繰り返していたというエピソードが語られているが，虐待をしている最中の記憶はほとんどないという．

これについて，被告人は精神科クリニックの医師から「多重人格（解離性同一性障害）」の診断を受けていたと述べており，本件犯行直前に通院していた W 病院の診療録にも「解離性障害」の診断が記載されていることが確認されている．

被告人はこれらの症状に著しい苦痛を感じており，被告人の社会機能にも障害をきたしていることは明らかである．

以上の所見をあわせると，被告人は解離性健忘の診断基準を満たすことになる．ただし，一般に，被告人にみられる「境界性パーソナリティ障害」をもつ者は「解離」や「ヒステリー」などの精神状態への陥りやすさという点で親和性が高いことが知られており，被告人の場合においても「境界性パーソナリティ障害（#1）」による特徴のひとつとして表れた解離性症状として考えるほうが妥当であろう．

| 7 | 現病歴等 | (1) 生活歴 |

被告人は，○年○月○日に 2 人同胞（女，男）の第 1 子長女として出生した．被告人によれば，胎生期，出生時に異常はなく，出生後の発達にも遅れなどは指摘されていなかったという．

被告人は地元の小学校に入学した．小学校での学業成績は中位で，友人は多く，いじめなどを受けた経験はないという．小学 6 年時に実母が出奔し，以後は実父に養育された．中学校に進学後，学校の不良グループと仲良くなり，この頃から喫煙や無断外泊などの不良行為が目立つようになった．また時折，とくに理由もなくリストカットも繰り返すようになったという．中学卒業後は，高校には進学せず，年齢をごまかしてキャバクラでアルバイトなどをして友人宅などを転々としながら生活していたという．

X－17 年（当時 19 歳時），被告人は，キャバクラで出会った男性との間に子どもを妊娠した．これを機に結婚し，X－16 年に長女を出産したが，翌年には離婚した．被告人は長女を託児所に預けながら，日中はコンビニエンスストアで，夜間はキャバクラで稼働していたところ，X－13 年（当時 23 歳時），勤務していたキャバクラに客として訪れた現在の夫 Y 氏と恋愛関係になり，まもなく同棲を始めた．X－11 年（当時 25 歳時）に Y 氏と結婚し，次女をもうけた．しかし育児と仕事に追われて「自分が自由に遊べなくなった」ことにストレスを感じ，「イライラを子どもにぶつけるようになった」ため，まもなく退職したという．その後はとくに仕事に就くことはなく気晴らしにパチンコなどをして過ごしていたという．

X－6 年（当時 30 歳時），夫 Y 氏はマンションの一室を購入し，ここを事務所として輸入会社を設立した．この頃から夫が帰宅する日が少なくなっていったため，夫の浮気を心配して携帯電話の着信履歴をチェックしたり，夫の行動を詮索するようになったようである．

また，同時期からは，イライラすると子どもたちに暴力を振るうことがあったようであるが，被告人自身は，「いつ暴力を振るったのか，まったく覚えていない」と述べていた．
(2) 家族歴
　被告人の実父は，高校卒業後，車の板金工として勤務していた．被告人が小学6年時に実母が不倫の末，出奔したため，以後は実父が子どもたちを養育していたという．実父は現在も健在であるが，被告人が25歳で結婚した後はほとんど連絡を取っておらず疎遠になっているという．
　被告人の実母は，被告人が小学6年時に出奔した以降，行方がわからないという．被告人は実母については，「よく覚えていない．あまりいい印象はもっていない」と述べていた．
　なお，確認しえた限りにおいて，家族，親類のなかに，精神科疾患に罹患している者，アルコール・薬物等の乱用あるいは依存症者，浪費家，自殺者，犯罪者などとみられる者は認められなかった．
(3) 現病歴
　被告人は，X－7年4月頃（当時29歳）から，倦怠感やめまいなどの症状が出現したため，同年6月に初めて精神科Vクリニックを受診した．被告人によれば，医師からうつ病の診断を受け，「自宅で安静にするように」と言われたため，以後はほとんどの家事を夫や子どもに任せ，日中は横になって過ごすか，パチンコなどで気分転換をしながら過ごすようになったという．また，抗うつ薬を処方されていたようであるが，服薬状況は不規則で，夫によれば，子どもたちの食事の支度や家の掃除はヘルパーなどに委託していたようである．
　X－6年（当時30歳時），夫Y氏はマンションの一室を購入し，ここを事務所として輸入会社を設立した．被告人によれば，この頃から夫の浮気を心配するようになったといい，夫に隠れて携帯電話の着信履歴をチェックしたり，夫の行動を詮索して口論になることが増えたという．そして，喧嘩になった際には，包丁を持ち出してリストカットをしたり，飛び降り自殺をほのめかすような行動をとることもあったという．
　また，同時期からは，子どもたちへの暴力もエスカレートし始めたようであるが，被告人によれば，「虐待をしている間のことはほとんど覚えていない」と述べていた．

8	犯行前後の経緯と精神状態の説明	(1) 本件犯行3ヶ月前～1ヶ月前まで 　被告人によれば，本件犯行3ヶ月前から1ヶ月前までの生活については，以下のように述べていた． 　子どもたちが学校に行った後は夕方まで家で寝たり，テレビを見たりして過ごし，夕方になると近医の内科クリニックを受診し，ビタミン注射等を打ってもらっていたという．その後は帰宅することもあるが，大抵は夫のいるマンションの事務所に行き，夫と一緒に外食をして23時～深夜1時頃に帰宅するといった生活であったという．当時の子どもの養育に関しては，「顔を合わせることもあるし，一日まったく顔を合わせないこともあります．子どもに関心がなかったんで…」と述べていた． 　そして，夫と一緒に外食しない日は，夫が浮気しているのではないかと気になり，夫が帰宅後，寝ている間にカバンや携帯電話をチェックしては，被告人が知らない電話番号をみつけると，電話をかけて相手に文句を言ったりしていたという．夫によれば，そうした電話のなかには仕事上の取引き先なども含まれていたといい，こうしたエピソードが何度も繰り返されていたことで，本件犯行の3ヶ月前には，離婚の話も出ていたという． (2) 本件犯行2週間前頃 　本件犯行2週間前，被告人は，以前に夫が仕事の取引き先の会社の女性と外食をし，その後，マンションの事務所に連れてきたことがあったことが発覚し，激しい口論となった．その際に被告人は，夫の目の前で処方されていた向精神薬を過量服薬して救急車で運ばれたことがあったという．

この日以降，被告人は夫の浮気を監視するために，毎日，事務所に泊まり込むようになったという．そして，普段は倦怠感が強くほとんど動くことができなかった被告人がこの 1 週間は夫のために夕食も作っていたという．

(3) 本件犯行前日から本件犯行日

本件犯行前日午後 3 時頃，被告人は夫の財布や携帯電話の入ったカバンをこっそり自宅に持ち帰った．夫はすぐにカバンがないことに気がつき，自宅に戻ってカバンを返すようにと被告人を説得したが，被告人はそれに応じず，先般，仕事関係の女性を事務所に連れてきたことについて真実を説明してほしいと伝えたという．しかし，夫は「（被告人が）マンションに入れないように鍵を変える」「離婚も考える」などと言ってマンションに戻ってしまった．

被告人は，同日午後 6 時頃に，カバンを返そうと事務所のあるマンションに行ったところ，既に鍵が使えずマンションには入れなくなっていたため，警備員に「鍵を忘れた」などと嘘をついて開けてもらったという．そして，新しい鍵を作る手続をしたり，マンションのオートロックが作動しないように細工したという．

その後，夫の別の携帯電話に連絡し，戻ってきてほしいと話したが，夫は「喧嘩になるから今日は帰らない」と言って取り合わなかったという．

そのため，被告人は「今度こそ，本当に離婚することになるかもしれない」と思い，不安と同時に苛立ちを感じ，マンションに置いてあった自分の荷物をまとめて自宅に運んだ．その後，同日午後 9〜11 時頃にわたり，被告人は何度も夫の携帯電話に電話をしたが応答がなかったため，さらに怒りを募らせる一方で，「いつも喧嘩しても結局はもとの鞘に戻っている感じがあったんで，時間がたてばなんとかなるだろう」「ほとぼりが冷めるまでは大人しくしていよう」とも考え，一旦は布団に入ったという．

しかし，なかなか寝つけず，落ち着かない気持ちが続いており，またマンションに「シャンプーを忘れたこと」に気がついたため，それを持って来ようと思い，時間ははっきり覚えていないが，車を運転して，もう一度マンションに向かったという．マンションに着くと自分のシャンプー等を持ち帰る準備をしながら，夫を待っていたところ，本当に夫に見捨てられるかもしれないという不安と同時に，怒り，裏切られたことへの悔しさ，11 年の結婚生活に対するむなしさなどの感情が沸き，タバコを吸いたくなったという．そこで，普段は寝室ではタバコを吸わないようにしている夫に対する「嫌がらせの気持ちもあって，あえて寝室でタバコを吸ってやろう」と思い，台所から「灰皿とライターとタバコの 3 点を持って」寝室の「ベッドの上で（タバコを）2 本吸った」という．被告人によれば，「1 本目は吸って消した気がするんですけど，2 本目には吸ったような気もするんですけど，途中までしか吸ってないような気もするんですけど，そのあとは記憶がないんです」と説明していた．

そして次に記憶があるのは，面接場面によって異なるが，ある面接では「そのあとは，知らない間に家に帰っていてベッドで横になっていました．なんか不安になって，そのときに○○（向精神薬名）を 2 本飲みました」と述べており，ある面接では午前 4 時位に「自宅で寝ていたら，警備会社から電話がかかってきて起こされました．薬はマンションに行く前に飲んだ」と述べていた．

| 9 | 各障害と本件犯行との関係 | 上記各障害と事件との関係（障害がどのような機序で事件に関係しているのか）について述べる．ただし，被告人は現在，事件のときに寝室で喫煙した以降から数時間にかけての記憶がないとしている．そのためこの間のことがらについての評価は，とくに主観的情報はほとんど欠落したかたちで評価せざるをえない．とくに本件については，放火か失火かという事実認定に関する問題が争われているが，精神医学的にはこれを決定することはできない．そこでここでは，本件が仮に失火であるとすれば，あるいは仮に放火であるとすればというかたちで論ずることにする． |

#1「境界性パーソナリティ障害」と事件の関係

「境界性パーソナリティ障害」は一般的に，怒りによる爆発的な反応や衝動性の制御に問題を生じやすいことが特徴とされている．実際，被告人の場合にもそうした説明と一致する行動を繰り返している．とくに本件犯行当時は，夫への怒りと不満がうっ積し，また，見捨てられることへの不安も大きかったことを本人が述べている．さらに，本件以外にも，これまでに繰り返されてきた自殺企図や，家族に対する暴言や暴力を振るっている際には，夫に関連した不満や，怒りの感情，イライラ感から衝動的に行っていたことを本人や夫も述べている通りである．

また，被告人は，本件犯行直前についても，夫の浮気への怒りや離婚への不安を背景に，嫌がらせのつもりで直前までの行動を遂行していたと述べていることから，もしも本件が故意に行った放火であるとした場合には，そうした感情が犯行の動機として直接関係していたという説明は，精神医学的観点からみても不合理な点はない．

また仮に失火であるとしても，その直前までの行動については上述の通り，「境界性パーソナリティ障害」の症状としてまとめられている感情や行動の特徴によって，よく説明される．

いずれにせよ，「境界性パーソナリティ障害なのでこのような行動をする」という理解よりは，「このような行動パターンをとる人たちを精神医学的には境界性パーソナリティ障害と呼んでいる」というかたちで理解するほうが適切であるといえる．

#2「解離性健忘」と事件の関係

"事件について覚えていない"という供述は，あたかも"意識のないまま行動してしまった"という印象を与えるかもしれない．しかし，本件犯行直前までの思考や行動は合目的的で一貫しており，その連続性にも違和感はない．そして犯行後の行動も，室内の乱れや不合理な物的証拠は確認されておらず，自ら車を運転して無事に帰宅し，自宅の寝室で入眠していたという事実から考えると，本件でいう記憶の欠損と事件の関係については，たとえば，事件を起こしたが，何らかのストレス反応や疾病利得等の理由のために今は事件そのものや事件後の行動等について想起できない状態にあると考えるほうが妥当である．したがって本件犯行に関連して被告人に生じた解離性障害は，本件犯行後に生じた「解離性健忘」にとどまるものであるため，基本的には本件犯行には直接的な影響は及ぼしていないと考えてよい．

10	総合評価	被告人に関する，精神の障害と本件犯行の具体的な関連性についてまとめると次のように説明することができる．

被告人は，思春期早期に実母が出奔したことにより，以後は実父に養育されたが，その養育状況は放任あるいはネグレクトに近い状況であったと思われる．そのような環境で育った被告人は，思春期頃より人生や生命に対する空虚感や孤独感を抱くようになり，リストカットも繰り返すようになった．そして，とくに近年においては夫を依存，執着の対象として不安定な感情をぶつけたり，漠然とした不機嫌さや不満足感，苛立ちなどを子どもたちに暴力を振るうことによって発散させたりしていた．このような不安定なパーソナリティの特徴をもつ人については，精神医学的には，「境界性パーソナリティ障害（#1）」と呼んでいる．

被告人はこうした不安定なパーソナリティの傾向をもっており，ストレスなどにも弱いために倦怠感やめまいなどの身体症状を出現させたり，慢性的な抑うつ感や空虚感などの症状も持続させていた．

そのような生活のなかで，被告人の依存，執着の対象である夫が浮気をしたかもしれないという，本人には受け入れがたい事実が発覚した．被告人は，激しい憤りを感じ，その事実について夫に説明を求めると，逆に離婚を宣言されたため，被告人のなかにはさらに激しい怒りや悔しさが沸き起こり，心理的にも非常に興奮した状態となった．

しかし，そうした興奮状態のなかでも，被告人はマンションに置いてあった私物を自宅に持ち帰ろうと準備したり，警備会社に連絡して新しい鍵を作る手続をしたり，

部屋のオートロックが作動しないように細工しようとしたりするなど，合理的で合目的的な行動をとることができていた．そして，夫に見捨てられるかもしれないという不安を抱きながらも，「いつも喧嘩しても結局はもとの鞘に戻っている感じがあったんで，時間がたてばなんとかなるだろう」とか，「ほとぼりが冷めるまでは大人しくしていよう」という考えに至り，自宅に戻って眠ることにした．

　そして被告人は一旦は布団に入ったが，なかなか寝つくことができず，落ち着かない気持ちが続いていた．そこで，「シャンプーを忘れたこと」を外在的な理由として，もう一度，マンションに戻ろうと考え，一人でマンションに向かった．そして，当初の目的であったシャンプーやその他にもまだ残っていた自分の荷物を持ち帰る準備をしていると，再び夫に対する怒りや，裏切られたことへの悔しさ，長年の婚姻関係に対するむなしさなどの感情が沸き起こると同時に，本当に夫に見捨てられるかもしれないという不安や焦りによって，ますますイライラ感が強まり，タバコが吸いたくなったという．そして「嫌がらせのために」わざと寝室でタバコを吸ってやろうと考え，台所からタバコとライターと灰皿を持って寝室に行き，ベッド付近で2本タバコを吸ったという．

　この先の行動として，被告人が単に火の始末をしそこなった失火として火災が起こったのか，あるいは被告人が自ら火を意図的につけて火災が起こったのかについては，精神医学的に鑑定人の立場からは判断することはできない．

　前者であるとすれば，事件の日一日を興奮して過ごした疲れと，感情の高ぶり，不安，焦りなどによって，失火の原因となるような注意の散漫さが生じやすくなっていたこともその一因となっていたと説明できるであろう．

　一方，後者であるとすれば，そもそも被告人には，もともとの自己中心的な思考パターンがあり，「境界性パーソナリティ障害（#1）」として説明されるような，衝動性の高い，感情抑制の欠如した，破壊的な行動化を起こしやすい傾向があるところ，事件前日からの一日を興奮して過ごした疲れ，怒りなどの感情の高ぶり，そして不安や焦りなども加わり，そうした行動化が，より一層生じやすくなっていたことが，放火を実行する一因となっていたとも説明できるであろう．

　なお，被告人は，本件犯行について，本件直前から自宅に戻り，薬を飲んで横になるまでの数十分間，また別の面接の際には，午前4時に警備会社から電話がかかってくるまでの約1時間については記憶がないと述べている．これは，基本的には，疲労し，かつ感情が高ぶった状態で本件犯行を行ったこと，及びその行動が重大な結果になってしまったことによって心理的にも，より思い出しにくい状態になったと理解されるべきものである．これは精神医学的には「解離性健忘（#2）」として整理される．また，本件犯行後に服用したと思われる向精神薬の薬理作用も，直前の行動である本件犯行に関する健忘症状を増強させた可能性もある．いずれにせよ，この健忘はあくまでも，もっぱら事後になって事件を思い出せないということであって，直接に事件当時の状態を指しているわけではないことに注意をする必要があるであろう．

11	その他，処遇等に関する参考意見	被告人は，上記の障害により，現在においても極めて不安定な精神状態にあり，本人にとっての苦痛も大きい．そのため心理的にも物理的にも援助がなければ，再度同様の行為に及んだり，児童虐待などの行為にもつながってしまう可能性が極めて高い．したがって，ひきつづき精神医学的，及び心理学的な治療等を必要とするものと思料される．ただし，被告人にみられるさまざまな精神症状は，そのパーソナリティ障害を基盤として顕在化しているものであり，それらの治療は決して容易とはいえず，長期的な視点で根気強く行っていく必要があると思われる．
	鑑定日付 鑑定人署名	以上の通り鑑定する． 　　平成X年○月○日　　　　　　　　　氏名　安藤久美子

4. 解説

　本事例は，境界性パーソナリティ障害をもつ被告人が，依存対象となっていた夫の不貞が疑われたことをきっかけに怒りを爆発させ，衝動的に放火に至ったと推測されるものである．また，犯行時については一貫して「思い出せない」旨を主張していたが，その前後の行動などから，犯行時の意識変容などは明らかではなく，もし意識の変容があったとしてもきわめて短時間であること，さらには，異常な行動をとった可能性を推認させるような客観的証拠も認められていないことから，事後的に生じた解離性健忘と診定し，完全責任能力であると判断した．判断過程の詳細は，鑑定書例内で説明した通りであるので，改めて記載することは避ける．

　また，本事例の確定判決によれば，被告人は完全責任能力と判断され，「主文　被告人を懲役2年6ヵ月に処する．未決勾留日数中150日をその刑に算入する．」と確定した．本事例の被告人は，後に刑務所から鑑定人に書簡を寄せ，本件犯行時についての自身の行動について思い出したことを告白した．

　一般に，解離性健忘の場合には，本人が健忘自体を自覚していないことが多い．そのため，こちら側がさまざまな質問をしていく過程で，初めて記憶がないことに直面する．しかし「覚えていない」という供述が虚偽の申告であるような場合には，その場に応じて，答えづらい質問に対して「覚えていない」と反応しているため，「覚えていない」という時間的範囲が不明瞭であったり，「覚えていない」内容もあいまいであることが多い．そのため，質問の仕方を変えたり，まったく別の日に同じ質問をすることによって，少しずつ供述が変遷したり，覚えていないはずの内容を語ることがある．本事例でも，そうした供述の矛盾がいくつか認められていた．

　ただし，そうした被鑑定人の矛盾を見出したとしても，それを本人に直面させるかどうかについては，その結果について十分に想像したうえでの相当な配慮と慎重さが必要となる．事件全体を否認しているとか，健忘以外の症状で詐病を装っているようなケースでさえも，直面化させる必要がないこともある．あくまでも，鑑定人は悪を暴く仕事人のような役割に陥らないように心がける必要があるであろう．

　また，解離性健忘を呈する人のなかには，健忘が軽減し特に犯行時の記憶が蘇ることにより，そのストレスに圧倒されて，自殺行動や他の自己破壊的行動に至る可能性があることにも留意されたい．

　最後に，本事例では特に頭部外傷などによる頭蓋内の急速な脳の変化などの既往は認められなかったが，外傷性脳損傷に伴う健忘の場合には，意識消失や失見当識および錯乱，さらには神経学的徴候などが認められることが多い．したがって，遂行機能や学習領域における困難，情報処理速度の低下や社会認知機能の障害などの症状の付加がないかどうかを確認しておくことは，外傷性脳損傷による健忘と解離性健忘とを区別する際にも役立つであろう[2]．

（安藤久美子）

■文献

1) 安藤久美子．精神鑑定への誘い．星和書店；2016．
2) American Psychiatric Association（APA）．Diagnostic and Statistical Manual of Mental Disorders. Fifth edition. DSM-5. American Psychiatric Publishing（APP）；2013／日本精神神経学会（監），髙橋三郎ほか（訳）．DSM-5—精神疾患の診断・統計マニュアル．医学書院；2014．
3) 法曹会．難解な法律概念と裁判員裁判（司法研修所編）．財団法人法曹会；2009．
4) 川口浩一．多重人格と責任能力．犯罪と刑罰 1995；11号：99-108．
5) 上原大祐．解離性同一性障害患者の刑事責任をめぐる考察—アメリカにおける議論を素材として—．広島法学 2004；27（4）：185-209．

7 摂食障害

はじめに

　摂食障害は，拒食・過食などの食行動異常と体重や体型に関する認知の歪みや情動の障害を主症状とする精神疾患である．『精神疾患の診断・統計マニュアル第5版』(DSM-5)[1]では，摂食障害として，神経性やせ症（神経性無食欲症：Anorexia Nervosa），神経性過食症（神経性大食症：Bulimia Nervosa），過食性障害（Binge-Eating Disorder）などがあげられている．摂食障害は，心身両面に多彩な症状を呈するが，近年，摂食障害と診断されている患者による繰り返される万引きの問題に注目が集まっており，摂食障害で治療中の患者が，万引きを行った事例について，犯行時の刑事責任能力をめぐって精神鑑定が行われることも少なくない．特に，被鑑定人が以前万引きで有罪判決を受け，前刑の執行猶予中であったにもかかわらず，再度万引きを行った場合には，刑事責任能力のみならず執行猶予の取消しの是非などについても，裁判の場で争われる．

　また，これと関連して，経済的な利得と無関係に万引きを繰り返す人について，窃盗症（クレプトマニア）と診断したうえで，嗜癖モデルによる治療を行っている精神科医もいる[2]．嗜癖モデルに基づく窃盗症の治療を受けている患者が，万引きを行い，精神鑑定の対象とされることも少なくない．

　本項では，摂食障害と診断され，嗜癖モデルに基づく窃盗症の治療を受けていた患者の精神鑑定事例を提示し，経済的な利得と無関係に万引きを繰り返す摂食障害患者の精神鑑定の問題について検討する．

1. 摂食障害と万引きの関係

　摂食障害患者に万引き，特に食物の万引きが頻発することは，臨床的にはよく知られた事実といえる．たとえば，高木[3]は，摂食障害の治療に関する専門家によって構成されている日本摂食障害学会の会員と会員外で摂食障害に詳しい精神科医を対象として摂食障害患者の万引きの実態や万引きを行った際の対応に関するアンケート調査を行った．学会会員111人と会員外6人の合わせて117人（回収率47.0％）から回答が寄せられた．回答者のなかで100例以上の治療経験のある57人の回答を分析すると，「自身の患者が万引きした経験あり」95％，「警察から照会を受けた経験あり」46％，「スーパーやコンビニから照会を受けたことあり」38％，「弁護士から相談を受けたことあり」33％，「検察庁，裁判所に対して上申書を書いたことあり」22％など，いずれの機会もかなり多いことが報告されている．

　しかし，摂食障害患者にみられる万引きを，摂食障害の症状ととらえるか，それとも，窃

盗症（クレプトマニア）の併存と考えるべきかについては，必ずしも一定の見解が確立されているわけではない．

本人にとって価値のない物品を繰り返し盗む異常な犯罪については，これを独立した精神疾患と考えるか否かについては精神医学の世界でも多くの議論があった．現在では，窃盗症（クレプトマニア）は，『国際疾病分類第10版』(ICD-10) や DSM-5 といった国際的な診断基準にも収載されてはいる．しかし，DSM-5 によれば，窃盗症の一般人口における有病率は約 0.3～0.6％であり，非常にまれな疾患であるとされている．

DSM-5[1] による窃盗症の診断基準は，以下の通りである．

A. 個人用に用いるためでもなく，またはその金銭的価値のためでもなく，物を盗もうとする衝動に抵抗できなくなることが繰り返される
B. 窃盗に及ぶ直前の緊張の高まり
C. 窃盗に及ぶときの快感，満足，または解放感
D. その盗みは，怒りまたは報復を表現するためのものではなく，妄想または幻覚への反応でもない
E. その盗みは，素行症，躁病エピソード，または反社会性パーソナリティ障害ではうまく説明されない

この基準をみてもわかるように，精神疾患としての窃盗症は，ただ単に経済的な利得と無関係に盗みを繰り返すという行動面の異常だけで診断されるものではなく，窃盗を行おうとするときに緊張が高まり，窃盗を行うことによって快感，満足感，解放感が得られるという精神症状がみられる場合に，診断されるものといえる．

高木[4] は，「万引きは，摂食障害の診断基準にはもちろん含まれないが，一部の例を除いては，共存と考えるよりは，摂食障害の立派な症状のひとつであると考えるのが適当であると考えている．それは摂食障害の発症以前には万引きはなく，また治癒後にも万引きはなくなるものであることを見ても明らかである」と述べている．中谷[5] は，摂食障害患者の万引きは，窃盗症とは異質で，食品窃盗は過食に供するための材料入手行為であり，「盗みのための盗み」ではなく，「過食のための盗み」であると述べている．ただし摂食障害患者でも，万引き行為それ自体に衝動性や緊張の解消という色彩が強まると，窃盗症の共存とみなすとも述べている．これに対して，竹村[6] は，「摂食障害の結果，過食代節約のために窃盗をする，と考え，摂食障害治療の専門家は，摂食障害の症状の一部として窃盗癖を伴う，と考えがちです．摂食障害の専門家たちは，多くの場合，どちらかというと典型的な摂食障害の例だけしか診ていません．そしてその人たちは，過食症発症後に食べ物の万引きが始まり，過食症の軽快により万引きが止まるということをいっているのですけれど，私どもが診たところではそれは典型例だけで，非典型例がかなり多いということです．典型的な摂食障害窃盗癖合併症例では，それで説明ができそうに見えるけれど，本質は違う．むしろ過食症も窃盗癖も嗜癖行動のひとつであり，合併しやすい組み合わせであるというのが私たちの見方です．両疾患をつなぐキー概念は『抑圧され置き換えられた飢餓感』です．それゆえ，摂食障害窃盗癖合併症例は嗜癖モデルで治療が可能で，基本的には，自助グループ活動を中心とした嗜癖治療モデルによってこの問題に対処できる，と考えます」と述べている．

このように，摂食障害患者の繰り返される万引きの精神医学的な位置づけについては，必ずしも見解の一致をみているわけではない．しかし，摂食障害の症状の推移と並行して窃盗が繰り返される事例と，摂食障害の症状の推移とは無関係に窃盗が繰り返される事例とが存在しており，両者で必要とされる治療が異なる可能性があると考えることができよう．

2. 万引きを繰り返す摂食障害患者に対する嗜癖モデルによる治療

摂食障害患者の繰り返される万引きは，摂食障害の治療のうえでも，大きな問題であるが，最近，嗜癖モデルに基づく治療の有効性に関する報告がみられるようになっている．嗜癖モデルに基づく治療とは，摂食障害患者にみられる繰り返される万引きを，アルコールや薬物などの依存症と同様に，嗜癖行動ととらえ，繰り返される万引き行為に焦点をあててアプローチしていく治療法である．この治療法の背景には，摂食障害患者の繰り返される万引きは摂食障害の遷延化によって発生した症状であり，DSM-5のような国際的な精神科診断基準を満たす狭義の窃盗症ではないとしても，広い意味での窃盗症であり，繰り返される万引き行為を嗜癖行動ととらえて治療を行うという考えがある．

鈴木ら[7]は，週に3回以上1年以上の万引きを続け，1年以上の治療を行ったケース8人（男性1人，女性7人）の臨床症状と万引き問題について分析した結果を報告した．摂食障害と万引きに対する集中的治療を行い，3年後の調査で8人のうち万引きが止まっていた者は5人いて，摂食障害の症状の緩和につれて万引きが減っており，摂食障害に伴う万引きは，窃盗症に近い行動障害と考えられたことを報告した．彼らの行った集中的な治療とは以下のようなものである．

「すべての摂食障害の症状より，反社会的行為である万引きの反復はもっとも深刻な症状であり，その行為について徹底的に聞いてその行為の意味を話し合う」という位置づけで，心理療法を行った．内容としては，①面接時に必ず万引きの有無について聞く，②何を，どのくらいの量盗み，盗んだ後どうしたか，そのときどう感じたか，万引きをする前に嫌な気分はなかったか，③盗んだ物は自室に溜めていないかどうか，もし溜めていたらそれをどう処分するか，④万引きを減らすために何をしたらよいか，などである．

彼らは，常習的万引きが消失した理由の多くは，過食-嘔吐の減少に伴う精神的落ち着きであり，摂食障害に対する全般的治療と，万引き問題にきちんと直面化させる認知行動療法的な心理療法の組み合わせは，時間はかかるが有効性はあると推定できるが，治療としていまだに定式化されていないと述べている．

摂食障害に伴う繰り返される万引きを窃盗症の合併とみる竹村は，窃盗症の治療について，「治療中の窃盗再犯が稀ではないので，治療開始時に，窃盗再犯時の対処を本人，家族などと相談しておくべき」であると述べている[2]．彼によれば，「入院治療の開始時に，治療中の犯罪行為（窃盗を含む）は必ず主治医に報告すること，発覚した窃盗行為に関しては，必ず返金し，迷惑料を支払うことを約束させ，その誓約書を患者と家族から取り，患者がそれを守ることを治療継続の必要条件にして」いるが，「患者の窃盗行為に対し，このような厳格な対応をしている治療機関はおそらく少数である」と述べている．竹村の行っている入

院治療は，以下のようなものである[2]．

　窃盗症患者の入院治療では管理的対応が必須であり，院内には防犯カメラが設置されている．持ち込み荷物を少なくするように指導し，日常生活においては，看護師が，頻繁に私物と現金チェックを行い，外出後には毎回必ず，購入した商品とレシートの照合，金銭の出納確認を行っている．入院は原則，任意入院であり，入院時にこのような厳しい検査があることの説明を受け，納得した患者のみが治療対象とされる．ミーティングが1週間に16回あり，窃盗症患者は，ミーティングへの出席が義務づけられ，出席を怠ると退院が勧告される．入院治療中でも，犯罪行為は自己責任で解決させる．万引きが発覚した場合には，商品代と迷惑料を被害店に支払わせ，反省文を書いて謝罪に行かせる．

　浅見ら[8]は，刑務所内での治療について報告している．彼らは，矯正施設では万引きで有罪とされた女性の摂食障害患者が増加しており，そのなかでやせすぎによる身体衰弱や身体症状悪化や自傷行為などで医療刑務所に入所する者が多く，病状は長期慢性化している者が多い．医療刑務所で治療を行った摂食障害のなかでの万引き犯は57％と多い．治療は行動療法で体重を増加させ，摂食障害と万引き癖をもつ者の集団療法を行い，良好な成績をあげていると述べている．彼らによれば，医療刑務所という刑務所内の限られた場とはいえ，摂食障害に対する治療と「遷延した摂食障害かつ常習的万引きに対する集団療法」という，万引き問題に焦点をあてた治療が行われ，効果をあげているという．

3. 万引きを繰り返す摂食障害患者の治療と司法処分との関係

　摂食障害患者の繰り返される万引きは，刑罰による威嚇のみでは止むことはなく，摂食障害の治療，特に万引き行為に焦点をあてた嗜癖モデルに基づく精神科治療が一定の効果をあげる可能性があるということについては，摂食障害の臨床に携わる精神科医の間では合意が形成されているといえよう．しかし，万引きを繰り返す摂食障害患者のすべてについて，嗜癖モデルによる治療が効果をあげるわけではない．

　万引きが発覚した場合にどのように対応するかはそれぞれの治療者により，そして個々の事例によっても一律ではない．高木の行ったアンケートでも「患者はここまではやっても理解されることを学習するので，厳しく対応することは必要，摂食障害を理由に社会のルールを守らずともよいと考えることは避けたい」[9]などの意見もみられている．

　鈴木ら[7]は，「摂食障害に伴う万引きは積極的に治療すべき症状であり，治療的工夫も必要であり，摂食障害の回復とともに万引きは消失するとの考えに至った．しかし一方で，万引き問題の否認が強く，摂食障害の治療に向き合えない患者がおり，今回の8名の患者中で，2度も起訴された1人の患者はそのタイプであった」と述べている．

　また，竹村[6]も，「ごくまれに，報告と返金，迷惑料支払いの誓約書への署名を拒否する患者がいます．『そんなに急に生活パターンを変えられない，支払い能力がない』というような理由です．説得に応じない場合は，治療打ち切りを宣言します．これまでに数人いました．警察からの問合わせでわかるのですが，全員が窃盗再犯で逮捕されています．多分，刑務所にいるはずです．仕方がないことだと思います．窃盗癖は，スリップしても諦めずに治

療を辛抱強く続けることで回復可能です．治療から脱落すると再発率が極めて高いのが特徴です」と述べている．

　嗜癖モデルに基づく治療を行う場合に重要なことは，患者を嗜癖行動に直面化させ，嗜癖行動から離脱することの必要性を自覚させ，患者自身の治療に取り組む意欲を引き出すことにある．こうした患者自身の治療に取り組む意欲の有無によって治療効果が異なる点は，アルコールや薬物の依存症における治療でも同様であり，患者の治療意欲の有無に関係なく一定の治療効果が期待できる急性期の統合失調症患者に対する抗精神病薬療法との一番の違いといえる．

　患者が自らの嗜癖行動の問題に気づき，直面化する機会は，患者によって異なっている．浅見ら[8]の報告によれば，医療刑務所における万引き犯のなかの摂食障害患者の59％は入所前に摂食障害の治療を受けておらず，医療刑務所における矯正治療のなかで，やっと自分の病気に向き合えるようになったケースもいると報告している．鈴木ら[7]は，「万引きによる逮捕・起訴・裁判の問題が出てきた時は，反社会的行為についての本人の自覚の出現と万引き問題の病識の強化のために，司法的処遇には反対しない，という態度をとることにしている．これは，万引き問題に対する効果的な治療がいまだに確立していないこと，摂食障害という病気も否認し万引きも否認をするケースは治療を拒否していることが多く，刑罰よりも治療を優先すべきと強く主張する条件がないからである」と述べている．

　摂食障害患者の繰り返される万引きに対する嗜癖モデルに基づく治療は，刑罰として刑務所に収容してただ懲役作業を行う場合よりも，再犯予防の点からも一定の効果があると評価できよう．しかし，嗜癖モデルによる治療が効果をあげるための前提として，患者自身に，自らの万引き行為に対する自覚とそうした行為をやめたいと思う治療意欲が必要であり，患者がそのような自覚や治療意欲をもつ契機は，個々の患者によって異なる．なかには刑務所に収容されるという経験が契機となる患者もおり，刑罰を一概に否定することは適切とはいえない．かりに刑罰の対象となった場合でも，刑務所内で繰り返される万引きに焦点をあてた治療プログラムを受けることができるのであれば，スティグマの問題を別にすれば，万引きを止めるために必要な精神科治療を受けられるという観点からは大きな問題はないと考えることもできよう．

4．万引きを繰り返す摂食障害患者の責任能力に関する精神科医の見解

　万引きを繰り返す摂食障害患者の責任能力に関してはどのように考えるべきであろうか．繰り返される万引きを摂食障害と窃盗症の合併と考える竹村[6]は，この問題に関して，以下のように述べている．

　「責任能力についてですが，要するにクレプトマニアは心神耗弱に該当するかどうかということです．クレプトマニア患者の責任論として，一般的に窃盗癖患者は事理弁識能力にはおおむね問題がない．問題は行動制御能力であるが，多くの患者ではクレプトマニアという衝動制御の障害のために行動制御能力が相当程度減少している，ということがいわれます．その行動制御能力減少の程度が，『相当程度』か『著しく』かが問題なのです．私の観察で

は，クレプトマニア患者の多くは，店員や警察官の目の前では万引きはしません．幻覚妄想に支配されているような精神状態とは根本的に違います．行動制御能力が著しく減少・減退しているとまではいえないのではないかと思います．そうすると法律的には責任能力があるということになり，あとは情状酌量しかなくなるかもしれません．しかし，クレプトマニア患者には治療が必要であり，罰則には再発予防効果がないというのが私の意見です．要するに心神耗弱説はとらないが，再発予防の点から処罰より治療を，ということです．ただし，これは原則で，重篤な摂食障害や鬱病，解離性障害などを合併している場合には，心神耗弱としてもいいのではないかとも思います．」

繰り返される万引きを摂食障害の症状の一つと考える立場の高木ら[10]は，境界例に関する福島の「刑罰・矯正よりも精神医学的治療こそが必要である．したがって，心神喪失ないし耗弱を認定すべきケースが多いと思われる」という論説を紹介したうえで，「摂食障害に特有の食行動や心理を考慮するなら，ほとんどの例は心神耗弱に相当すると判断をしてもよいのではないかと考える．ただし万引きを繰り返す例も少なくなく誠に悩ましい問題であり，今後の議論を待ちたい」と述べていた．しかし，その後の文献では，「摂食障害は従来の法解釈では，心神喪失や心神耗弱には該当しない．つまり責任能力はあると判断される」[4]と述べている．

摂食障害患者の繰り返される万引きについて，心神喪失や心神耗弱といった責任能力の減退を認めるべきであると主張していた精神科医の考え方の背景には，「刑罰・矯正より精神医学的治療が必要である」という考えが存在していると思われる．しかし，本来，精神医学的治療の必要性と責任能力の判断とは明らかに次元の異なるものである．精神医学的治療の必要性から刑事責任能力の減退を認めるべきという考え方は，精神医学的治療の必要性から刑事責任能力を考えようとするものであり，現在のわが国の司法精神医学における標準的な考え方とは相いれないものといえよう．また，すでに述べたように，嗜癖モデルの治療の鍵となるのは，自らの万引き行為に対する自覚とそうした行為をやめたいと思う治療意欲にあり，患者がそうした自覚をもつためには，万引きを行うことが悪いことであることを認識していることが必須である．摂食障害による万引きを安易に刑事責任能力減免の理由とすることは，患者がこうした認識をもつことを妨げる可能性もあり，治療の面からいっても適切とはいえないであろう．

中谷[5]は，摂食障害患者による万引きについて，「弁識能力は保たれていながら行動制御能力が障害されていたために違法行為を行ったと解釈される特殊なケースである」ことを指摘し，「ある行為が抵抗不能であったか否かは究極的には証明不能であるが，行為へと突き動かす力が自我異和的なものとして体験されたこと，強い被強制感や苦痛を伴ったことを明らかにすることで，ある程度の証明は可能である」と述べている．中谷は，「司法の場では是非善悪の弁別という責任能力の心理学的要素に関心が集中しやすいが，鑑定人の基本的な役割は生物学的要素すなわち摂食障害の病態を十分に明らかにし，病理性を浮き彫りにするように努めることである」と指摘したうえで，精神鑑定において摂食障害が万引き行為に影響したと推定していくうえでの着眼点として，「①摂食障害（特に過食エピソード）が重症か，②万引きは摂食障害の発症後に開始され，重症度と並行しているか，③過食エピソー

ドに伴ってなされているか，④ 対象が食品など過食に関係する商品であるか，⑤ 盗みの衝動がどの程度に自我異質的（ego-dystonic）か，⑥ 行為時に解離症状が存在したか」をあげている．

しかし，筆者の狭い経験の範囲ではあるが，自我異質的な衝動がみられるような事例を経験したことはなく，また，解離症状がみられる事例はあっても，責任能力の減免を要する程度の重篤な解離症状が存在した事例もなかった．中谷の提示する着眼点を考慮しても，万引きを繰り返す摂食障害患者で，責任能力の減免を要するような事例はあまり多くはないように思われる．

5. 万引きを繰り返す摂食障害患者の責任能力に関する司法の判断

摂食障害に関する判例として有名なのは，大阪高等裁判所昭和59年3月27日判決[*1]である．控訴審で行われた精神鑑定の「被告人は，本件各犯行当時，一般常識的には窃盗が犯罪行為であることは認識していながら，神経性食思不振症に罹患しているため，食品窃取を含め食行動に関しては，自己の行動を制御する能力をほぼ完全に失っていたと考えられる」という見解を「一連の窃盗行為にみられる異常性を合理的に解明するもの」と評価し，「被告人は，本件各犯行当時，神経性食思不振症の重症者であったため，事理の是非善悪を弁識する能力は一応これを有していたものの，食行動に関する限り，その弁識に従って行為する能力を完全に失って」おり「いずれも心神喪失の状態において行なわれたものであると認定するのが相当である」と判示した．この判決に関しては，精神科医のなかでも評価が分かれている．この判決が出されたのは，1984年であるが，わが国おいて神経性やせ症に関する厚生省特定疾患調査班が組織されたのは1977年であり，神経性過食症に関する症例報告が行われるようになったのが1985年頃であり，摂食障害に関する疫学的研究が発表されるようになったのは患者を対象としたものが1985年，一般人口を対象としたものは1987年である[11]．こうした摂食障害に関するわが国の知見の状況を考えると，本判決は，精神科医の間でさえ摂食障害に関する知識が十分とはいえなかった時代にでたものと評価できよう．当時と，摂食障害と診断される者の増加が指摘され，摂食障害患者による繰り返される万引きが社会問題化している現在とでは，重症の神経性やせ症という診断が精神科医や裁判官の判断に与える影響も異なっていたものと思われる．

最近の万引きを繰り返す摂食障害患者に関する判例として興味深いのは，東京高等裁判所平成22年10月28日判決[*2]である．摂食障害（神経性過食症）に罹患している被告人が執行猶予期間中に犯した3件の食料品の万引き窃盗事件について，行動制御能力が著しく低下していたとする鑑定人等の意見を採用せず，「本件各犯行は，被告人の疾患である摂食障害（神経性過食症）の症状である過食衝動に強く影響を受けたものとはいえるが，各犯行態様及び犯行直後の被告人の行動は，いずれも被告人が自分の置かれている状況を正しく認識し，犯行の場所や対象を選択し，犯行の発覚を防止する，あるいは相手の宥恕を得るための

[*1]：判時1116号140頁．
[*2]：判例タイムズ1377号249頁．

合理的な行動と評価することができ，また，被告人の平素の人格から極端にかけ離れたものともいえないものであり，本件各犯行当時，被告人は過食衝動の影響を強く受けてはいたが，事理弁識能力及び行動制御能力が著しく低下していたとはいえない」と判示し，完全責任能力を認定した．その一方で，被害弁償がなされていること，責任能力に影響するとはいえないものの本件各犯行の動機形成について摂食障害が大きく寄与していること，専門医による治療計画が準備され，被告人の両親が治療に要する経済的援助を約束し，被告人が治療に真剣に取り組む決意を表明していることなど，を考慮して，「被告人を直ちに服役させるよりも，最後の機会として，社会内において治療を受けさせながら更生の道を歩ませるのが相当である」として，被告人を保護観察付きの執行猶予としている．つまり，犯行に摂食障害の影響があることは認めたうえで，犯行前後の被告人の行動から，摂食障害による制御能力の低下は「著しくはない」と評価し，完全責任能力と判断したうえで，摂食障害の治療の必要性については被告人に有利な情状として評価し，量刑判断に反映させた判決といえる．

6. 精神鑑定書

以下，摂食障害と診断され，嗜癖モデルに基づく窃盗症の治療を受けていた患者の精神鑑定事例を提示する．

精神鑑定書

1	被告人	氏名　〇〇〇〇〇　（男・⒲）　生年月日　〇〇〇〇年〇〇月〇〇日　現在満30歳）
2	事件概要	被告人は，X年Y月Z日午後○時○分頃，○県○市○○所在のスーパーBにおいて，同店店長○○管理の菓子パン10個等25点（販売価格合計3935円）を窃取したものである． 罪名及び罰条　窃盗　刑法235条
3	鑑定事項	1. 犯行時における被告人の精神障害の有無（存在する場合には，その診断名）及び程度 2. 犯行時，仮に，被告人に精神障害があったとすれば，それが犯行に与えた影響の有無及び程度 3. その他参考となる事項
4	鑑定主文	1. 被告人は，本件犯行時に神経性無食欲症に罹患していたが，日常生活に大きな支障はなく，その程度は軽度であったと考えられる． 2. 神経性無食欲症が本件犯行に与えた影響があった可能性を否定することはできないが，その程度は著しいとまではいえない程度であったと思われる． 3. どのような処遇になるにせよ，被告人の神経性無食欲症については医学的治療が必要と思われる．
5	鑑定経過	平成X+1年1月×日，2月×日　　○拘置所にて面接 平成X+1年2月×日から△日　　○○病院に鑑定留置
6	診断	#1　神経性無食欲症（コード：F50.0　診断基準：ICD-10）(犯行時) #2　神経性無食欲症（コード：F50.0　診断基準：ICD-10）(現在) 上記診断を支持する主たる所見等： 　被告人がこれまで受診した精神科医療機関における精神科診断は，摂食障害（神経性無食欲症），クレプトマニア（病的窃盗）である．

(1) 神経性無食欲症について
　被告人は，18歳からダイエットを始め，開始前50 kg程度であった体重が最も低い時では35 kg（BMI：14.3）であった．白米などの食物を避ける，嘔吐ではないが咀嚼しては吐きだす行為のエピソードがあり，その結果として一時的に再開した期間はあるものの現在に至るまで無月経である．肥満恐怖も存在している．以上より，被告人は，ICD-10の神経性無食欲症の診断基準の（a）（b）（c）を満たしており，神経性無食欲症と診断される．
(2) クレプトマニア（病的窃盗）について
　被告人には過去に11回の窃盗（万引き）による前科・前歴があり，1回を除きすべて食料品を万引きしている．今回の事件でも示されるように，自分で食べるためとはいえ，かなり大量の食料品を万引きしている．しかし，本鑑定における問診の結果から，被告人は，万引きの間や直後に快感や満足感を感じることはなく，むしろ「見つかるのではないか」という恐怖感を抱いている．精神疾患としての病的窃盗の中核となる症状は，窃盗の直前の緊張感や窃盗を行う時の快感，満足感，解放感にあるが，被告人の繰り返す万引き行為は，精神疾患としての病的窃盗の基準を満たしておらず，病的窃盗と診断することはできない．
　以上，まとめると被告人は本件犯行時も現在も，神経性無食欲症に罹患していると診断されるが，病的窃盗とは診断できない．

補足説明：
(1) 面接所見
　身長156.0 cm 体重44.0 kg（BMI：18.0）とやや小柄で痩せた若年女性．声の大きさや談話の速度は普通であり，思考のまとまりも悪くない．話題によっては首を傾げたり考え込んで結局覚えていないと言うことや，うなずきや頸振りで返答することはあるが，問診には真摯に返答しようとしていた．
　本件に関し逮捕から裁判までの間に虚偽を述べたことを認め，反省している姿勢がうかがえた．日常の買い物時でも保安員に監視されているのではないかと恐怖感を感じると述べるが，被告人のおかれた状況を考えれば特に病的な所見とはいえない．このほか，幻覚や妄想などの存在をうかがわせるような所見は，本鑑定時には認めなかった．
　摂食障害やそれに伴う万引きに関しては，これまで主に，A医師による嗜癖モデルによる治療を断続的にではあるが受けている．しかし，被告人は，認知行動療法による摂食障害の治療を希望していたことを述べ，嗜癖モデルによる治療に対する違和感を述べていた．
　これまで婚約者に対してひた隠しにしていた摂食障害やそれに伴う万引きの問題が，本件犯行とその後の刑事訴訟手続の過程で，それも婚約者からの積極的なアプローチによって，明らかになったことは，被告人にとっては，精神的な転機になったようである．「ありのままの自分」をみせても受け入れてくれる人がいるということを経験することによって，これまで他人にはひた隠しにしてきた自己の内面を，友人などにもうちあけることができるようになっているようである．

| 7 | 家族歴・本人歴 | (1) 家族歴
　得られた情報の範囲では，特記すべき家族歴はない．
(2) 本人歴
1．生活史
　被告人は，○年○月○日に父○○，母○○との間に同胞2名中第2子長女として，○○にて出生し，その後，○○で生育した．幼稚園を経て，○○小学校に入学した．被告人が4年生の時に両親が別居した．中学受験をして△△学院中学部に合格し，入学した．被告人が中学3年生の時に両親の離婚が成立し，母親が親権者になった．○年4月，△△学院高等部に進学した．クラス仲も良く，バレーボール部に所属していた．
　以後の生活史は現病歴と重複する部分も多いため，項を改めて一括して述べる． |

2. 現病歴

　高校3年生の夏,試合に負けてバレーボール部を引退し自由時間が増えた頃より進路に悩むようになった.中学生の頃から外見にコンプレックスを抱いていたこともあり,ダイエットを開始した.50 kg前後あった体重が徐々に減少し,時期は明確ではないが最も少なかった時には34〜35 kgまで減少した.高校3年生の冬から万引きをするようになり,警察に通報されたこともあったが,それ以上の処分はなされなかった.

　○年3月△△学院高等部を卒業し,4月△△大学理学部に入学した.入学後に理学部の勉強への興味が薄いことに気付き,簿記や文化人類学など他学部の授業を多く取っていた.

　自身も体重減少に危機感を抱く中,母親に促され○年6月にAクリニックを受診した.摂食障害と診断され,カウンセリングを受けたが改善せず,間もなく治療を自己中断した.同時期にTVで知ったことからチューイングが始まり,体重は徐々に戻っていった.

　X−10年1月○日,万引きで警察に検挙されたのを皮切りに,2月○日,9月○日,11月○日に万引きで検挙されたが,いずれも不送致もしくは起訴猶予処分となっていた.被告人は「基本的に大学に入った時から摂食障害がひどくて誰かとご飯が食べられない感じで,それと並行して万引きもひどくなった感じ.大学の友人の働いているコンビニで万引きしたこともある」と述べていた.

　X−10年12月○日には,コンビニで菓子などを万引きし,逮捕・勾留された.被告人によれば,「お菓子をカメラとか気にせず詰め込んでて,その後そこのコンビニで待ち合わせで人とあう約束をしていてその友人の前で捕まった」という.X−9年2月○日懲役1年執行猶予2年間の判決を受けた.X−8年2月○日にも万引きで逮捕されたが,起訴猶予処分となった.

　X−7年3月に△△大学を卒業し,A社に就職した.X−5年12月○日に窃盗罪で逮捕されたが,起訴猶予処分となった.X−4年1月○日,自らBクリニック(A医師担当)を受診した.摂食障害,クレプトマニアと診断され,入院を勧められたが,入院はせずに外来でカウンセリング(自費診療)を受けることにした.しかし,金銭的負担のために定期的な受診は出来ていなかった.

　X−4年11月○日職場の前のコンビニで菓子パンなどの食料品を万引きし,窃盗罪で逮捕された.X−5年12月○日の万引きと合わせて起訴され,X−4年12月○日罰金50万円の略式命令を受けた.この事件を契機にA社を退職した.略式命令後,X−3年1月○日,C病院(A医師が診療を行っている病院)を受診し,同日同院に第1回目の入院となった.しかし,「物理的に母とかとの距離もあり,自分の中で見捨てられている感じもあり,退院を焦って,ここにいても変わらないと思い」,1か月後に自らの希望で退院した.

　退院後間もないX−3年2月○日窃盗罪で逮捕され,不送致となったが,「犯罪は繰り返せば繰り返すほど家族をばらばらにしているように感じ」て,X−3年3月○日にC病院に2回目の入院をした.しかし,2か月後,自らの希望で退院した.入院中は摂食障害とクレプトマニアとアダルトチルドレンのミーティングに参加していた.

　退院後は,自助グループのミーティングへの参加は継続していたが,A医師が外来診療を行っていたBクリニックへの通院は断続的であった.「お金があれば万引きしないと思い」,新宿歌舞伎町のキャバクラで働いたが,「お金があっても摂食障害も良くならないし万引きもしてしまう」ので,3か月程度で辞めた.その後は,派遣社員として稼働していたが,正社員になりたいという希望があり,B社に経理職として採用された.X−2年7月○日レコード店でCDを万引きし,逮捕・勾留された.これを契機にB社を退職した.X−2年8月○日,懲役1年6か月執行猶予3年間の判決を受けた.

　釈放後,実家へ戻ったが,「いたいけどいちゃいけない場所みたいな」感じがし,食べ吐きの回数が増加していたという.社会復帰への焦りもあり,Bクリニックを受

診したが，問診の中で「(自分は万引きを) 2度としないのになんで信じてくれないんだろう」と担当医の対応に不信感を抱き，通院は自己中断し，自助グループのミーティングへのみ参加していた．少しでも働こうと思い，就職活動を行うが，転職を繰り返していることや試験に落ちるのが怖いことなどから，正社員としての就職をあきらめアルバイトでの就職を考えるようになった．X－2年10月より，やってみたいことにチャレンジしてみようと思い，スポーツクラブでアルバイトを始めた．当初はフロント業務のみであったが勧められてジムのインストラクターの仕事もやるようになった．職場でも契約社員などステップアップを考えてくれていた．また，X－1年2月頃にバスケットボールのクラブに入り，監督であるG氏と交際するようになった．しかし，股関節の臼蓋形成不全が判明し，運動を続けると将来確実に手術が必要になると診断された．インストラクターもバスケットボールもあきらめなければならないとの思いから，摂食障害の症状も増悪していた．

　X年Y月 (28歳) 本件犯行の2週間前にG氏との婚約が決まった．しかし，被告人によれば，「摂食障害や万引きの過去も話していなくて」，婚約してから「焦りもすごく出てきてしま」い，「母にも伝えたら喜んでくれるよりも不安そうな顔をしていて，『あなた大丈夫なの？』」とかいわれた．婚約したことによる幸せな気持ちの一方で，母とも摂食障害やそれに伴う万引きについて話すこともできず，また，婚約者のG氏に摂食障害やそれに伴う万引きのことを知られたくない，何とか治したいが治るのだろうかという不安や葛藤があった．また，運動を続けられないこともあって転職活動をしていたが，そのための面接の予定がY月Z＋1日に入っており，そのこともプレッシャーに感じていた．

3．犯罪歴

　一件記録によれば，被告人には11件の窃盗 (万引き) による前科・前歴がある．このうち，CDを万引きした1件以外は，すべて食料品の万引きである．

| 8 | 犯行前後の経緯と本鑑定における供述 | (1) 本件犯行に関する客観的な事実

　本件犯行の当日，X年Y月Z日は，昼過ぎからバスケットボールの練習があったため，軽い朝食を摂り午前中に家を出て，バスケットボールの練習の行われる○公園へ自転車で出かけた．午後3時頃に練習は終了したが，練習中食事などは摂っていなかった．自転車で帰宅する途中，空腹を覚え，スーパーAに立ち寄り，食料品を万引きした．その後，スーパーBに立ち寄り，再度万引き (本件犯行) をし，保安員に声を掛けられ，○○警察署に通報され逮捕された．なお，被告人は，犯行時，周囲に人がいないかを確認し，パン売り場に行き，周囲の目を気にしながら，持参したエコバッグのなかにパンを入れており，バッグの上にタオルを掛けて見えないようにするなどの工夫もしていた．警備員室に連れて行かれた後は，保安員の指示に素直に従い，犯行も認めていたが，トイレの中で嘔吐したこともあった．本件犯行時は，前刑 (X－2年7月のCDの万引き事件) の執行猶予期間中であった．

　なお，捜査段階では，スーパーAでの万引きについては否定し，本件犯行に関しても，記憶がない旨を述べていたが，公判では，これらの供述が虚偽であった旨を述べていた．

(2) 本鑑定における供述

〈X＋1年1月×日の問診より〉

(警察官の調書では嘘をついていたと言ったが具体的には) 盗った時の記憶がないと言いました．

(それは嘘だった) 本当は，盗ったものの順番などは覚えていないんですけど，盗った時のこともお店に入った瞬間のことも覚えています．

(事件のこと，様子，あなたの記憶では) その日は，お昼頃から趣味のバスケットボールの練習があったので，午前中に家を出て，練習をして，3時くらいに終わって，スーパーAにまず行って，万引きというか窃盗を1回しました．次に帰宅途中のスーパーBに行って，万引きをまたして，そこで保安員の方に声を掛けられて捕まりました． |

（スーパー A で盗った時の様子を詳しく）朝ごはんも本当に軽くしか食べていなくて，元々空腹時に摂食障害の症状やクレプトの症状が起きやすいのは分かっていたので空腹を作らないようにしていたんですけど，その時はそのまま店に行ってしまって，バッグに菓子パンを詰め込んでしまって．その日は自転車で移動していたんですけど，帰宅途中でもう一つの店に．
（スーパー B での様子を詳しく）その時にはエコバッグを持っている状態でお店に入ってしまっていて，盗りたいという気持ちのスイッチが止められなくて，すぐにパン売り場に行って，その時には食べたいという気持ちと，でも食べれないという気持ちがあって，でも，食べたい気持ちが強くなって，あとはまた盗りたいという気持ちを止められなくて，スーパー B でもスーパー A と同じように鞄に詰め込んでしまった．
（万引き時にわくわくしたりすることは）わくわくはなくて，怖いというのは常にある．執行猶予中だからとかそういう怖さじゃなくて，買い物する時でも常に誰かに見られている感じがして怖い．
（誰かとは）保安員の人．普通の買い物の時でも，あとを付けられたりすることも今までにも何度もあって，なんでちゃんと買おうとしてるのに疑うんだろうと思って，いつも買い物する時が怖い．万引きする時も怖い．捕まる捕まらないじゃなくていつもと同じ怖さ．監視されてる怖さ．
（普通の買い物の時も万引きしている時も同じ）【うなずく】
（見られている感じはいつから）ちょっとはっきりは分からないですけど，もう 10 年くらいたつので，最初の頃はそんなのは全然分からなくて，多分 5 年くらい．
（最初に捕まったのは 10 年前だが普通に買い物している時でも見られているのは 5 年前から）はい．
（今回の事件の時は）怖いという気持ちはあったんですけど，盗ることをやめられなかった．
（盗っている時は普通に買い物している時と同じように怖い）そうです．

〈X＋1 年 2 月×日の問診より〉
（最初スーパー A に行って，パンを盗ろうと思ったのはいつから）スーパー A に入った時はパンを見た時だと思います．盗ろうと思ってお店に入ったんじゃなくて．パンを盗って抱えきれない量になっていれちゃった．
（そのままレジを通らず）はい．
（スーパー A では特にとがめられなかった）はい．
（レジ通る時はどんな気持ち）何も考えてない．ずっと恐いってこともあるんですけど．
（スーパー B に寄ったのは）スーパー A で盗った量がすごくいっぱいあったんですけど，足りないんじゃないかっていう不安感が多くて，これじゃ足りないっていう焦りがあって，スーパー B に行く時にはスーパー A に行く時とは全然違う気持ちで行きました．
（スーパー A とスーパー B に入る時は気持ちが違った）そうですね．スーパー A で沢山盗って，食べたいっていう気持ちが強いなかで，すぐ家に帰ろうか，これじゃ足りないもっとなきゃ，欲しいっていう焦りで食べたいっていう気持ちが出て，スーパー B では，ドンドンドンドン詰めた感じですね．
（同じ万引きでもスーパー B では最初からそうしなきゃという感じ）そうです．

〈X＋1 年 2 月△日の問診より〉
（保安員に声を掛けられた時にはどんな風に思ったか）全部終わったなと，それに尽きる感じ．
（その後のことを具体的に）お店の警備員がいる部屋に連れて行かれて荷物を出した．スーパー A でのものもあり，警察では記憶がないと言ったが覚えていたので仕訳を

		して，こっちがスーパーBで盗ったものですと話したが，すごいスピードで分けたからか信じて貰えなかったみたい．レシートもないし．そう言ってるからと，かごに分けて警察に連絡して，吐き気があって吐いたりしている間に警察が来た． （警察来てからは）だいたいどうなるというのは分かっていた．変に優しかったりしていておかしいなと．絶対逮捕されてまた留置場とかに行くんだろうなと．最初買ったと嘘をつき通して，それは一回言っちゃったから元に戻れないという気持ち，責任逃れ，大きいのが，2つのお店でとか意識があってやったとか，裁判で母の前では言えないと思って嘘をついて．ついちゃったからもう後戻りも出来ないし．買えばいいのは分かり切っていることだし実際に買えている時もあるし．それが何なのかも全然分からなくて，検事さんにも何て説明していいのか分からなくて．調書も意識がないとか説明から逃げちゃった． （法廷での証言）その時は嘘をついたってこともすべて言って，やり直すには今回を転機にするしかないと思って最初捕まった時はここに3年いて一人で一生暮らしてとか思っていたがH先生（私選弁護人）と関わり母や彼のこともあって，誠実にならないと，と思って．2つの店というと罪が増えるだけだし怖かったが，今しか変わるチャンスはないかなと思って．
9	総合障害と犯行の関係の説明	上述した通り，本件犯行時に被告人が罹患していた精神障害は，神経性無食欲症である．神経性無食欲症をはじめとした摂食障害に罹患している者に窃盗，特に食料品の万引き行為が多いことは良く知られた臨床的事実であり，万引きを繰り返す者も少なくない．しかし，同じ摂食障害と診断されている者であってもその精神病理や社会生活能力の程度は様々であり，同一の患者であっても，病状の推移により摂食障害が万引き行為に与えた影響の有無・程度は当然異なる．したがって，本件犯行時の被告人の精神状態がどのようなものであったかということが重要となる． 　本件犯行前の被告人は，股関節臼蓋形成不全によりインストラクターの仕事や趣味で行っていたバスケットボールの活動をあきらめなければならないこと，以前から交際していたG氏と婚約したが，G氏に摂食障害や万引きのことを伝えていなかったこと，就職面接の予定などのために，不安・焦燥が生じており，摂食障害の症状も強くなっていた．しかし，食事に関することをのぞき，日常生活に大きな支障はなく過ごしていたようである． 　事件当日は，バスケットボールの練習に参加するために自転車で外出し，昼頃から午後3時頃まで練習に参加し，その帰宅途中に空腹を感じスーパーAに寄り，万引きを行った．被告人によれば，スーパーAに寄ったのは万引きをするためではなく，空腹を感じたからであり，エコバッグも万引きのために持参したわけではないようである．しかし，その一方で，「空腹時に摂食障害の症状やクレプトの症状が起きやすいのは分かっていた」と述べており，自らの空腹時にスーパーに入ると万引き行為につながりやすいことは認識していた． 　スーパーAでは万引きが発覚することはなく，自転車で10分程の距離にあるスーパーBに行き，本件犯行に及んだ．被告人によれば，スーパーBに寄ったのは，スーパーAで万引きした食料品だけでは「足りないんじゃないかという不安感」が強かったためと述べており，スーパーAの時とは異なり，当初から万引き目的で入店していた．保安員の証言にもあるように，被告人は周囲を確認しながら食料品を持参したエコバッグに入れており，首尾一貫した行動といえる．保安員に声を掛けられた後は，素直に保安員の指示に従っており，自らの行動の意味を理解していたと考えられる． 　以上より，被告人が罹患していた神経性無食欲症が，本件犯行に与えた影響は，まったくないとまではいえないものの，著しいという程度には至っていなかったと判断される．

10 その他参考意見	被告人は，神経性無食欲症に罹患しており，繰り返される万引きも神経性無食欲症の症状のひとつと考えることもできる．被告人が，摂食障害に関して精神科治療を受けたのは，短期間受診したAクリニックとX-4年1月○日から断続的に受診しているBクリニック，C病院におけるA医師による治療である．A医師による治療は，基本的には嗜癖モデルの治療であり，本鑑定での被告人の供述によれば，被告人自身は自分にはあまりあっていないと感じているようである． 本件犯行によって，逮捕・勾留・起訴されたことによって，被告人は，婚約者であるG氏や親しい友人にも隠していた自らの神経性無食欲症や繰り返す万引きについて話すことができるようになり，家族に対しても自らの内面を語ることができるようになったようである．こうしたことができるようになったことは，神経性無食欲症の治療の観点からみると，ひとつの進歩といえる．したがって，被告人の処遇がどのようなものとなるにせよ，被告人には，神経性無食欲症に対する医学的治療が必要と思われる．ただし，被告人に対する医療の必要性は，情状の問題として考慮されるべきものと考える．
鑑定日付 鑑定人署名	以上の通り鑑定する． 　　○○年○○月○○日　　　　　　　　氏名　五十嵐　禎人

7. 解説

　摂食障害と診断され，嗜癖モデルに基づく窃盗症の治療を受けていた患者の公判鑑定の事例を提示した．

a. 精神科診断について

　本事例が，神経性やせ症と診断されることについては，特に異論はないであろう．本事例については，窃盗症の合併という診断のもとに嗜癖モデルによる治療が行われていたが，鑑定では，窃盗症の診断は否定した．一般に，摂食障害患者の繰り返される万引き，特に食品の万引きが，窃盗症の診断基準を満たさないとされるのは，摂食障害患者の食品の万引きは，過食するための食品を入手するための万引きであり，診断基準のなかの「個人用に用いるためでもなく，またはその金銭的価値のためでもなく」（DSM-5の基準A）という部分に該当しないと考えられるからである．この点について，竹村[2]は，「窃盗の主たる動機が，その物品の用途や経済的価値でなく，衝動制御の問題にあるという意味に許容範囲を広く解釈すべきである」としている．竹村の指摘の当否は別として，本鑑定では，被告人に窃盗を行う前の緊張感（DSM-5の基準B）や窃盗を行うことによる快感，達成感，解放感（DSM-5の基準C）がみられなかったことから，被告人の窃盗症を否定した．基準Aだけでなく，基準B，基準Cも満たすがゆえに，精神疾患としての窃盗症と診断できるのであって，それなしに経済的利得の必ずしも明らかでない窃盗を繰り返すということだけで，窃盗症と診断し，精神疾患とするとすれば，常習窃盗犯との相違はあいまいになりかねない．確かに，一般の精神科臨床では，操作的診断基準を使用する場合でも，それぞれの基準を満たすか否かについて，それほど厳密に検討することはないであろう．しかし，精神鑑定における精神科診断で操作的診断基準を使用する場合は，被鑑定人が確実に診断基準を満たしているかど

うかについて十分な検討を行ったうえで，診断名をつける必要がある[12]．診断基準を満たさないにもかかわらず，安易に診断をつけることは，非専門家である法律家や裁判員の誤解を生むことにもつながりかねないのである．

b. 犯行時の精神状態と精神障害が本件犯行に与えた影響の評価について

　被告人は，万引き発覚直後は，素直に犯行を認めていたが，捜査段階では，スーパーAでの万引きは否認し，本件についても，パンを手に取ったところは記憶しているが，それから，警備員に声をかけられるまでの間の記憶がないと述べていた．しかし，その後の公判では，捜査段階での供述は虚偽であり，本件犯行についても，詳細にではないにしても記憶はある旨を述べており，本鑑定における問診においても同趣旨の供述をしていた．したがって，問診によって，犯行時の被告人の思考・行動の細部を明らかにすることが可能となり，犯行時の精神状態や精神障害が本件犯行に与えた影響の評価は，比較的容易であった．

　それでは，もし，被告人が犯行時の記憶がないと述べたままであった場合には，被告人の精神状態や精神障害が犯行に与えた影響をどのように評価すればよいであろうか．

　そうした場合に，まず検討をしなければならないのは，被告人が犯行時の記憶がないと述べているのが，健忘によるものか，それとも故意によるものなのかについての評価である．まずは，健忘を生じさせるような精神疾患の鑑別が必要となる．鑑別診断としては，器質性精神疾患や解離症などがあげられようか．解離症の鑑定については，本章「6．解離性障害」（p.196）を参照していただきたいが，本事例が捜査段階で述べていたような，犯行の着手直前から犯行の発覚時までという，いわば都合の悪い部分にだけ限局して記憶がないという形式の健忘は，解離性健忘の診断基準を満たさない可能性が高い．

　次に，重要なのは，どのような状況で犯行が行われたのかについての客観的な証拠の分析である．一件記録中には，犯行を目撃した第三者（多くは，万引きを探知した保安員・警備員）の供述調書が存在している．また，防犯カメラの映像など，犯行時の被鑑定人の行動が記録されているものが含まれている場合もある．そうした客観的な証拠を分析し，犯行時の被鑑定人の行動が万引きという目的を達成するために合理的な行動となっているのかを評価することになる[*3]．周囲を見回して人がいるかいないかを確かめたうえで盗っているのか，それともあたりかまわず手当たり次第に盗っているのか，盗った物品を隠しているのか，それとも隠すこともないままに持ち歩いているのか，などが着眼点となろう．そうした分析を行ったうえで，犯行が何らかの衝動に基づいて行われたものか，それとも一定の意思に基づいて行われたものなのかについて，精神医学的な評価を行うことになろう．

　最後に，被鑑定人の摂食障害の症状の程度を検討する．摂食障害には，さまざまな精神疾患が併存することが知られており，DSM-5では，気分障害（双極性障害，うつ病），不安

＊3：しばしば，「万引きによって得られる経済的な利益と犯行が発覚した場合のリスク（逮捕・勾留・服役の可能性やそれに伴う失職等の社会的制裁）とが釣り合わず，通常の心理の範囲では理解できない」という主張がなされることがある．しかし，逮捕等による不利益を上回る利益があるような犯罪はほとんどないであろう．それにもかかわらず，多くの犯罪者は，逮捕されるリスクを過小評価して犯行を行っていると考えられるのである．犯罪による利益と不利益とが釣り合わないことは，犯罪者一般の心理を考えれば，必ずしも理解できないことではないといえよう．

症，強迫症，アルコール・物質使用障害，パーソナリティ障害などがあげられており，発達障害や解離症を合併する事例も少なくない．他の精神疾患が合併している事例では，それらの病状の程度についても考慮が必要となる．

以上を着眼点として，犯行時の精神状態や精神障害の犯行への影響を検討することになるが，被鑑定人が犯行に関する記憶がないと述べ続けている場合は，問診によって，犯行時の被鑑定人の思考・行動の細部を評価することは不可能である．精神障害の犯行への影響は，犯行前後の精神障害の病状の程度と犯行に関する客観的な証拠の分析から得られる知見に基づいて判定することになる．その際には，摂食障害は，伝統的診断では神経症性障害に分類されており，精神病性障害とは異なり，その症状や影響は，食行動の異常やボディイメージの障害などに限られており，それ以外の精神機能には大きな影響を及ぼさない可能性が高いということを十分に考慮すべきであろう．

c. 本事例の経過

判決では，責任能力については，「神経性無食欲症という障害を背景とした食に関する強い欲求からの衝動に動かされて本件万引きの犯行に及んだとの事情があり，万引きに及ぶことを回避すること，そのような行動に及ばないように自身の行動を制御することが難しい面があったこと自体は否定できないものの，そのような衝動に著しく支配されていたと疑わせるような事情までは認められない」として，完全責任能力を認定した．

量刑については，鑑定を契機としてではあるが，自らの問題点に気づき，積極的に対応し，また，これからも対応しようとの意欲をみせていること，家族やG氏が精神的な支えとなること，保釈後に入院している精神科病院（A医師が診療を行っている病院とは別の病院で，摂食障害の治療も専門としている病院）の主治医（情状証人として出廷して証言した）が医療面での支えとなることなどを考慮して，懲役1年6か月，執行猶予5年（保護観察付き）の判決を下した．

先に紹介した東京高等裁判所の判決と同様に，治療の必要性は，責任能力の問題としてではなく，処遇の問題として考慮されており，鑑定人としても納得のいく判決であった．万引きを繰り返す摂食障害患者の再犯防止に，嗜癖モデルによる治療が一定の効果があるのは確かといえよう．しかし，すべての万引きを繰り返す摂食障害患者にとって，嗜癖モデルによる治療が最適・最善な治療というわけではない．万引きを繰り返す摂食障害患者＝窃盗症の合併とみなし，嗜癖モデルによる治療を唯一の治療とするとすれば，本来，個々の患者によって異なっているはずの精神病理や治療のニーズの相違を無視することにつながり，適切な対応とはいえないであろう．

〔五十嵐禎人〕

文献

1) American Psychiatric Association. Diagnostic and Statistical Manual of Mental Disorder, 5th edition (DSM-5). American Psychiatric Publishing；2013／日本精神神経学会（監），髙橋三郎ほか（訳）．DSM-5 精神疾患の診断・統計マニュアル．医学書院；2014．
2) 竹村道夫．摂食障害と窃盗癖．臨床精神医学 2013；42（5）：567-572．
3) 高木洲一郎．摂食障害患者の万引きをめぐる諸問題―治療者へのアンケート調査を中心に―．シンポジウム「節食障害患者の万引き等問題行動について」．第 14 回日本摂食障害学会総会・学術集会プログラム・抄録集．2010．p36．
4) 高木洲一郎．摂食障害と衝動制御の障害―万引きの問題を中心に―．精神科治療学 2012；27（10）：1313-1319．
5) 中谷陽二．摂食障害の万引きと司法精神医学．アディクションと家族 2010；26：291-303．
6) 竹村道夫．窃盗癖の臨床と弁護について―嗜癖治療の現場から―．日本弁護士連合会（編）．日弁連研修叢書　現代法律実務の諸問題（平成 23 年度研修版）．第一法規；2012．pp923-952．
7) 鈴木健二，武田　綾．常習的万引きを伴う摂食障害の特徴と治療．精神医学 2010；52（7）：647-654．
8) 浅見知邦，岩堀武司．矯正施設の摂食障害患者，特に八王子医療刑務所の治療環境について．矯正医学 2009；58：1-11．
9) 高木洲一郎．問題行動（万引きと自己破壊活動）．日本摂食障害学会（監），「摂食障害治療ガイドライン」作成委員会（編）．摂食障害治療ガイドライン．医学書院；2012．pp203-207．
10) 高木洲一郎ほか．摂食障害患者の万引きの法的処分をめぐって―現状と問題点―．臨床精神医学 2008；37（2）：1421-1427．
11) 切池信夫．摂食障害―食べない，食べられない，食べたら止まらない　第 2 版．医学書院；2009．
12) 五十嵐禎人．刑事責任能力総論．五十嵐禎人（編）．刑事精神鑑定のすべて．中山書店；2008．pp2-15．

8 パーソナリティ障害

はじめに

　ここで扱うのは,古典的には精神病質,その後は人格障害と,そして現在ではパーソナリティ障害と呼ばれる一群である.それらは個人がもっている認知,情動,対人関係,衝動性などの内的体験と行動の一定の持続的な様式に,著しい偏りがある場合に特定される.

　たとえば,有名なSchneiderのいう精神病質の定義では「異常パーソナリティとは,我々が考えるパーソナリティの平均幅からの偏倚である.したがって,尺度となるのは平均基準であって価値基準ではない.あらゆる点において,異常パーソナリティは正常と呼ばれる状況に境界なしに移行する.我々は異常パーソナリティの中から,本人がその異常性に苦しむ,あるいは社会がそれに苦しまされるパーソナリティを精神病質パーソナリティとして切り離す.」[1]とある.『精神疾患の診断・統計マニュアル第5版』(DSM-5)では「その人が属する文化から期待されるものから著しく偏り,広範でかつ柔軟性がなく,青年期または成人早期に始まり,長期にわたり変わることなく,苦痛または障害を引き起こす内的体験および行動の持続的様式である」[2]とされている.

　パーソナリティの偏り方は一様ではないので従来,下位カテゴリーに分けられてきた.Schneiderの精神病質概念については,発揚性,抑うつ性,自信欠乏性,狂信性,顕示性,気分易変性,爆発性,情勢欠如性,意志欠如性,無力性といったものが示されている[1].DSM-5によるパーソナリティ障害の下位分類では,A,B,Cの3群に大別され,さらにA群には,猜疑性/妄想性パーソナリティ障害,シゾイド/スキゾイドパーソナリティ障害,統合失調型パーソナリティ障害,B群には,反社会性パーソナリティ障害,境界性パーソナリティ障害,演技性パーソナリティ障害,自己愛性パーソナリティ障害,C群には回避性パーソナリティ障害,依存性パーソナリティ障害,強迫性パーソナリティ障害がそれぞれ含まれている.

1. 各種のパーソナリティ障害と犯罪

　パーソナリティには多様な偏り方があるが,日常の診療場面では境界性パーソナリティ障害以外のパーソナリティ障害の診断をするような機会は,おそらくそれほど多くはない.一方,精神鑑定には普通は病院を訪れないような人たちが現れる.しかも,犯行という社会不適応を起こしている.当然,パーソナリティ障害の診断がつきやすい.

　そしてパーソナリティの偏り方の違いによって,事件との関係のしかたも異なる[2].おおまかにいっても,DSM-5のA群(猜疑性,シゾイド,統合失調型)であれば犯行の動機や

犯行態様に奇異さや独特の指向性が現れやすい．B群（反社会性，境界性，演技性，自己愛性）であれば，攻撃性や冷淡さなどの情緒的な特徴や行動の衝動的な面が現れやすい．特に境界性については，慢性的な空虚感や満たされない感情が犯行の背景にあることや解離の特徴が犯行時の態様，あるいは事件について想起し供述する際の態様のなかに観察されることもある．また，しばしば併存する物質使用障害の影響が関わるケースは多い．C群（回避性，依存性，強迫性）であれば，積極的に事件を起こすことは少ないが，従犯のようなかたちで加担していたり，責任を果たさずに不作為犯となったりすることはある．

2. 刑事責任能力の判断と機序の説明

　近年，「統合失調症ならば心神喪失」というように診断名で一義的に責任能力を判断する方法ではなく，いわゆる総合的な判断を採用するという方向性がはっきりとしてきている．しかしパーソナリティ障害だけは，「パーソナリティ障害ならば完全責任能力」といった判断がされやすいように思われる．「統合失調症だから」というだけでは判断根拠にならないというのであれば，パーソナリティ障害についても「パーソナリティ障害だから」というくくりによる判断ではなく，ケースごとに具体的な症状，精神機能，病理，病態を確認して，それらが犯行にどのように影響していたのかという「機序」を検証したうえで，責任能力は総合判断するのが公平であると思われる．

　パーソナリティ障害において「機序」を整理するうえで最も重要なことは，この診断名が症状との病因論的な因果関係の位置づけにはないという点である．たとえば「反社会性パーソナリティ障害に罹患したので，反社会的な行動を繰り返した」「妄想性パーソナリティ障害に罹患したので周囲の人の一挙手一投足を猜疑的に受け取った」というような理解は誤りである．「反社会的な行動を繰り返すような人なので，反社会性パーソナリティ障害と呼ぶ」「周囲の人の一挙手一投足を猜疑的に受け取る人なので，妄想性パーソナリティ障害と呼ぶ」というのが正しい．特に，法律家や一般人は，病名と症状というのは原因と結果という因果関係的に理解しやすいので，注意して説明する必要がある．

　さらにこうした整理からすれば，パーソナリティ障害の者による犯行がパーソナリティ障害の特徴によって説明されるのは当然である．犯行の100%が説明されるということになることも少なくないだろう．このときに注意すべきことは，ここで犯行が説明される程度やあるいはパーソナリティ障害が犯行に与えた影響の程度が刑事責任能力の程度とはまったく異なる次元にあるという点である．次のような例をあげればそれは容易に理解されるであろう．たとえばきわめて残虐な犯行があったとき，それが反社会性パーソナリティ障害の残虐性などで完全に説明されるかもしれない．そしてそれをたとえば鑑定人は「反社会性パーソナリティ障害の影響をきわめて強く受けていた」と表現するかもしれない．しかし，だからといってその人の刑事責任能力がきわめて強く障害されていたとは評価しないはずである．

3. 機序を説明するうえでのディメンショナル方式の利用

　パーソナリティそのものはもちろん誰にもあるのであり，また個性という言葉があるとおりそこには個人個人の特徴，つまり偏りがある．だから診断基準でいうようなパーソナリティ障害には当てはまらないとしても，臨床閾値下の偏りがある人は沢山いる．また普段は特段の偏りがない人でも，ひどくストレスがかかったときや重大かつ葛藤のある選択を迫られるような場面などで一過性にとても偏ったスタイルの内的体験と行動の様式をとることがある．パーソナリティ障害の診断というのは，おそらくこのような連続体を想定しつつ，検討することになる．

　この点では，近年，他の精神障害の取り扱いの傾向と一致して，パーソナリティ障害についても提案されつつあるディメンショナルな整理は，鑑定で機序を説明するにあたっては利用しやすいかもしれない．たとえば「パーソナリティ障害群の代替 DSM-5 モデル」[2]ではパーソナリティ障害について5種の「特性領域」とそれらの下位に合計25種の「特性側面」が示されている．否定的感情（情動不安定，不安性，分離不安感，服従性，敵意，固執，抑うつ性，疑い深さ，制限された感情），離脱（ひきこもり，親密さ回避，快感消失，抑うつ性，制限された感情，疑い深さ），対立（操作性，虚偽性，誇大性，注意喚起，冷淡，敵意），脱抑制（無責任，衝動性，注意散漫，無謀，硬直した完璧主義），精神病性（異常な信念や体験，風変わりさ，認知および知覚の統制不能）である．鑑定で用いる場合には，こうした要素をキーワードとして，この人の場合にはどの特徴が突出しているのか，それが犯行とどう関係しているのかについて整理することになる．定型的な特定のパーソナリティ障害の診断が下されないようなケースでも記述することができる．

　なお，こうした犯行に関連する機序とは別に，筆者の経験から，鑑定において特に評価や考察の追加が必要となりやすい事項を参考として表にまとめておく（表1）．

表1　鑑定において特に追加の評価や考察が必要となりやすい事項

パーソナリティ障害の種類		追加の評価や考察
A群		異常な信念や妄想様観念と妄想との鑑別，統合失調症スペクトラムの整理，統合失調症や妄想性障害との鑑別，自閉症スペクトラム障害との鑑別
B群	境界性	解離と事件の関係，食行動異常や衝動制御の障害との関係，うつ病性障害や双極性障害との鑑別
	反社会性	物質使用やその他の嗜癖行動との関係
		素行障害の詳細の記述，小児期の早期からの問題行動かどうか，小動物虐待があったか，性的搾取や異常性愛の特徴があるか
	演技性	詐病，虚言，症状の誇張等の評価，事件後の供述の変遷や信憑性
	自己愛性	

4. 鑑定実施とパーソナリティ障害

　精神鑑定もまた人間関係である．パーソナリティ障害でまとめられるような対人関係のスタイルが鑑定業務の実施上の問題となることがあるので注意が必要である．
　最も問題となりやすいのはB群である．鑑定人に明らかな攻撃性を向けることもあるし，操作しようとしたりすることもある．そもそも法廷というのは，本人の周りに対立構造が公然とあり，さらに情報も双方が秘匿し合うところがある．さらに精神鑑定になると，鑑定人，検察官，弁護人，留置施設，医療機関など複数の人が複雑に関わる．このようなことから，操作に対して非常に脆弱なのである．収監中の解離，拒食，自傷，自殺のリスクなども高いことに気をつけなければならない．

5. 精神鑑定書

精神鑑定書

1	被告人	氏名　A　　　　　（男）・女　生年月日　〇〇〇〇年〇〇月〇〇日　現在満30歳）
2	事件概要	被告人Aは，〇年〇月〇日午後11時30分ころ〇〇路上において，通行中の〇〇（当時28歳）を殺害して金品を強取しようと企て，殺意をもって，所携のナイフで同女の背部，前胸部等を数回突き刺し，現金15,000円ほか10点在中の手提げバッグ1個を強取したが，同女に全治約6か月間を要する肝刺創・血胸等の傷害を負わせたにとどまり，殺害の目的を遂げなかったものである．
3	鑑定事項	1. 本件犯行当時の精神障害の有無，種類，および程度 2. 上記精神障害が本件犯行に与えた影響 3. 本件犯行当時の事理弁識能力，および行動制御能力の有無，および程度 4. その他参考事項
4	鑑定主文	1. 被告人は本件犯行当時，反社会性パーソナリティ障害に該当するパーソナリティの特徴を有していた．また，精神刺激薬（メタンフェタミン）の使用障害に罹患していた． 2. 反社会性パーソナリティ障害の特徴は，本件犯行の動機，態様にも，顕著に現れていた．精神刺激薬（メタンフェタミン）の使用は本件犯行にはとくに関係していなかった． 3. 上記2の通り，反社会性パーソナリティ障害の特徴が本件犯行の諸側面に顕著に現れているが，その状態は理非善悪を弁識する能力やその弁識に従って行動する能力がいささかでも障害されていたといえるものではなかった． 4. 被告人は本件に関する記憶がまったくないとしているが，これを合理的に説明する医学的な疾患は認められない．あくまでもその記憶の障害は，事件のあとになってから事件について想起できなくなっているということであって，本件犯行当時の事理弁識能力，および行動制御能力に障害があったことを示唆するものではない．また，記憶の障害の範囲が事件前後にのみ限局しすぎていること，想起すると不利な内容であること，想起できる内容が時によって変化する特徴があることなどからすると，健忘を装っているか，あるいは都合が悪いことは思い出しにくいという犯罪者に一般的にみられる心理によって説明されるものである可能性も十分にあるといえる．

5	診断	1. 反社会性パーソナリティ障害 2. 精神刺激薬（メタンフェタミン）使用障害
		被告人 A は小児期早期から，怠学，窃盗，放火，虚言など多様な問題行動を繰り返してきた．当時の状態については，あきらかに DSM-5 でいう「素行障害」に該当する．この様式は成人期以降も持続している．こうした被告人のパーソナリティの特徴は，DSM-5 でいう「反社会性パーソナリティ障害」に非常によく合致する． 　事件当時には，事件のころの記憶の欠落を訴え，また飲酒と覚せい剤を使用していたが，客観的な情報によると，重篤な酩酊状態や覚せい剤による精神病症状や意識障害などをきたしていた状態とは認められない． 　覚せい剤については，長期に使い続けていて，最近では使用量も増えており，そのために事務所からも禁止されていたにもかかわらず，本件犯行当時には本来売りさばくための覚せい剤にも手を出し，その非難を免れるために組織から逃げていたという事情もあるなどからすると，使用障害に該当する． 　なお，母親によると「家でも学校でもジッとしていられない子」であったという．多動性の傾向がかなり強かったようである．ただし本人は「落ち着かないというより，居たくなかった．家も学校も嫌いだった」としている．確認できた限りの情報では注意欠如・多動性障害と診断するには至らなかった．しかしその傾向は十分にあるといえるであろう．
6	家族歴・本人歴	**(1) 家族歴の概要** 　父親は腕の良い左官職人であったが，大酒家で，飲酒時には被告人の母親や被告人ら 5 人の子供たちに暴力をふるっていたという．その他に精神医学的負因は確認されないが，父親および兄は傷害や暴行等に関する犯罪歴を有する．とくに兄は被告人と共犯で強盗致傷事件を起こしている． **(2) 本人歴の概要** 　胎生周産期の異常，新生児期，乳児期の発達の遅れを示唆するエピソードは認められない．被告人によると幼稚園でも「やめなさいっていうことをわざとやる，部屋にいなきゃいけない時間に外に行ったりしていた記憶がある」という．物心ついたころには家庭で家族全員が父親を挑発しないよう静かにしていて，とくに父親が酔って帰ってくる夜が怖くて，家にいるのが嫌であったという．小学校では入学当初から怠学し，体育以外は成績が悪く，素行不良の友人 B とともに問題行動を繰り返していた．被告人によると，小学 1 年生のときから毎日のように町の小さなデパートで万引きをして，高価なものではポータブルオーディオプレイヤーを盗んだこともあったという．小学 3 年生ころからは，賽銭泥棒，車上窃盗，事務所荒らしなどを繰り返すようになった．ある会社の事務所では約 60 万円を盗んだこともあった．被告人と B は，こうして盗んだ金を使って 2 時間ほど離れた温泉街までタクシーで行き，入浴，マッサージ，食事などを何度もしていたという．窃盗に入った家では，消火器を噴射したり，置いてあった灯油を撒いて火事を起こしたりしていたが「何の罪悪感もない，平気で，証拠隠滅とかではなくて，イライラっていうか，鬱憤ばらしで」と回想している．タバコも酒も小学 5 年生から始めた．被告人は「タバコはそのうちやめられなくなって，オヤジにも『家でやる分にはいいけど，外ではやるな』って言われた」「缶ビールとか普通に買ってその辺で飲んでたけど，大人は知らない子には無関心で何も言われなかった」という．初交は小学 6 年生であった．被告人は「B も同じ女とやった．自分たちとつるむのが好きな，ちょっと頭の良くない子で，その子もそういうのを抵抗なくやるから」「場所なんて，体育館とか家とか，いくらでもあった」という．被告人はたびたび補導され，児童相談所へも送られたが，まったく行動を変えることはなかった．そして中学校でも素行不良は続いた． 　中学卒業後，被告人は母親の伝手で石材屋に就職した．しかしすぐに職場を抜け出して B との遊びに興じ，仕事は辞めた．16 歳のうちに 2 人の女性と同棲をして，いずれも妊娠，中絶させている．17 歳時には女性関係で数人の後輩を相手に傷害事件を起

こして中等少年院に送られ1年半を過ごした．出院後には被告人は，暴力団準構成員のCに誘われてCがバーテンダーをする店で働くようになり，店の食器洗いや組事務所の掃除などをするようになり，その報酬として覚せい剤をもらって使用するようになった．

19歳時には，実兄と4人の知り合いと飲酒をしているときに「強いやつに勝てるか」などとあおられ，彼らとともに喧嘩の強そうな人をさがして声をかけて車に引きずり込んで山奥で暴行を加えて金銭を奪った．これにより被告人は特別少年院に入った．20歳で出院すると，暴力団との関係を深め，準構成員となり，21歳時には正式の組員になった．組の仕事として，車の窃盗をしては海外に売りさばいていた．しかしこの件で警察の捜査が入ることがわかり，全国を逃げ回ることになった．逃亡中には，女性のバッグをひったくるとか，酔っぱらった男性に喧嘩を吹っかけて「服に血が付いたから洗濯代をよこせ」などと言って恐喝するといった方法で，金を手に入れていた．結局，強盗致傷，窃盗などによって被告人は逮捕され，懲役6年の実刑判決を受けた．刑務所内でも被告人は，他の収容者との喧嘩や刑務官への暴力を繰り返し，懲罰を受け，すべての刑務工場をたらいまわしに異動させられたという．また本人の説明によれば，この収容期間中には自分の担当となった若い施設職員にわざと難癖をつけて手こずらせ，職場責任者を呼び出し，そこでは打って変わって「話がわかる」などと言って取り入り，その場を自分の過ごしやすいようにしていたという．

27歳時に満期6年で出所すると家族から暴力団を抜けるように働きかけを受けたが，すぐに暴力団へと戻った．消費者金融で借金をしたり，幽霊会社を作って融資を受けたりしては，それらを踏み倒すという詐欺を繰り返していた．踏み倒しのために1年ほどの間に6回の養子縁組をして「戸籍飛ばしで別人」になっている．ところがこうした詐欺行為によって周囲とのトラブルが多発し始めたため，被告人は地方を離れて都会での生活を始めた．ヒモになるような女性を見つけて同棲したり，ホストとして働いたり，ホストクラブの店の間のトラブルをかつて所属していた組の名前を出して解決する用心棒をするなどしていた．こうしているうちに29歳時（本件犯行のころ）には，以前所属していたのとは別の暴力団に，その組員Dの舎弟として出入りをするようになっていった．

| 7 | 犯行前後の経緯と精神状態の説明 | 被告人は，暴力団組員Dの舎弟としての生活をしていたが，本件の1か月半前には，Dが詐欺事件等のために逮捕された．このため被告人はほぼ毎日警察署に通いDの差し入れと宅下げを行っていたという．また違法薬物をさばくために地方都市をまわっていた．しかし1か月ほどこうした生活が続くと被告人は嫌気がしてきたという．また，売り物の覚せい剤にも手を出して使うようになっていた．

事件4日前の午後に被告人はDへの面会を済ませると，夜までパチンコをして過ごし，その後にビジネスホテルに宿をとった．覚せい剤をホテルのベッドの裏に隠し，深夜にはキャバクラに出かけた．接客をした女性によると，被告人は「オヤジが捕まる前は月に500万円くらいの稼ぎがあった．今はその500万円を穴埋めしなければならない．オヤジの奥さん，愛人，組の者を養っていかなければならない．色々金がかかる」と話していたという．被告人は事件3日前未明に店を出てホテルに1人で戻った．

ホテルで被告人は「兄貴たち，俺に（Dとその周囲の世話を）全部押しつけやがって」などと考えているうちに腹が立ってきて「帰らないでいいや」と思い，また売り物の覚せい剤に手を出していたこともあり，兄貴分に電話をかけて「ガキに刺されてお金とられたから，そのガキを殺してから帰ります」などと嘘をついて，事務所に戻らない言い訳をした．その後，いったん睡眠をとり，その日はホテルの周辺で食事をとるなどして過ごした．

翌日（事件2日前）の朝には被告人はホテルをチェックアウトし，あてもなくその周辺を散歩したり食事をしたりして過ごしていた．深夜には雨が降り始めたが，たまたま見つけた自転車に乗り，傘もささずに走っていると，警察官に呼び止められた．ポケットには覚せい剤が入っていたことから，被告人は「これが見つかったら大 |

		変」と思い，「『名前？そんなの知らない，令状はあるのか？職質？関係ないだろ！体に触れるなよ！令状もってこいよ！これは兄貴の自転車だ』って言って抵抗して，それで警察署についたら今度は寝たふりで押し通したんです」という．そして最終的には，身体検査を受けることもなく，事件前日の早朝には近くの駅で解放されている． 　この時点以降の 32 時間について被告人は記憶がないとしており，また客観的な情報もほとんどない．そしてその最後の 1 時間（31 時間目）に本件犯行をした．具体的には，深夜 11 時ころに路上で，被告人は，見知らぬ女性に背後から接近して突然，ナイフで女性を刺してバッグを奪って逃走したとされる．数百メートル離れた場所に投棄されているバッグが発見された． 　被告人は，この事件発生から 1 時間後に事件現場の近くの駅から知人に電話をして迎えに来てもらって帰宅した．この時点から被告人は記憶があるという．被告人を迎えに来た知人に対して「ガキに刺された」「血が止まらない」と述べて，「素人が針と糸で縫ったような傷」を見せ，同知人に止血をしてもらっている．知人の証言では，このときの被告人はしっかりしていて，ふらついたり意味の通じないことを言ったりするわけでもなく，酔っぱらったり覚せい剤でおかしくなっているというような様子はなかったという． 　その約 1 週間後に被告人はまったく別の場所で飲酒のうえで路上で複数人で喧嘩をして急行した警察によって共犯らは逮捕された．被告人はその場から逃走して逮捕を免れたが，さらに 1 週間後に共犯らの供述から逮捕された． 　こうしてまったくの別件で逮捕勾留をされていた被告人は，本件に関する目撃証言と現場に残された遺留物，および DNA 鑑定の結果などから犯人と特定されて再逮捕された．取調べでは被告人は，本件の前日早朝に駅で警察から解放された時点から記憶がなく，その後，知人を呼んだところからは記憶があると言った．また腕の怪我については，ガキと喧嘩して怪我をしたのでガキにコンビニで針と糸を買ってこさせて自分で縫ったような気もするなどと述べることもある．しかし捜査によれば，周辺でこうした少年らの喧嘩などが起こった事実も確認されていないし，針と糸も本人が購入しているようである．
8	障害と犯行の関係の説明	「反社会性パーソナリティ障害」という診断名は，小児期や青年期から始まり成人後も他人の権利を無視し侵害することで特徴づけられるパーソナリティ傾向がはっきりしている者に対してつけられる．本件犯行は，夜間に見知らぬ女性を突然背後からナイフで刺し，バッグを奪取し，中の現金を抜き取って，バッグを捨てるというものである．暴力的で，完全に自分本位の動機による，強盗である．被告人は，以前にも女性からバッグを奪うという事件を起こしている．反社会性パーソナリティ障害の特徴が本件犯行の諸側面に顕著に現れているといえる． 　なお本件犯行当時には覚せい剤を使用しているものの特段の影響があったことを示唆する所見はない．
9	刑事責任能力に関する参考意見	刑事責任能力についてはあくまでも法律家によって判断されるべきものである．したがってここではあくまでも参考意見として述べる． 　上述の通り，反社会性パーソナリティ障害の特徴が本件犯行の諸側面に顕著に現れている．しかし，その犯行の一連の流れや態様を検討してみても，特段に，自分の行為の本質や善悪がわからないとかそうした判断にそって行動を律することができないといったものであったことを示唆する所見はない．つまり，理非善悪を弁識する能力やその弁識に従って行動する能力がいささかでも障害されていたとは言い難いと思われる． 　もちろん本件犯行をなぜ行ったのかとか，どのような考えであったのかといったことは本人が記憶がないとしているため不明であり，評価をすることもできない．しかしそれは単に情報がないといっているに過ぎない．逆に，何か事件当時に事理弁識能力が障害されていたとか，行動制御能力が障害されていたということを積極的に示唆する所見，情報もないのである．

		少し詳しく説明する．被告人は本件に関する記憶がまったくないとしている．この記憶がないということ自体が事理弁識能力や行動制御能力の障害を示唆するのではないか，という疑問はあるかもしれない．しかし被告人については，医学的諸検査，心理学的諸検査によっても，こうした記憶の障害を合理的に説明する医学的な疾患は認められない．事件のころの飲酒と覚せい剤の使用が精神機能にまったく影響をあたえなかったとはいえないが，それらの摂取量はさほど多いわけではない．また想起不能が1日以上に及び，しかも突然，記憶がある部分が始まり，そしてそのときには他覚的にも自覚的にもまったく薬物の影響が認識されないというのは不合理である． 　逆に，想起できないとされる期間中に行われたとされる犯行（強盗致傷）は少なくとも犯罪として不合理なところはない．そして事件前の記憶がある期間中に仲間に対してついた「ガキに刺された」という組事務所に戻らない言い訳と辻褄を合わせる証拠づくりとして自分で自分の腕を傷つけたうえで自分で縫合するということを記憶がないとされる期間中にしていることになる．そしてその後には，とくに我に返るというような体験もなく，記憶がある期間へと行動は連続していて，そこで再び「ガキに刺された」と何らの違和感なく他者に語っている．そしてそこからの経過については明細に語ることができる． 　これらのことからすると，この記憶の障害は，事件のあとになってから事件を含む期間について想起できなくなっているという可能性が高いといえる．本件犯行当時の事理弁識能力，および行動制御能力に障害があったことを示唆するものとは考えにくい． 　なお，記憶の障害の範囲が事件前後にのみ限局しすぎていること，想起すると不利な内容であること，想起できる内容が時によって変化する特徴があることなどからすると，健忘を装っているか，あるいは都合が悪いことは思い出しにくいという犯罪者に一般的にみられる心理によって説明されるものである可能性も十分にある．
10	その他参考意見	上記の通り被告人については刑事責任能力の文脈で問題となる事情はないものと思われるから，心神喪失者等医療観察法による処遇の対象とはならないものと思われる． 　また，現在は自傷他害のおそれをもたらすような精神症状等は認められないため，かりに本件に関して身柄を釈放して精神保健福祉法第25条による通報を行ったとしても，措置入院の対象ともならない． 　被告人には，小児期から中学生のころの情報の一部は，多動性障害の特徴と評価しうる面がある．現在も，時に覚せい剤等を使用しそのときには気分が落ち着くとしている点も併せると，被告人においては，多動性障害としての視点からの治療的な介入が，情緒面の不安定さや，ひいては覚せい剤使用を抑止するうえで，有用である可能性はある． 　なお現時点では，本件について被告人は犯人性を否認している．本鑑定書においては，あくまでも被告人が本件犯行をしたのだと仮定したものであって，犯人性を積極的に認定しているわけではない．このような前提をおいたうえでの鑑定であるということについては，本鑑定を実施するにあたって裁判所にも確認した通りである．
鑑定日付 鑑定人署名		以上の通り鑑定する． 　　　〇年　〇月　〇日　　　　　　　　氏名　岡田　幸之

（岡田幸之）

文献

1) クルト・シュナイダー（針間博彦訳）. 新版臨床精神病理学原著第 15 版. 文光堂；2017. p15, 18-27.
2) American Psychiatric Association（APA）. Diagnostic and Statistical Manual of Mental Disorders, 5th edition（DSM-5）. American Psychiatric Publishing（APP）；2013／日本精神神経学会（監），高橋三郎ほか（訳）. DSM-5—精神疾患の診断・統計マニュアル. 医学書院；2014. p635, 755-774.
3) 岡田幸之. 司法を考慮したパーソナリティ障害の臨床. 精神科治療学 2018；33（8）：929-934.

Ⅲ. 各論—各種疾患の精神鑑定例

9 認知症・器質性精神障害

はじめに

　認知症・器質性精神障害は，検査によって診断や重症度等をかなり客観的に示すことができるという点が，他の精神障害にはない大きな特徴になっている．精神鑑定において，これはメリットになる反面，検査についての理解が乏しいと深刻な誤解を導くというデメリットを孕んでいる．一方，わが国において認知症・器質性精神障害の鑑定例は統合失調症等に比べまだまだ少ないという現状があり，それは参考資料が乏しいという点でデメリットである反面，先例にとらわれず適正な手法を追究しやすいという点では大きなメリットである．認知症・器質性精神障害においては特に，ニューロサイエンスの急速な進歩に応じて鑑定手法も刻々と修正していくことが要求されるから，このメリットは見かけ以上に重要である．そこで本項では，まず鑑定例を示した後，岡田の8ステップ（責任能力判断の構造）[1]に照らしてその内容を解説するとともに，認知症・器質性精神障害の鑑定手法の標準化への道標を示すことを試み，最後に将来の展望について論ずる．

1. 鑑定書作成例

　70歳代の被疑者が寝たきりの妻をネクタイで絞殺した殺人事件の精神鑑定書の一部を示す．ゴシックが鑑定書の記載（個人非特定等の目的で一部削除等してある），▶明朝が本項作成にあたって付した解説である．なお本例は裁判員裁判において心神耗弱が認定され，懲役3年，執行猶予5年の判決が下されている[*1]．

精神鑑定書

1	被告人	氏名　〇〇〇〇〇〇　（男　生年月日　〇〇年〇月〇日　現在 満〇歳　事件時 満〇歳）
2	鑑定事項	1. 犯行当時における被疑者の精神障害の有無（存在する場合はその傷病名） 2. 1が肯定される場合，その精神障害は本件犯行にいかなる影響を与えたか 3. 1が肯定される場合，犯行当時における被疑者の善悪の判断能力及びその判断に従って行動する能力の有無及びその程度 4. 現在における被疑者の精神障害の有無（存在する場合はその傷病名） 5. その他参考事項

＊1：殺人被告事件．東京地裁平22（合わ）第318号．平成23年3月14日．

| 3 | 鑑定主文 | 1. 犯行当時被疑者はアルツハイマー病（認知症）であった．
2. 犯行動機は了解困難である．犯行には，アルツハイマー病の一症状である判断力低下に直結する優格観念がきわめて大きな影響を与えた．
3. 犯行当時における被疑者の善悪の判断能力及びその判断に従って行動する能力は著しく障害されていた．
4. 被疑者は現在もアルツハイマー病であり，記憶障害が認められる．
5. 被疑者のアルツハイマー病は，今後さらに悪化していくと予測できる．病状の進行を遅らせるためには，速やかに治療を開始することが望まれる． |
|---|---|---|
| 4 | 診断 | 晩発性アルツハイマー病型認知症（コード：F00.1　診断基準：ICD-10）
解説
　　認知症とは，脳の器質的障害による全般的な知的機能の低下である．認知症の診断は，記憶障害を含む認知機能の障害と，原因としての脳の所見を組み合わせて行われる．被疑者においては，診察及び認知機能検査所見から前者が，CTスキャンから後者が証明された．上記はICD-10にそった診断名で，「晩発性」とは，発症が65歳以後であることを示している．なお被疑者の認知症の重症度は中等度である． |
5	総合(1)障害と事件の関係	本件犯行の動機はお金に対する異常な強さの心配である．この心配は，認知症による優格観念のきわめて大きい影響を受けている．すなわち，認知症という障害が本件犯行に密接にかかわっている．
6	総合(2)刑事責任能力に関する参考意見	本件犯行時の被疑者においては，認知症による優格観念が，善悪の判断を凌駕していた．したがって，犯行当時における被疑者の善悪の判断能力及びその判断に従って行動する能力は著しく障害されていたと私は考える．
7	その他参考事項	本精神鑑定書は，添付別紙（別紙1-6）と一体をなすものである．
鑑定日付鑑定人署名		以上の通り鑑定する．
○○○○年○月○日　　　　　　　　　　　　　　　鑑定人
添付別紙		（別紙1）事件概要，鑑定経過等
（別紙2）家族歴，生活歴・既往歴等
（別紙3）鑑定における診察所見
（別紙4）診断に関する解説
（別紙5）精神状態に照らした本件犯行
（別紙6）責任能力

　本鑑定は，拘置施設を鑑定人が数回訪れて診察および神経心理学的検査を行い，画像検査等は被疑者を病院に移送して行った．以下は別紙からの抜粋である．被疑者は事件の頃までタクシー運転士として長年稼働しており，既往歴・家族歴は特になく，在宅で寝たきりの妻（本件被害者）の介護を続けていた．見出しa. b. c. は本項作成にあたって追加したものである．

a. 診断

（別紙3）鑑定における診察所見

全般

① 診察には協力的で，終始穏やかであり，著しい気分の動揺は認めない．

② 見当識は障害されていた．すなわち，日付を誤答することがあり，行われているのが精

神鑑定の診察であるという認識が曖昧であった．
③ 記憶障害の存在は問診だけからも明らかであった．
④ 詐病とは考えられない．
⑤ その他，問診記録の一部は別紙4，5に記した．

検査所見（日付省略）

脳波：正常．

CTスキャン：大脳皮質全般に軽度の萎縮を認める．血管障害の所見はない．

知能検査：WAIS-Ⅲにて，全検査IQ 64，言語性IQ 71，動作性IQ 62（全検査IQ 64は，「特に低い」に分類されるスコアで，1パーセンタイルのレベル，すなわち，同年齢の集団中，最下位1％の成績である）．

記憶検査：WMS-Rにて，言語性記憶85，視覚性記憶63，一般的記憶75，注意／集中力68，遅延再生55（WMS-Rは100が標準値である．したがって，記憶機能全般の低下が認められる）．

JART：第一段階で中止（「煙草」「真似」「何卒」「担架」がいずれも読めない）．

身体所見，神経学的検査：パーキンソン症状なし．その他，特記すべきものなし．

要約

全般的な認知機能の低下を認める．認知症と診断できる．CTスキャンで血管障害の所見がなく，大脳皮質の萎縮を認めることから，認知症の原因としてはアルツハイマー病の可能性が最も高い．

（別紙4）診断に関する解説

犯行前頃の被疑者の言動

以下に示す通り，被疑者を知る複数の人物が，被疑者に認知症の疑いをもっていた．

▶一件記録中の供述調書，および鑑定で行った関係者からの聴取内容を抜粋し，「記憶障害と見当識障害を認める」「被疑者の年齢で，これら障害を認める場合，最も考えられる診断名は認知症である」とまとめた．

精神鑑定とは犯行時の精神状態を追究する作業であるから，鑑定時の診察所見のみではそれをいかに精密に述べても不十分である．本事例のように，これまで医師の受診がなく，したがって認知症の診断が下されていない場合には，このように犯行前に認知症についての少なくとも疑いがあったことを示すことが必要である．

本鑑定における検査

▶前記別紙3の所見がアルツハイマー病型認知症として矛盾がないことを述べた．

診断

診察および検査所見から，被疑者の認知機能に障害があることは明らかである．被疑者の生活史，職歴等からみて，生来の知的障害であったとは考えられないので，認知機能は最近，おそらくはここ数年の間に低下してきたと推定される．そのような症状が認められる場合，最も考えられる病名は認知症である．

▶そしてICD-10のアルツハイマー病型認知症に一致することを具体的に示した．

重症度

　認知症の重症度を定義する方法は2通りある．一つは観察法と呼ばれ，対象者の日常生活を観察することにより，その基盤にある脳の障害程度を含めて重症度を判定するものである．その代表が「臨床的認知症尺度」(Clinical Dementia Rating：CDR) である．もう一つは，対象者に質問をして得られた回答から脳の異常を推定する方法の質問法（いわゆる神経心理検査）であり，その代表的なものがWAIS-Ⅲである．

    ▶ CDRとWAIS-Ⅲに照らし，認知症が中等度であることを示した．

　　また，いかなる事例においても，鑑定時の診察所見は犯行時の精神状態を反映しているとは限らないが，認知症では特に，鑑定時のみ，あるいは逆に犯行時のみに，せん妄状態だったなどの事情がありうることに留意すべきである．本件においては種々の証拠等から鑑定時の診断・重症度の判定は，そのまま犯行時に適用できることを示した．

要約

　犯行時，被疑者は認知症であり，その重症度は中等度であった．被疑者の認知症の原因として最も考えられる診断名はアルツハイマー病である．ICD-10に従えばF00.1 晩発性アルツハイマー病型の認知症となる．

b. 障害の犯行への影響

(別紙5) 精神状態に照らした本件犯行

被害者との関係

    ▶ 被疑者と被害者を知る人の供述，および，捜査機関・鑑定時の被疑者本人の供述を示し，次の通り要約した．

　被疑者は，妻（被害者）に対する恨みのような悪感情はもっていなかったと判断できる．なお，被害者の遺体には虐待の跡は一切認められていないこともこれを支持する．

本件犯行について

    ▶ 捜査機関および本鑑定における本人の供述を記し，以下の通りポイントを抽出した．

ⅰ）本件犯行の動機としては，
　　・お金の心配
　　・介護疲れ
　　・自分は自殺するつもりでいたので，自分が死んだ後に被害者を独り残さないためであると述べている．

ⅱ）最近になって急にこれらが強くなった理由は明らかでない．

ⅲ）被害者の記憶障害に鑑みると，供述の正確性には疑問がある．本件犯行との関係においていえば，被害者の介護の負担がいつからどの程度増したかは不明というべきである．この点について被疑者はある程度具体的に語っているが，被疑者のレベルの認知症では，実際には記憶になくても相手の話に応じて辻褄を合わせ，ある程度は合理的な陳述をするのが常であることに留意すべきである．

動機に関連する事項
① 被疑者を知る人は次のように述べている：
　　　（供述内容の記載は省略）
　以上，被疑者はもともとお金についてある程度の心配は有していた．が，ここ最近，お金への心配が異常に高まっていたことが読み取れる．一方，介護疲れについての訴えは相対的に軽い．
② 被疑者は捜査機関に対しては，お金と介護疲れが動機であると述べている．
③ 被疑者は本鑑定においては，前記の通り，
　・お金の心配
　・介護疲れ
　・自分は自殺するつもりでいたので，自分が死んだ後に被害者を独り残さないため
　の三つを動機として述べている．

精神症状に照らした本件犯行
　以上を総合し，本件犯行を被疑者の精神状態に照らして検討する．
1) 前提
　被疑者には記憶障害がある．その原因は認知症であり，アルツハイマー病の可能性が最も高い．被疑者の記憶障害は，特に最近の出来事について顕著である．それはアルツハイマー病の記憶障害の特徴でもある．そして本件犯行は最近の出来事であり，動機形成も最近になされたと推認できる．したがって，本件犯行の時の心情や動機についての供述の信頼性は低い．

　▶ 事実の追究という作業において，法曹も精神科医も被疑者（または被告人）の言葉を重視する．だが精神障害の被疑者においては，その言葉には障害の影響が強く表れるから，健常の被疑者の言葉と同様に解釈することはできない．この影響は障害によって異なり，それを法曹に向けて正確に示すことが鑑定医の重要な責務の一つである．認知症においては認知機能障害，特に記憶障害の影響が大きい．上記「前提」はこれをいうものである．

2) 動機の推定
　本鑑定では三つの動機を語っている．それぞれについて，上記を前提としたうえで検討を加える．
① お金の心配
　・被疑者を知る複数の人が，最近になって被疑者が異常に強いお金の心配をしていたことを述べている．
　・被疑者が本鑑定等において犯行の頃お金の心配をしていたと一貫して述べているのは，被疑者の記憶障害を勘案しても，この心配を現に有していたことを示唆している．現在もなおこの心配を述べていることはそれを支持する．
　・そして上記の通り，このお金の心配は異常な強度であった．
② 介護疲れ
　・被疑者は介護疲れも動機のひとつとして述べてはいるものの，本鑑定における被疑者の

供述からも，被疑者を知る人の供述からも，上記お金の心配に比べると，本件犯行の動機としての介護疲れは，相対的に弱いものであったと解釈できる．
- 被疑者を知る人に被疑者が，介護疲れをどのように語ったかは不明である．すなわち，被疑者からお金等の相談を受ければ，その背景には介護疲れがあると推定するのは自然であるから，被疑者が自発的に介護疲れを語らずとも，「介護疲れがあるのか」と周囲の人が問うのもまた自然であり，被疑者は単にそれを肯定する答えを述べただけとも考えられる．つまり質問が答えを規定しているということである．捜査機関への被疑者の供述についても同様の事情は推定できる．本鑑定では自発的に介護疲れを動機として述べているが，これは認知症にしばしば見られる辻褄合わせの語りにすぎない可能性もある．すなわち，介護疲れを動機とみることには疑問が残る．（逆に①については，客観的な経済状況からみて，被疑者が特に強くお金の心配をしなければならない事情は認められないにもかかわらず，自発的にこれを動機と述べていることは，②と対比できる）
- 被疑者においては，第一にお金の心配があり，そこから二次的に介護を続けられないという危惧が生じ，それを「介護疲れ」と表現している可能性もある．
- 本件犯行を第三者が見れば，第一に頭に浮かぶのは「介護疲れ」であることは論をまたない．その第一感にとらわれて本件を「介護殺人」と図式化するのは，本件の本質を見失うおそれがある．介護疲れが動機であることを示唆すると思われる証拠については慎重に検討する必要がある．
  ▶ 動機の推定にあたっては，記憶障害のため本人の供述が信用性に乏しいこと，「介護殺人」という外形のもつ見かけの了解可能性にとらわれないことが重要である．そのためには客観的状況の精密な検討が不可欠である．

③ 自殺の後に，妻を独りで残さないため
- 本鑑定でのみ述べている動機である．
- お金の心配についての供述に比して，著しく供述内容が少ない．
- したがって③が動機であったことには疑問が残る．

以上より，本件犯行動機として最も考えられるのは，お金に対する異常な強度の心配である．被疑者が認知症であり，認知症においては一般に，ある物事に対し，客観的には理解不能な強度の拘泥を示すことがしばしばあることも，これを支持する．これを優格観念と呼ぶこともできる．また，被疑者はもともとお金にはある程度のこだわりがあった．認知症ではもともとの性格が尖鋭化する（すなわち，もともとの性格が強まる）ことがあることも，これを支持する．

したがって，本件犯行の動機には，認知症による優格観念がきわめて大きく影響したと判断できる．

3) 犯行時の状態

ここでは，本件犯行が合目的的な行為であったか否かを中心に検討する．

① 行為が殺害という目的にかなっているか

一件記録および本鑑定での供述内容から，被疑者は殺害という目的を効率よく遂行したと判断できる．司法解剖所見に照らしてみても，犯行態様についての被疑者の供述は事実を反

映していると認められる．そしてその一連の行為の中には脈絡のない要素は含まれていない．すなわち，①のレベルにおいては合目的的な行為であった．
② 殺害が「お金の心配の解消」という目的にかなっているか
　「すべてを終わりにして心配を解消する」という意味では合目的的である．但し，お金の心配が，仮に現実的なものであったとしても，それを解決する唯一の手段が妻の殺害であったとはいえない．したがって，②のレベルにおける合目的性は一概に判断できない．なお，犯行後に自殺するつもりであったか自首するつもりであったかは明らかでないが，いずれにしても「②のレベルにおける合目的性は一概に判断できない」という結論は不変である．
③ そもそも「お金の心配の解消」という発想が合理的か
　既述の通り，客観的にみて，妻を殺さなければならないほどまでに経済的に困窮していたとは認められない．仮に困窮していたとしても，被害者のきょうだいからの援助を期待できる状況であった．したがって，お金の心配は，認知症による判断力の障害が主因であると結論するのが妥当である．

　以上，本件犯行が合目的的であったか否かについては，着眼するレベルによって答えは異なる．犯行時の行為だけに着眼すれば，それは合目的的で一貫性のあるものであるが，その行為が発生したそもそもの発想，すなわちお金へのこだわりは，病的で非合理的なものである．認知症では，このような異常なこだわり，狭隘な考え方にとらわれることがあり，これを優格観念と呼ぶこともある．
　▶ここでは優格観念という用語を採用したが，妄想と解する立場もありえた．

c. 責任能力

　鑑定事項 3. は責任能力についての問いにほかならない．

(別紙 6) 責任能力
前提となる事実
　本件犯行に関連する重要な事実は，以下のように要約できる：
① 被疑者は被害者に対し恨みの感情は一切もっていなかった．
② 被疑者は犯行当時，認知症であった．その重症度は中等度であった．
③ 本件犯行の頃，被疑者には，お金に対する異常に強い心配が生まれた．
④ 上記の心配が，本件犯行の主な動機であった．

　さらに，周辺事実，ないしは，事実であると推認される事項として，
⑤ お金に対する異常な強度の心配は，認知症の症状としての優格観念であった．
⑥ 犯行前の時点において，被害者を殺害後は自殺または自首しようと考えていた．
⑦ 介護疲れがあった（但しその程度は不詳）．
⑧ 犯行後は自殺または自首するつもりであった．
⑨ 被疑者の認知症は，最近，悪化傾向にあった（上記③からの推認）．

である．

結論に至る論理

　刑事責任能力は，「善悪の判断能力」及び「その判断に従って行動する能力」の二段階に分けて考察されるのが通例であり，本件で命ぜられた鑑定事項も，これにそった形となっている．

　実際上は，この二段階に拘泥しすぎることは適切とは思われないが（たとえば，人間の能力をそもそもこの二段階に明快に分類できるかどうかからして疑問である），それが通例である以上，基本的にこの線にそって議論を進めることにする．

　まず「善悪の判断能力」については，本件被疑者が認知症の発症前にこの能力を有していたことは明らかである．そして認知症の発症後においては，本鑑定時（本件犯行時と有意な差はない）には中等度認知症であり，WAIS-Ⅲによる知能は「特に低い」の水準であるが，これらはそれ自体で善悪の判断能力が失われるレベルではなく，また，本鑑定での面接所見や最近の日常生活からみて，善悪の判断能力が失われていたとは考えられない．殺人が悪い行為であるという認識をもっていたことも疑う余地はない．

　にもかかわらず本件犯行がなされた背景には，上述の通り，認知症による優格観念のきわめて大きい影響があった．本件犯行時の被疑者は，善悪の判断を凌駕するほどに，強い優格観念に支配されていたとみるべきである．すなわち被疑者は，「殺すのは悪いことだが，殺すしかない」という思考から逃れられなくなっていた．ここで，なぜ「殺すしかない」かは，合理的な説明が不可能である．そこには認知症による判断力の低下が大きく影響していたからである．

　優格観念による善悪の判断の凌駕は，法的な言葉に言い換えれば，「善悪の判断能力は著しく障害されていた」として差し支えないと考える．

　判断能力が著しく障害されていたと判断した段階で，さらに「その判断に従って行動する能力」についての判断が必要か否かは不詳であるが，これも優格観念に支配されて，いわば突っ走ってしまったとみることも可能であろう．

付記

> ここには，いわゆる「7つの着眼点」については鑑定書には記さないことを，理由とともに示した．要旨は，同着眼点はあくまでも「法律家の視点から法廷などで問われる可能性の高い質問などを経験的に列挙したもの」であって[2]，精神医学上の意義に基づくものではなく，したがって鑑定書に積極的に記すことはまったく不条理であるということである．

2. 鑑定書の書き方についての解説

　以下，「認知症」は，「認知症・器質性精神障害」と読み替えてほぼ差し支えない．

a. 診断

　岡田の8ステップの「② 精神機能や症状の認定」「③ 疾病診断」にあたる部分である．

検査所見

　臨床であれ鑑定であれ，検査は常に目的をもって行わなければならない．したがって，「鑑定に必須のルーチン検査」なるものは存在しない．だが認知症では診断のために認知機能検査を欠かすことはできない．それだけに鑑定医には検査について十分な見識が求められる．「AはBの検査である」（たとえば「WMS-R（Wechsler Memory Scale-Revised）は記憶の検査である」）というような単純な理解ではまったく不十分である．また，本例では性格検査は施行しなかったが，これは，被疑者の認知機能に鑑みれば，性格検査を施行しても到底正確な結果は得られず，仮に何らかの結果が得られたとしてもそれは認知機能障害の影響が大きく，もともとの性格を知るという鑑定目的にはまったく合致せずかえって誤解を招くとの判断によるものである．いずれにせよ鑑定医は，検査の本質を理解したうえで選択・施行しなければならない．そこには不要な検査は施行しないという選択も含まれる．

鑑定時と犯行時

　いかにして犯行時の精神状態を正確に推定するかが精神鑑定一般に求められるところ，認知症においては考慮すべき点としてせん妄の重畳という重要な要因がある．また，拘留という環境の変化や身体合併症によって認知症が急速に顕在化することがあることにも留意すべきである．したがって，犯行前の医療記録があれば精密に検討することが必要で，本例のようにそれがない場合は，家族等の証言をもとに推定することになる．

b. 障害の犯行への影響

　岡田の「④ 精神症状や病理と事件の関連性の描出」にあたる部分である．
　精神科医は患者の病理性の診断には普段から精通しているが，健常部分の評価については相対的に軽視する傾向がある．そこで，「本件犯行は健常の心理では説明できない」というネガティブの呈示を明示的に行うことの必要性が強調される．

ネガティブの呈示

　本例では，怨恨・虐待・介護疲れのいずれも適合しないこと，および，被疑者の述べる経済的心配は客観的事実と離齬があることを示した．このように，見かけの了解可能性には十分に注意すべきである．

ポジティブの呈示

　すなわち障害の影響の呈示である．本鑑定では，優格観念という用語を使ったが，ここは事例ごとに，また鑑定医によっても異なる．本例では貧困妄想というとらえ方も可能であったであろう．いずれにせよ，極力，精神医学で一般的に用いられている用語を使うことが望ましい．

c. 責任能力

　岡田の「⑤ 善悪の判断や行動の制御への焦点化」「⑥ 法的文脈における弁識能力，制御能

力としてみるべき具体的な要素の特定」「⑦ 弁識・制御能力の程度の評価」「⑧ 法的な結論」にあたる部分である．

　岡田は ⑤ を医と法の両方に重なるステップであるとしているが，こと認知症においては，⑤ も法的領域に属するとみなすべきである．なぜなら，認知症においては認知機能が測定可能であるところ，⑤ の「善悪の判断」も「行動の制御」も認知機能にほかならず，医の概念と法の概念との境界が特に曖昧になりがちだからである．認知症に限らず，臨床医学における認知機能と，法的概念としての「弁識能力」「制御能力」の間には大きな隔たりがある．その隔たりは，裁判実務においては，ある程度までは慣習的に埋められている．精神障害者の刑事責任能力は，主として統合失調症をモデルとして理論が構築され，判例の蓄積を通して発展してきた．たとえば妄想に支配されてなされた犯行であれば，その支配の程度に応じて心神喪失あるいは心神耗弱と認定されるのが裁判実務では一般的だが，実のところ，「妄想による支配」が「弁識能力」「制御能力」といかなる論理関係にあるかは不明確で，慣習によるところが大きい[3]．一方，統合失調症モデルの援用が困難なケースにおいては，事例ごとに医学的判断と法的判断がさまざまにブレンドされて結論が出されているというのが現状である．

　本例では「本件犯行時の被疑者は，善悪の判断を凌駕するほどに，強い優格観念に支配されていた」と鑑定書に記したが，この論法はいわば試論にすぎないのであって，認知症の責任能力判定の手法は医と法の対話を蓄積してこれから形作られていくと考えるべきであろう．このとき裁判所が責任能力判断のために重視するのは，過去の判例一般と同様，了解概念になると推定される．するといわゆる心理のフローチャートによって犯行を整理し，了解不能部分（または了解困難部分）について精神医学的な論考を加えるという手法を，精神鑑定の普遍的・標準的手法として用いることができると思われる[4]．この手法による本事例の解析を図1に示した．

3. 将来の展望

　認知症についての理解はニューロサイエンスの進歩に大きく左右されるから，それをどう取り入れるかは重大な問題で，医学的に正しい解釈を提出することが鑑定医には求められる．いくつかのポイントを記す．

a. 検査の本質理解が必須[5]

　検査についての最も重要なポイントの一つは，検査が必須なのは診断のためであって，責任能力判断のためではないということである．岡田の8ステップに当てはめれば，③ 疾病診断については必須であるが，その後のステップについては，あくまで参考程度の位置づけか，あるいは誤解を避けるためには一切用いないという姿勢も必要になろう．

画像検査

　認知症の刑事裁判においては，脳画像検査が法廷に提出されることはしばしばあるが，鑑

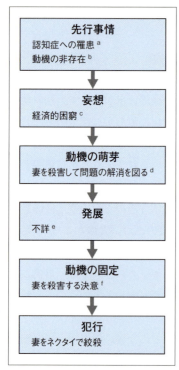

図1　心理のフローチャート
a：中等度認知症である．
b：客観的状況は本人の主観的認識とは異なっており，合理的な犯行動機は存在しない．
c：鑑定書では優格観念と表現したが，客観的状況と主観的認識の乖離は非常に大きく，貧困妄想とすることも可能であるので，この図では「妄想」とした．
d：経済的困窮を前提とすれば，心中という行為を考えることは了解不能とはいえないが，前提となる経済的困窮が事実ではないので，心理のフロー全体としては了解不能である．
e：萌芽した動機がいかにして犯行の決意にまで発展したかは不詳である．しかし，認知症という病態に鑑みれば，狭隘な思考から逃れられなくなったことは症状として理解できる．
f：上記同様，認知症の症状の現れとして理解できる．

以上の通り，本件犯行に至る心理のフローは，正常心理からは了解不能であるが，認知症の病態に照らせば症状の現れとして理解できる．すなわち本件は認知症の多大な影響によってなされた犯行である．

なお，ここにフローチャートを呈示したのはあくまで全体像の把握と着眼点整理のためであり，認知症の精神鑑定において常にこの手法が推奨されるとは限らない．

定医にはその検査の本質が裁判所に正しく理解されるよう細心の努力が求められる．脳画像は，強く視覚に訴え印象づけるという性質から，裁判所が所見を過大評価することが問題になるのが常である．一方，逆に画像所見が顕著でないことから認知機能低下も顕著でないと単純に判断されるという逆の誤りもある．たとえば脳の萎縮が顕著でなかったことを主たる理由として完全責任能力が認定された判例が現に存在する[6]．「脳萎縮」と「責任能力」を対応させることは，異次元の概念を強引に結びつける科学的根拠の乏しい作業であるが，画像という科学的なデータに対して，裁判所は，その本質とは異なる次元の独特な解釈を加え，結果として科学的根拠を欠いた結論を導いたのである．

脳機能画像には「クリスマスツリー効果」という大問題がある[7]．脳機能画像は，結果としての画像だけをみれば，正常所見との相違が明白であったり，広範な障害があるようにみえたりするが，脳機能画像とはいわばヴァーチャルな絵にすぎないから，画像から受ける視覚的印象と実質的な所見はまったく別次元の事象である．しかるに法廷で美しいカラー画像だけを呈示されると，裁判所はしばしば幻惑させられる．これがクリスマスツリー効果である．アメリカでは陪審員の目を欺くものとしてよく知られているこの効果は，裁判員制度が導入されたわが国でもきわめて重要な留意点になっている．

認知機能検査

前述の通り，検査の本質を理解したうえで，明確な目的をもって施行すべきである．たとえば認知症においては何らかの形の知能検査がほぼ必須であるが，WAIS（Wechsler Adult

Intelligence Scale) に代表されるいわゆる知能検査は，複数の認知機能検査を組み合わせたバッテリーであって，IQ をもって全般的知能を代表させるのは便宜的な慣習にすぎない．この理解を欠くと，検査得点と犯行の関係についての過剰解釈が発生する．MMSE (Mini Mental State Examination) や改訂長谷川式簡易知能評価スケール (HDS-R) についても同様である．また，WAIS の IQ は年齢によって補正し算出されるものであるから，たとえば同じ IQ 90 でも，20 歳の対象者と 70 歳の対象者では素点が（したがって認知機能が）大きく異なっていることは常識に属する事項とはいえ注意が必要である．

鑑定において施行すべき検査（および，施行すべきでない検査）は，検査の本質と，対象者の臨床的状態を把握したうえで事例ごとに決定しなければならない．また，「検査不能」も認知症ではしばしばありうる事態であって，こうした事情についても鑑定医は法曹に十分に説明することが求められる．また，検査時の身体状況等によって結果が動揺することは認知症ではごく普通にみられる現象であるから，スコアという数値のもつ客観性の過大評価と信頼性の過大評価が法廷でなされないよう，細心の注意が必要である．

時に反対当事者等から鑑定医に対し，「これこれの検査をしていないのはなぜか」という質問が事実上弾劾的に行われることがあるが，それに対して先手を打って不要な検査を施行するのは鑑定の堕落である．このような場合，変えるべきは裁判であって，鑑定ではない．法曹の誤解に合わせて鑑定手法を修正するのは本末転倒である．いわゆる 7 つの着眼点もそうした性質をもっており，あたかも必須事項であるかのように一律に鑑定書に記すことは決してしてはならない．

鑑定とは，裁判に勝つことを目的として行うものではない．鑑定人はどこまでも科学的真実の報告に徹するべきであって，裁判の勝ち負けという姑息な目的によって鑑定手法を曲げてはならない．

b. 脳至上主義の危うさ

認知症等の脳器質性精神障害においては，行動をかなりの程度まで脳の機能障害に結びつけて論理的に説明することが可能である．このとき，しばしば発生するのが brain over-claim syndrome である[8]．日本語では「脳所見過剰重視症候群」となろう．「脳至上主義」という言葉をあてることも可能である．脳 (brain) の所見が過剰重視 (overclaim) されるとは，脳機能に基づく説明を，その本来的な適用範囲を超えて拡大することを指す．それはエセ科学の感染にほかならないが，現代においては，法曹，一般市民，そして鑑定医をも含む，いかなる者もこの症候群に陥りやすい．

あらゆる精神活動は脳の活動の現れである以上，いかなる精神活動においても，それに対応する脳の活動が存在するのは当然である．したがって，標準から逸脱したいかなる精神活動においても，それに対応する標準から逸脱した脳の活動が存在するのもまた当然である．結局のところ，ある行動について，それを脳機能の異常で説明することは，行動の描写を脳活動の描写に言い換えたもの以上のものではない．

にもかかわらず，犯行が脳機能のレベルで説明されると，悪いのは脳であって本人ではないかのような主張がなされがちである．アメリカでは，陪審員のみならず裁判官の判断も被

告人に脳の所見があると責任減免の方向に作用することを示唆する研究がある[9]．裁判官がかかる安易ともいえる判断に傾くことは裁判官としての資質を問われる事態といえるが，一般市民である陪審員が「脳に所見があるならそれは病気」と単純に判断することを責めることはできない．だが誤りは誤りであり，人の運命を決める裁判で容認できる事態ではない．

c. 責任能力と認知機能の距離

弁識能力

弁識能力は善悪の判断能力と言い換えることができ，したがって倫理機能と重なるところが大きい．ニューロサイエンスの進歩によって，倫理機能もまた認知機能の一つであり，かつ，少なくともある程度までは脳内に局在性があることが明らかにされている[10]．したがって，前頭側頭変性症等によって倫理機能そのものが障害されている場合には責任能力減免の理由になるとするのが抽象的論理的には正当に思えるが，これは倫理機能をいわば人格そのものと考えるナイーブな人間観とは相容れない事態であるから，科学的というより社会的営みである刑事裁判という場においては，科学的真実と社会的要請のバランスが厳しく問われる事態が発生する．

制御能力

違法行為をなすという意図を抑制するための，法でいうところの規範意識による反対動機の形成は，ニューロサイエンスの言葉に翻訳すれば「皮質下の原始的欲求を前頭葉が抑制する」となる．すると前頭葉機能障害のために原始的欲求が解放されたことによる犯行において，本人への非難は減殺されると考えるのは不合理ではないであろう．

だが欲求を生むのも脳なら，欲求を抑えるのも脳である．その二つに本質的な違いはないはずであるが，それでも前頭葉損傷による抑制力の障害を非難減殺の根拠にするのであれば，それは脳の中にいわば二つの階層的な心の存在を仮定するものであり（欲求を抑える脳を上位＝その人自身の心とみなしているに等しい．ホムンクルスの誤謬[5]の変装した形である），心心二元論と呼ぶことができる[11]．

これは上記の弁識能力にも密接に関連する．先に「前頭側頭変性症等によって倫理機能そのものが障害されている場合には責任能力減殺の理由になる」と述べたが，これは，「倫理機能という機能を有するその人自身」を脳内に想定しているという意味では，やはり心心二元論である．

そしてその先には自由意思の問題がある．法とは，個人が自由意思をもった存在であることを大前提とした体系であるが，「個人が自由意思をもつ」という表現自体，「個人」と「自由意思」という階層が前提となっており，すでに心心二元論の罠に嵌り込んでいる．心心二元論を，ひいては自由意思をどう理解しどこまで認めるかは，医と法が互いの領域を十分に理解したうえで議論を重ねていかなければならない課題であるといえる．

なお，制御能力に話を戻すと，検査でそれを直接に測定することはできないという認識は重要である．しばしば衝動制御能力の検査であるかのように誤解される検査としてアイオワギャンブリングタスクがあるが，これはあくまでも前頭葉眼窩面損傷者に特徴的な，将来の

帰結に対する無関心・無感情に起因する刹那的な行動様式をとらえるために開発されたものであり，衝動性を直接とらえるものではない[12]．

また，仮にギャンブリングタスクで検出される障害を衝動制御能力障害と呼んだとしても，それは裁判で判定が求められる機能とは別のものである．刑事裁判において問題となる制御能力障害とは，まさに犯行の瞬間に自らの行動を，自らの判断から解放させてしまうというものであって，ギャンブリングタスクで測定される将来の帰結に対する無関心・無感情に基づく制御能力の低下とは似て非なるものである．

d. 訴訟能力鑑定の要請

責任能力のかかわる精神鑑定で求められるのは犯行時という過去の一時点における状態の判定であるが，それとは別に診察時の状態が，さらには未来の状態が問題となることがある．それは「被告人に裁判を受ける能力があるか」が問われる場合で，この能力を訴訟能力という．より具体的には「被告人としての重要な利害を弁別し，それに従って相当な防御をすることのできる能力」[*2]が訴訟能力であるとされる．訴訟能力は認知機能と密接に関係するから，認知症はそれが問題となる頻度が最も高い疾患であるといえる．

訴訟能力が争われるのは，現在のわが国の刑事裁判では相対的に少数であるが，今後は人口の高齢化に伴い，訴訟能力鑑定の件数は増すことが予想される．認知症が慢性進行性の非可逆的疾患である以上，ひとたび訴訟能力なしと認定されればその後に訴訟能力が回復されることは期待できず，深刻な事態の発生が不可避である．

おわりに

ニューロサイエンスの発展によって，脳の病気とは何かという問いが新たな装いとともに目前に迫っている．認知症・器質性精神障害はその最前線にある．特に画像診断の進歩は著しく，それは発症予防や早期介入という目的のためには朗報だが，たとえばPETで脳にアミロイドの所見が認められ，しかしbehaviorのレベルでは正常の老化と同様の認知機能障害しかみられないケースで犯罪が行われた場合，そこには病気の影響ありといえるのか，いえないのか．その答えは，本人への非難可能性や刑事責任能力の認定に大きくかかわってくる．この問いに対する答えは医師だけで出すことはできず，法曹との議論，さらには社会全体としての一定の合意が必要であろう．このとき，画像診断の限界を含めた本質を説明することが鑑定医の責務である．

人口の高齢化に伴い認知症が増えれば，認知症による犯罪も増える．科学的データの誤用によって法曹を重大な誤謬に導かないよう，鑑定医にはいっそうの理解と説明能力と同時に，客観性に徹した誠実な姿勢が求められる[13]．

(村松太郎)

---

*2：最決平成7年2月28日刑集49巻2号481頁．

文献

1) 岡田幸之．責任能力の構造と着眼点．精神経誌 2013；115：1064-1070．
2) 厚生労働省研究班（代表 岡田幸之）．刑事責任能力に関する精神鑑定書作成の手引き 平成18～20年度総括版（Ver.4.0）．
3) 村松太郎．妄想の医学と法学．中外医学社；2016．
4) 村松太郎ほか．心理のフローチャート．司法精神医学 2017；1：28-32．
5) 村松太郎ほか．法廷に踊る生物学的検査．臨精医 2012；41：907-913．
6) Anonymous. 大型ディスカウントショップ等に対する連続放火事件について，前頭側頭型認知症（ピック病）の影響により完全責任能力が認められないとの主張が排斥された事例．判例タイムズ 2009；1295：312-316．
7) Allen T, et al. Neuroimaging in forensic psychiatry. American Academy of Psychiatry and the Law 40th Annual Meeting Workshop. 2009.
8) Morse SJ. The non-problem of free will in forensic psychiatry and psychology. Behav Sci Law 2007；25：203-220.
9) Aspinwall L, Brown TR, Tabery J. The double-edged sword：Does biomechanism increase or decrease judge's sentencing of psychopaths? Science 2012；337：846-849.
10) Moll J, De Oliveira-Souza R, Zahn R. The neural basis of moral cognition. Ann NY Acad Sci 2008；1124：161-180.
11) 村松太郎．司法神経心理学．高次脳機能研究 2016；36：342-347．
12) Bechara A, et al. Insensitivity to future consequences following damage to human prefrontal cortex. Cognition 1994；50：7-15.
13) American Academy of Psychiatry and the Law. Ethics Guidelines for the Practice of Forensic Psychiatry. 2005.

— Ⅲ. 各論―各種疾患の精神鑑定例 ―

10 知的能力障害

1. 精神遅滞[*1]者による犯罪

　刑事責任能力が問題となりうる精神遅滞者は，軽度から中等度の者が多い[1-3]．これは，重度ないし最重度の精神遅滞者は，刑罰法令に触れる行為自体をなしうることがまれである[4,5]ためであり，最重度の精神遅滞者の刑事責任能力が争われた事案は知られておらず[6,7]，また，重度の精神遅滞者の事案についても，公刊物を眺める限り二つの裁判例[*2,3]が知られているにすぎない．刑事施設に収容された精神遅滞者の罪名については，窃盗がその半数を超えており，他の入所受刑者と比べ，強制わいせつ・同致傷，放火および殺人の構成比が高く，覚せい剤取締法および道路交通法の構成比が低い[8,9]．また，窃盗の手口については，万引きによるものが最も多いものの，他の入所受刑者と比べると侵入盗によるものの比率が高くなっており，詐欺の手口については無銭飲食によるものの比率が高くなっている[9]．さらに，入所受刑者のうち，精神遅滞者の割合は1.1％であり，神経症性障害の2.7％やその他の精神障害の8.5％を下回っており[10]，元来，統合失調症や薬物の中毒性精神障害等に比べ刑事責任能力が争われる事案が少ない[11]点もふまえれば，精神遅滞者の刑事精神鑑定は，他の精神疾患よりも比較的まれ[11]なものだといえる．

2. 司法精神医学における伝統的見解と刑事司法における責任能力判断

　精神遅滞者の刑事責任能力について，伝統的には，白痴（最重度ないし重度），痴愚（中等度），そして軽愚・魯鈍（軽度）という三つの類型に分けたうえで，たとえば，「白痴であれば責任無能力」といったように，精神遅滞者の重症度に従った判断方法[4,12,13]が有力であった．もっとも，福島が，こうした行き方を一部で認めながらも，「軽愚者に『通例として』心神耗弱を認めることは，十分に根拠がある学説とは思えない」[14]と指摘するように，精神医学において必ずしも一致した見解に至っていたわけではない．

　他方，精神医学の学説とは異なり，刑事司法の側では，精神医学の判断方法は実務上採用されていないという共通の認識の下，昭和59年最高裁判例[*4]で示された「総合的判断方法」[15]による責任能力判断が実践されてきた．そこでは，「重度である」という指標から「心神喪失である」という帰結がオートマチックに導出されるのではなく，たとえば，犯行の経

[*1]：DSM-5においては知的能力障害という用語が使用されるが，ICD-10や刑事司法では精神遅滞という用語が使用されることも多く，本項においては，精神遅滞を使用する．
[*2]：宇都宮地判平成17年3月10日 LEX/DB 文献番号 28105419．
[*3]：京都地判平成25年8月30日判例時報2204号142頁．
[*4]：最決昭和59年7月3日刑集38巻8号2783頁．

緯，動機，犯行態様，犯行後の言動等の諸般の事情が検討され，認識能力や制御能力の評価を経たうえで刑事責任能力の帰結に至る[16]ことになる．そして，こうした方法によれば，精神遅滞者の「精神の障害」と犯行との関係が相対的に把握されることになるため，いわゆる部分的責任能力も許容されることになる．実際，精神遅滞者に部分的責任能力を認めうるというのが，精神医学[4]だけでなく，刑事司法の側[*5,6]，ならびに刑法学の側[18]の共通した理解である．

3. 精神遅滞の精神医学的診断と評価

　DSM-5 (Diagnostic and Statistical Manual of Mental Disorders 5th edition) やICD-10 (International Statistical Classification of Diseases and Related Health Problems 10th edition) といった国際的な操作的診断基準によれば，精神遅滞は，(1) 知的能力の低水準，(2) 適応能力の障害，ならびに，(3) 前二者が発達期に明らかとなることによって確定される．このように，精神遅滞が妥当するには，単に，知的能力の低格が確認されただけでは足りず，精神遅滞者の病態の本質が顕出される適応能力[14]の評価が不可欠となる．適応能力の評価は，精神遅滞者の程度といった診断学上のメルクマールとしての意義を有することはもとより，責任能力判断においても考慮すべき重要な指標である[*7]とされている．また，こうした適応能力については，懐疑的な見解[20]も存在するものの，社会経験や教育により改善しやすい[17,21]とされており，実際，過去の前科では心神耗弱が認定されたにもかかわらず，後の犯行では完全責任能力が肯定された事案[*8]がある．

　精神遅滞者の刑事精神鑑定においては，知的能力の程度や適応能力の評価だけにとどまらず，人格や薬物等の影響も考慮されるべき指標として重要である．というのも，精神遅滞者の人格はおおよそ未熟・未分化であり，こうした脆弱な基盤の上に薬物や心因といった要素が加わった場合，健常者以上に人格の解体や抑制力の低下が生じやすい[22,23]からである．精神遅滞者について，こうした諸要素がオーバーラップすることを前提とした精神医学的判断は「加重」という概念[5]で説明される．この「加重」という概念は，特に精神遅滞者の犯行時の精神状態の解明に重要だとされている．

　さて，ウェクスラー成人用知能検査による知能指数が偏差知能指数を表しているのとは異なり，鈴木-ビネー式，田中-ビネー式による知能指数は知能発達指数を表しており，知能年齢を生活年齢で除して100を乗じることによって算出される．このように，ビネー式知能検査においては，知能年齢が算出されることになるが，古い裁判例[*9]には，被告人の知能年齢と道徳的判断力が6歳前後であることから直ちに心神喪失を認定したものがある．この

---

*5：青沼[17]は，「精神遅滞者が複数の犯罪を行った場合，その全ての犯罪について一律に責任能力が決まる訳ではなく，例えば，文書偽造等については完全責任能力が否定されるが，窃盗については責任能力が肯定される場合（いわゆる部分的責任能力）もある」と指摘する．
*6：福島地判昭和34年3月14日下級裁判所刑事裁判例集1巻3号661頁．
*7：丹羽[19]は，「適応行動の障害が精神遅滞の特質として重要な意味を持つ．この点では責任能力の判断にも影響するため，十分な注意が必要である」と指摘する．
*8：東京高判平成18年12月21日高等裁判所刑事裁判速報集平成18年245頁．
*9：吉井簡判昭和34年1月22日下級裁判所刑事裁判例集1巻1号100頁．

点．確かに，刑法41条は，14歳未満の者について刑事未成年を規定するが，刑事司法は，知能年齢が14歳未満であることだけでは心神喪失を認めることはできないという立場である[15,24]．

4. 精神遅滞者の供述の取り扱いについて

a. 精神遅滞者の特性について

　精神遅滞者の刑事精神鑑定において，最も配慮すべき事柄として供述の取り扱いがあげられる．その理由のうち一つは，精神遅滞者の特性に由来するものである．すなわち，精神遅滞者は，うまく言語化できずにただうなずいてしまったり，その場を逃れようとして何でも認めてしまったり，さらには，理解力の低さを虚言を弄することで隠そうとしたりする[25]というものである．また，こうした精神医学からの指摘だけではなく，刑事司法の側からも，精神遅滞者の言語によるコミュニケーション能力の低さに加え，取調官に対する迎合性[26]や被暗示性[27]の高さといった特性に注意を払うべきだとされ，そうした特性から供述の任意性や信用性に争いが生じやすいとされている[28]．

b. 供述調書の作成過程について

　もう一つの理由は，捜査段階における供述調書の作成過程に由来するものである．犯罪捜査規範は，取調べの際の誘導的な方法を禁じているだけではなく（168条2項），精神または身体に障害のある者の取調べの時間や場所に配慮するとともに，供述の任意性に疑念が生じることのないように，その障害の程度等をふまえ，適切な方法を用いなければならない（168条の2）と規定する．こうした規範が遵守されたうえで精神遅滞者の供述の録取がなされたとしても，いわゆる一人称独白式の供述調書が作成された場合，語彙の量や普段の言説との相違等から，その供述の任意性や信用性に疑いが生じる場合がある[29]．

　そして，鑑定人による精神医学的判断の際に根拠とされた精神遅滞者の供述調書の任意性や信用性が問題となった場合，刑事精神鑑定の結論そのものが瓦解するおそれがある．というのも，刑事精神鑑定においては，精神遅滞者の「精神の障害」の犯行への影響の解明が求められるが，そのためには犯行の経緯や動機，また，犯行前後の言動等が明らかにされる必要があり，こうした犯行にまつわる事柄の根拠は精神遅滞者の供述によるところが大きいからである．もちろん，精神医学的面接においても，犯行に関わる事項の聴取は念入りになされるべきではあるが，取調べが進むなかで，精神遅滞者である被疑者が本来は不知の事実を吸収し，さもそれが実体験であるかのように供述することがあるなどその真贋が問題となる場合もあり，その場合には犯行直後の被疑者の供述が重要なポジションを占めることになる．鑑定人は，こうした精神遅滞者の供述調書の作成過程を理解しておく必要がある．また，精神医学的面接においても，精神遅滞者に自由に出来事を語らせる「自由再生質問」，いわゆるWh型の質問である「焦点化した質問」，いくつかの選択肢から1つの回答を選ぶように尋ねる質問である「多肢選択式質問」，さらに，はいといいえを求める質問である「はい-

いいえ型質問」等を適宜組み合わせながら実施[30]する必要がある．

　なお，検察庁においては，2011（平成23）年7月から精神遅滞によりコミュニケーション能力に問題がある被疑者に係る取調べの録音・録画の試行が開始[31]されており，また，警察においても，罪種にかかわらず，精神遅滞を有する被疑者であって，言語によるコミュニケーション能力に問題があり，または取調官に対する迎合性や被暗示性が高いと認められた者について録音・録画の試行が開始[32]された．こうした取調べの録音・録画は，視聴するのに時間がかかるというネックがあるものの，供述調書が作成された際の精神遅滞者の訴えの任意性や信用性の確認に加え，犯行間近の精神状態の評価にも有用だと考えられる．

5. 精神遅滞者の刑事精神鑑定の実際

　精神遅滞者の刑事責任能力に関する裁判例の分析によれば，中等度の精神遅滞者については心神耗弱を認めるのが通例であり，軽度の精神遅滞者に関しては，精神遅滞のみを理由にして心神耗弱（ないしは心神喪失）を認めてはいない[33]．こうした帰納的分析では，「軽度」等といった重症度の類型に従って，蓋然性レベルでの刑事責任能力の帰結が提示されうるが，既述のように，実際の刑事司法においては，そうした重症度の類型に従って刑事責任能力の有無および程度を判断するという枠組みは採用されていない[34]．実際には，「知能（指数）の程度のみならず，それに伴う人格の犯行当時の情動等の身体的状況，生育歴といった基本的情報に加えて，①犯罪の種類，②犯行の手段・態様（計画性，衝動性など），③犯行前後の行動，④犯行及びその前後の状況についての記憶の有無及び程度，⑤犯行後の態度（反省などの言動の有無），⑥行動の一貫性，合目性，⑦犯行後の自己防御的行動（嘘，証拠隠滅等），危険回避行動（被害者の援助や火災の消火等）等のうち，複数のポイントが事案の性質に応じて用いられることが多く，裁判所は，これらを参考にした総合判断の形で精神遅滞が当該犯行に及ぼした影響の有無及び程度を検討しており，ことに，上記のような犯行の動機，態様等の了解可能性を重視して，責任能力の有無及び程度を判断している」[35]*10．これら7つのポイントは，そもそも，裁判所が被告人の刑事責任能力を評価する際の指標になりうるものであるが，精神医学的視座からもこれらのポイントに着眼する意義が認められてもよいように思われる．たとえば，精神遅滞者による犯行について，⑤犯行後の態度や⑦犯行後の自己防御的行動を検討することにより，当該犯行の意味や違法性についての認識が存在していたのかどうかの客観的指標になりうるであろうし，②犯行の手段・態様の検討は，犯行実現という目的に向かう意思の内容や強さ，ならびに遂行能力の客観的指標になりうるであろう．

---

*10：丹羽[6]は，「実際の裁判では，具体的判断指標として，知能の程度，精神遅滞に伴う人格の発達障害の程度，性格や情動等の身体的状況，生育歴といった基本的情報に加え，(a) 犯罪の種類，(b) 犯行動機，とくにその了解可能性，(c) 犯行の手段・態様（計画性，衝動性など），(d) 犯行前後の行動（了解不可能な異常性の有無），(e) 行為の反道徳性，違法性の認識，(f) 犯行及びその前後の状況についての記憶の有無・程度，(g) 犯行後の態度（反省の有無等），(h) 犯行までの生活状況（一定の社会的生活を営んでいたか等），(i) 平素の人格と犯行との異質性・親和性，(j) 行動の一貫性・合目的性，(k) 犯行後の自己防御的行動，危険回避行動（被害者の救助や火災の消火等）等のうち，複数のものが事案の性質に応じて用いられることが多」いと指摘する．

6. 精神鑑定書

以下に，中等度精神遅滞者による万引き（窃盗）の事案の精神鑑定書を呈示する．

精神鑑定書

1	被告人	氏名　○○○○○　（男　生年月日　○○○○年○○月○○日　現在満32歳）
2	事件概要	第1　被告人は，平成X年Y月Z日午後0時20分頃，A県B市C町D丁目E番F号所在のG株式会社B店に赴き，缶ビール等9点を窃取し， 第2　被告人は，平成X年Y+1月Z+2日午後0時55分頃，A県G市H区I町J丁目K番L号所在のG株式会社H店に赴き，スポーツタオル等5点を窃取したものである． 罪名　刑法235条　窃盗
3	鑑定事項	1. 被告人の精神障害の内容及び程度 2. 被告人の精神障害は本件犯行へ影響しているか．影響しているとすれば，どのような仕組みで，どの程度影響をもたらしていたのか．
4	鑑定主文	1. 被告人には，本件各犯行時，並びに現在，『ICD-10 精神および行動の障害―臨床記述と診断ガイドライン (The ICD-10 Classification of Mental and Behavioural Disorders：Clinical descriptions and diagnostic guidelines)』（以下，「ICD-10」という）が規定する，中等度精神遅滞（F71）という精神医学的診断が与えられる．被告人の中等度精神遅滞は，その成因が明らかではないものの，少なくとも中学生頃にはその障害が顕在化していたと言える．また，被告人の中等度精神遅滞は，単に，知的能力に由来する認知，言語，並びに思考だけに留まらず，他者との情緒的な対人関係を構築してゆく能力にも影響を及ぼしていると思われ，そのことによって，社会生活上の様々な領域において，著しい不適応が生じていると言える． 2. 被告人が有している中等度精神遅滞は，本件各犯行時，被告人の物事の捉え方（認知）や意思交換（言語），更には，課題を解決してゆく能力（思考）に対して，著しい影響を与えていたと言える．本件各犯行において，まず，「何か食べたい」といった身体的欲動や，「汗拭きたい」（平成X年Y+1月Z+2日の事件のみ）といった生理機能に対する欲求が被告人に生じ，それらを満たそうと被告人なりの思考を試みるものの，被告人の知能やこれまでの経験を駆使したとしても，例えば，他者に援助を申し出てそれを解決しようとする等，身体的欲動と欲求に対して適切な手段選択をすることが著しく困難な事情にあったと言える．そして，被告人は，知識としては，「物を盗ってはいけない」ということは知っていたが，それは十分な反対動機を形成しえず，本件各犯行をなすことによって今後起こりうる諸事情の利害得失を展望的に勘案することが著しく困難な事情にあったと言え，身体的欲動と欲求に強く駆り立てられて，本件各犯行に及んだものと考えられる．
5	鑑定経過	鑑定面接 平成X+1年M　　月 6日（ 9：00-10：30） 平成X+1年M　　月13日（13：30-15：00） 平成X+1年M　　月27日（ 9：00-10：30） 平成X+1年M+1月 3日（ 9：00-10：30） 平成X+1年M+1月10日（13：30-15：00） 平成X+1年M+1月13日（13：30-15：00） 平成X+1年M+1月17日（ 9：00-10：30） 平成X+1年M+1月19日（13：30-15：00） 平成X+1年M+1月31日（13：30-15：00） 　　　　　　　　　　　　　　計9回

		参考情報 　私は,平成X+1年M-1月15日より,裁判所から貸与された鑑定資料を精読するとともに,A拘置所において被告人と計9回の精神医学的面接を重ねた.また,平成X+1年M月21日,及び同年M月28日には,被告人を,A精神医療センター(以下,「当センター」という)に連行させ,当センター臨床心理技師Nに心理検査を行わせた上,検査所見を叙述させた.同年M月28日には,当センターにおいて,被告人の身体に関する諸検査を行った.さらに,A拘置所における被告人の服薬状況,及び特異動静の有無等についての回答書(A拘丙収第○号)の交付を受け,同年M+1月31日には,被告人が関わっていたG障害者労働センター代表のもとを訪ね,同人と面談を行い被告人に関する必要事項の聴取を行った. 　以上の資料を基にして本精神鑑定書を作成した.
6	診断	#1 中等度精神遅滞(コード:F71　診断基準:ICD-10)(犯行時) #2 中等度精神遅滞(コード:F71　診断基準:ICD-10)(現在)
		上記診断を支持する主たる所見等 　被告人の中学校生徒指導要録によれば,被告人は少なくとも中学生頃,既に,学業成績や運動能力に著しい障害が生じていたと言える.それだけに留まらず,同指導要録の「いつも他人を気にするようである.内気で一人で静かにしている」,「長欠.物静かで,自分から話しかけることはほとんどない」といった記載等から,クラスメイトを含む他者との情緒的なコミュニケーションが殆どなされていなかった事情が窺える. 　現在,被告人は,A拘置所に収容されているが,本鑑定の面接においても,言語や意思交換の稚拙さが明らかであり,また,拒否や防衛と思われる態度の存在等から,これまで,他者との信頼関係構築の経験が殆どなかったと言ってよいように思われる.こうした事情から,現在の被告人は,自己肯定感が希薄であり,他者は被告人にとって脅威の対象となることが多く,自己の問題解決能力の稚拙さを他者に援助してもらうという術を有していないと思われる.そのため,様々なストレッサーにより,被告人のそれらに対する対応能力は容易に破綻する傾向があると言え,そのような場合には短絡的な行動化がなされる傾向があると思われる. 　こうみると,本件各犯行時,並びに現在の被告人は,ICD-10に照らせば,発達期における知的機能の水準の遅れと通常の社会環境における日常的な要求に対する能力が乏しいことが明らかであり,また,本鑑定における知能検査が全検査IQ 43という結果も合わせれば,中等度精神遅滞(F71)という精神医学的診断が与えられる. **補足説明** 　なお,被告人の中学校生徒指導要録には,「母親,軽度の精薄,保護能力弱い.」といった記載を認めており,家庭内,及び中学校において,被告人の学業不振等といったハンディキャップについて,特別支援学校での教育が検討される等の十分な施策がなされていなかったようである.こうした事情等から,被告人は中学校の頃まで,精神遅滞者であることが看過されてきた状況が推察される.
7	家族歴・ 本人歴等	(1)家族歴 　母親も何らかの精神疾患に罹患していた可能性が否定できず,被告人を養育する能力に問題があった可能性がある. (2)本人歴 　被告人は,a年b月c日,A県d市において出生した.胎生周産期の詳細については不明である.被告人は,中学校を卒業するまでは母親と暮らしていたが,卒業後は音信不通の状態に至っている. 　中学校卒業後,被告人は,O県を始め全国を転々とするようになるが,その後,乙e号証にあるように,平成X-12年10月のP県における占有離脱物横領に始まり,数件の窃盗,並びに詐欺事件を引き起こすようになったことが確認できる.

		被告人は，平成X－3年3月，Q刑務所を仮出獄した後，G市にある更正保護法人R会の紹介により，以後，関わりを持つことになるG障害者労働センターに身を寄せることになった．そこでは，リサイクルショップでの作業を任されることになったものの，熱心に取り組むことは無かったようである．グループ内のメンバーからそれを注意されると，被告人は，作業場の奥に引っ込んでしまっていたと言う．被告人は，障害者労働センター代表に対しても多くを語ることはなく，寝食を共にしていたメンバーに対しても，ほぼ同様の態度であったようである．そして度々，被告人は，突然に障害者労働センターから姿を消すことがあり，長いものでは1ヶ月程もどこかを放浪していたことがあると言う．なお，被告人は，本件各犯行までに，平成X－3年5月に詐欺，平成X－1年6月に窃盗，平成X年2月に窃盗という罪名で，それぞれ検挙されている．その間に，被告人は，G市立心身障害者リハビリテーションセンターにおいて精神遅滞の診断書を交付され，平成X－2年12月には，G市から療育手帳の交付も受けている．
8	犯行前後の経緯と精神状態の説明	(1) 本件各犯行まで 　被告人は，既述のように，本件各犯行時，中等度精神遅滞を有していたと言える．その特徴は，少なくとも，被告人が中学生の頃にはあらわとなっており，以後，学業，コミュニケーション，自己管理，家庭生活，仕事等といった領域に著しい弊害が生じて来ていたと言える． 　また，本鑑定資料にあるように，被告人は，平成X－3年5月には無銭飲食の態様の詐欺行為に出ており，本件各犯行と関連する事情として食欲という身体的欲動を満たすための行動という点が挙げられよう． 　このような，被告人が有している中等度精神遅滞の特徴を踏まえ，本件各犯行への影響を以下に叙述してゆく． (2) 本件第1の犯行 　平成X年Y月Z日午後0時20分頃，被告人は，空腹感を募らせていたところ，「何か食べたい」といった身体的欲動から食料品を万引きしようと考え，A県B市C町D丁目E番F号所在のG株式会社B店に赴いた．そこで，被告人は，「大丈夫かな」と思いつつも当該犯行を決意し，周りの人の目を気にしながら缶ビール2つ両手に持って移動し，缶ビールをズボンのポケットへ入れた．こうして，被告人は，缶ビール等9点を含む食料品を窃取した後，同店保安員に声を掛けられた． (3) 本件第2の犯行 　同年X年Y+1月Z+2日午後0時55分頃，被告人は，炎天下を歩いたことで大量に発汗し空腹感を募らせていたところ，「何か食べたい」「汗拭きたい」といった身体的欲動や欲求から食料品と手拭いを万引きしようと考え，A県G市H区I町J丁目K番L号所在のG株式会社H店に赴いた．そこで，被告人は，「大丈夫かな」と思いつつも当該犯行を決意し，周囲をきょろきょろ見て上着をたくし上げる等して，スポーツタオル等5点を含む食料品を窃取した後，同店保安員に声を掛けられた． (4) 本件各犯行後から現在まで 　A拘置所の独居房において，大声を挙げてパニック様の状況になったことが確認されている．
9	総合(1) 障害と犯行の関係の説明	本件各犯行について，被告人には，まず，「何か食べたい」といった身体的欲動，すなわち，食欲に基づき，本件各犯行に着手しようとする目的が生じたと思われる．このように，本件各犯行の動機と言えるものは，まず，被告人の食欲であり，本件第2の犯行については，加えて「汗拭きたい」といった生理機能に対する欲求であったと言えよう．ここまでは，被告人の自由な意思が本件各犯行に介在する余地は無かったと言えるから，本件各犯行が事前の綿密な計画によってなされたものだとは思われず，被告人の身体の生理機能の活動によって，本件各犯行への端緒がまず生じたと言ってよい．

		次に，被告人は，表面的には，「物を盗ることは悪いこと」と知っていたものの，「大丈夫かな」と思いながら，本件各犯行に着手することを決意する．ここでは，これまでの被告人の同様な罪種による検挙歴や「物を盗ることは悪いこと」といった知識が，「止めておこう」といった十分な反対動機を形成させなかった事情が存在したと思われる．すなわち，被告人は，「物を盗ることは悪いこと」について，レトリックとしての意味は分かっているが，例えば，それが社会的文脈においてどのような意義を有するのか等といった，より深い意味での認識には至っていなかったと言え，適切な行為を選択する動機付けになりうる思考力が著しく障害されていたと思われる． 　そうは言うものの，被告人は，「物を盗ることは悪いこと」と，表面的には分かっていたから，本件各犯行着手時，見つからないように周囲の様子を窺いながら，各実行行為をなしていったと思われる． 　最後に，被告人は，本件各犯行後，一旦は素直に保安員の同行要請に応じているが，その後，事務所において暴言や他害行為をなす等，精神運動興奮状態に転じたことが確認できる．これは，身柄の拘束により被告人のストレスが急激に高まってしまったためストレスに対する許容量をオーバーしてしまい，敵意や怒りとみうるような感情がパニックを伴った言動として短絡的に発露したものと思われる．このことから，被告人が，各犯行後の自己防御をなし得たとは思われず，むしろ，自己の立場を悪くするような結果を招いてしまったと言える．
10	総合（2）刑事責任能力に関する参考意見	刑事責任能力判断は法律判断であることはもちろんではあるが，精神医学的な視座から，被告人の本件各犯行における精神障害の影響について言及すれば以下のようである． 　被告人は，本件各犯行時，意識障害や幻覚妄想状態にはなく，意識清明な状態にあったと言える．本件各犯行当初，被告人には，空腹感や多量の発汗という身体的欲動や生理機能に影響を受けて，「何か食べたい」「汗拭きたい」という目的が発生したと言える．そして，被告人は，「物を盗ることは悪いこと」と表面的には認識していたものの，中等度精神遅滞の影響により，例えば，それが社会的文脈においてどのような意義を有するのか等といった，より深い意味での認識に至ることが甚だ困難であったと思われる．また，被告人は，そうした深い認識に至っていなかったことに加え，中等度精神遅滞の影響により，より適切な行為を選択する動機付けになりうる思考力が著しく障害されていたと思われる． 　以上の被告人の事情を勘案したとすれば，本件各犯行時，被告人の善悪の判断能力及びその判断に従って行動する能力は著しく障害されていたと考えられる．
11	その他参考意見	既にみたように，被告人は，中等度精神遅滞の影響により，幼少時から辛辣な日常生活を余儀なくされており，そのため，学業，コミュニケーション，自己管理，家庭生活，仕事などといった領域に著しい弊害が生じている．環境的にも，被告人は，恵まれてきたとは思われず，そのため，他者との信頼関係構築が苦手であって，自己肯定感が希薄である．地域生活においては，検挙時に所属していた障害者労働センター代表が被告人の身元引受けを表明しており，被告人の特性を理解している同代表の下での生活継続が望ましいと思われる．
鑑定日付 鑑定人署名		以上の通り鑑定する． 　　　平成 X+1 年 M+2 月 14 日　　　　　　氏名　森　裕

7. 解説

a. 全般的事項

　刑事精神鑑定に臨んで，まず留意すべき事柄として，事実（事象）に関する記述と精神医学的判断（精神医学的当てはめ）に関する記述を峻別する必要性があげられる．これは，鑑定人が自ら作成した精神鑑定書の論証に瑕疵がないかどうかの確認を容易にするだけでなく，法曹を含む第三者が当該精神鑑定書の内容を吟味する際にも有益だからである．また，これに関連して，精神医学的判断の前提としてある事実（事象）を認定しようとした際には，そうした事実（事象）の出所を明示しておく必要もあろう．本鑑定でこれらを確認すれば，たとえば，本鑑定書において，「被告人の中学校生徒指導要録」（出所）を根拠として，中学生の頃の被告人に対して「学業成績や運動能力に著しい障害」（事実）が存在していたことを指摘し，同じく「被告人の中学校生徒指導要録」（出所）を根拠として，中学生の頃の被告人に対して「情緒的なコミュニケーションが殆どなされていなかった」こと（事実）を指摘しているということがわかる．

b. 精神遅滞者の精神医学的面接

　精神遅滞者の精神医学的面接に先立ち，一人称独白式の供述調書に目を通していた場合，初回面接の際に精神遅滞者の言説に戸惑うことがある．これは，供述調書が作成される際，精神遅滞者が自由に発言した内容がそのまま録取されるわけではなく，取調官というフィルターを通して作成されるためであり，供述調書の印象よりも面接における言説のほうが稚拙だと感じる場合が多い．精神鑑定書には，精神遅滞者との会話のやりとりが記載される場合があるが，この際にもできるかぎり精神遅滞者が発した言葉どおりに記載されるのが望ましい．というのも，精神遅滞者の場合，こうしたコミュニケーションの文脈においてもその障害の程度が反映されるからであり，たとえば，読みやすさを優先するあまり精神遅滞者が発した言葉を「ですます調」にしてしまうと，そうした細かなニュアンスが把握されなくなる．精神遅滞者が発した言葉どおりに面接の内容を書き表そうとするのであれば，初回面接の際に同意を取ったうえでICレコーダーを利用するのが便利であろう．10分間の面接内容を書き起こすのに1時間ほどかかってしまうが，そこには会話の意味内容だけではなく，言葉のニュアンスや質問へのレスポンス等，文字として書き起こされるもの以上のさまざまな情報が含まれている．こうして書き起こされた内容は，適宜，精神遅滞者の供述調書と比較されその整合性が検討されることになる．

c. 精神医学的診断

　繰り返しになるが，精神遅滞者であるという精神医学的診断には三つの要件（既述（1）ないし（3））が必要になるのであり，そうした三つの要件の前提となる事実について明確に記載される必要がある．実際には，こうした事実の出所として，母親からの情報提供や中学校等における生徒指導要録等があげられる．本鑑定においては，母親からの被告人の情報の聴

取はできなかったから，「被告人の中学校生徒指導要録」の存在が精神医学的診断に決定的であったといえる．

d. 供述調書

既述のように，精神遅滞者の供述の取り扱いには注意が必要である．その理由の多くは，精神遅滞者のコミュニケーション能力等といった特性や供述調書の作成過程の問題に帰趨されうるが，それだけではなく，精神遅滞者の本質ともいえる適応能力の障害それ自体が"犯行"という態様で顕れることが多いからでもある．特に，犯行の動機が了解可能だとした場合，犯行そのものが精神遅滞者の特性を顕していたとしても，そうした特性は供述調書の記述のなかには落とし込まれず，一見，健常者による犯行のような内容の供述調書が作成されることがある．本鑑定に照らせば，被告人の犯行動機は，「何か食べたい」「汗拭きたい」といった了解可能なものであり，「何か食べたい」「汗拭きたい」という状況にうまく適応できずに本件各犯行に出たものだといえる．換言すれば，生じた動機をより適応的に処理することが苦手であるといった精神遅滞者の特性が被告人を"犯行"に駆り立てたのであり，こうした特性は一般的に供述調書の文言には現れてこないのである．

e. 精神障害と犯行の関係の説明

精神障害と犯行の関係の説明に関しては，刑事司法の側からの指摘が示唆に富む．そこでは，知能（指数）の程度だけでなく，それに伴う人格の犯行当時の情動等の身体的状況，生育歴といった基本的情報に加えて，まず，① 犯罪の種類，② 犯行の手段・態様（計画性，衝動性など），③ 犯行前後の行動，④ 犯行およびその前後の状況についての記憶の有無および程度，⑤ 犯行後の態度（反省などの言動の有無），⑥ 行動の一貫性，合目性，⑦ 犯行後の自己防御的行動（嘘，証拠隠滅等），危険回避行動（被害者の援助や火災の消火等）等といった内容が検討される．次に，上記のような犯行の動機，態様等の了解可能性が検討されることになる．これらと本鑑定を照合すれば，① 犯罪の種類は，万引きの態様による窃盗であり，② 犯行の手段・態様（計画性，衝動性など）は，被告人の身体の生理機能の活動によって「何か食べたい」「汗拭きたい」という動機が生じたものであり，計画性はなかったといえる．③ 犯行前後の行動，⑤ 犯行後の態度（反省などの言動の有無），および，⑦ 犯行後の自己防御的行動（嘘，証拠隠滅等）について，被告人は，犯行前は特に目立った言動はなかったが，犯行後，事務所において反省の態度を示すのでなく暴言や他害行為をなすなど，精神運動興奮状態を呈している．本鑑定書記載のとおり，これは，被告人のストレス耐性の脆弱性や自己防御の失敗を示すものだといえる．④ 犯行およびその前後の状況についての記憶の有無および程度については，精神医学的面接においても本件各犯行のエピソードを想起することができており問題はないといえる．そして，⑥ 行動の一貫性，合目性については，被告人は，第1の犯行については，「周りの人の目を気にしながら」「缶ビールをズボンのポケットへ入れ」ており，第2の犯行については，「周囲をきょろきょろ見て」犯行に及んでいる．こうした所作は，自らがなしている行為が表面的には「悪いこと」であると認識していたことを表すものだといえる．そして，これらの分析を経た後，本件各犯行の動機の了解可

能性を検討すれば,「何か食べたい」「汗拭きたい」といった了解可能なものであることがわかる．さらに,「加重」といった概念から，本件各犯行時の被告人についてみれば，アルコールや薬物の摂取はなく，また，心因になりうるようなストレッサーも存在していたとはいえない．したがって，本件各犯行については，単に，精神遅滞による影響のみを考慮すればよいということになる．

f. 刑事責任能力の参考意見

　精神遅滞者の刑事責任能力については，一見，行為についての認識能力が問題となるようにみうるが，実際には，むしろ制御能力を問題とすべきケースが多い[14]．そうだとすれば，精神遅滞者の犯行につき，動機の発生，犯行に伴う利害得失の衡量，犯行実現という目的に向かう意思の内容や強さ，ならびに遂行能力に対して，精神遅滞者の「精神の障害」の影響がどのように加わったのかという心理的プロセスの分析と，この心理的プロセスと相反する，犯行実現という目的に向かう意思を封じ込む能力（制御能力）に対して，精神遅滞者の「精神の障害」の影響がどのように加わったのかという心理的プロセスの分析が有用である．そのうえで，当該犯行についての意味や違法性についての認識の確認に加え，動機や犯行態様の了解可能性が検討される必要がある．動機や犯行態様の了解可能性は，統合失調症等の責任能力判断において重要なだけでなく，精神遅滞者の責任能力判断においても重要な指標だといえる．本鑑定に照らせば，被告人において，中等度精神遅滞の影響により，同様な罪種による検挙歴や「物を盗ることは悪いこと」といった知識が，「止めておこう」といった十分な反対動機を形成させなかったと考えられ，この点をとらえて，認識能力の著しい障害に加えて，犯行実現という目的に向かう意思を封じ込む能力（制御能力）も著しい障害が存在していたと判断した．

（森　裕）

文献

1) 鈴木克明．精神薄弱者の責任能力についての一考察．順天堂大学保健体育紀要 1984；27：85.
2) 青沼　潔．刑事事実認定重要例研究ノート（第22回）精神遅滞者（知的障害者）の責任能力について（上）．警察学論集 2016；69（3）：172.
3) 長谷川直美．精神遅滞．中谷陽二（編）．司法精神医学2　刑事事件と精神鑑定．中山書店；2006. pp189-195.
4) 中田　修．責任能力の判定に関する実際的諸問題．懸田克躬（編）．現代精神医学大系第24巻　司法精神医学．中山書店；1976. p63.
5) 福島　章．精神鑑定．有斐閣；1985. p240.
6) 丹羽正夫．重度精神発達遅滞の被告人に対する常習累犯窃盗につき，心神喪失を認めて無罪が言い渡された事例．判例時報 2015；2247：151.
7) 安田拓人．精神遅滞者の責任能力に関するわが国の判例について．金沢法学 2000；42（2）：82.
8) 樋口幸吉．精神薄弱．懸田克躬（編）．現代精神医学大系第24巻　司法精神医学．中山書店；1976. p227.
9) 法務総合研究所研究部．研究部報告52　知的障害を有する犯罪者の実態と処遇．法務省；2013. p29.
10) 法務省．平成27年版犯罪白書．
http://hakusyo1.moj.go.jp/jp/62/nfm/images/full/h4-6-2-01.jpg（平成28年11月1日閲覧）

11) 緒方あゆみ．知的障害者の刑事責任能力判断に関する近時の判例の動向．CHUKYO LAWYER 2012；17：11．
12) 前掲論文 7)．p72．
13) 前掲書 5)．p238．
14) 前掲書 5)．p252．
15) 島田仁郎＝島田聡一郎．第39条（心神喪失及び心神耗弱）．大塚　仁ほか（編）．大コンメンタール刑法第二版第3巻（38条〜42条）．青林書院；1999．p390．
16) 青沼　潔．刑事事実認定重要例研究ノート（第22回）精神遅滞者（知的障害者）の責任能力について（下）．警察学論集 2016；69（4）：129．
17) 前掲論文 2)．p173．
18) 前掲論文 11)．p8．
19) 前掲論文 6)．p150．
20) 前掲論文 1)．p84．
21) American Psychiatric Association. Diagnostic and Statistical Manual of Mental Disorders, 4th edition. APA；1994／髙橋三郎ほか（訳）．DSM-IV 精神疾患の診断・統計マニュアル．医学書院；1996．p58．
22) 前掲書 4)．p62．
23) 前掲書 5)．p248．
24) 前掲論文 7)．p80．
25) 前掲書 3)．p191．
26) Gudjonsson G. The Psychology of Interrogations, Confessions and Testimony. John Wiley & Sons；1992／庭山英雄ほか（訳）．取調べ・自白・証言の心理学．酒井書店；1994．p189．
27) 同書．p197．
28) 重松弘教．被疑者取り調べをめぐる最近の動向と今後の在り方（2・完）．警察学論集 2013；66（1）：66．
29) 前掲論文 16)．p145．
30) 前掲論文 28)．p103．
31) 前掲論文 28)．p60．
32) 前掲論文 28)．p84．
33) 前掲論文 7)．p85．
34) 前掲論文 16)．p143．
35) 前掲論文 16)．p142．

11 自閉症スペクトラム障害

1. 自閉症スペクトラム障害とその責任能力

　近年，自閉症スペクトラム障害（autism spectrum disorder：ASD）が，児童精神科領域ばかりでなく，成人を対象とした一般精神科でも注目されている．Brughaら[1]は，イギリスにおけるASDの疫学調査において，成人のASDの推定有病率を0.98％と算出し，児童のASDとほぼ同じ有病率であると結論づけている．しかも，彼らの多くはメンタル面や生活面での支援が必要であるのにもかかわらず，ほとんどが未診断・未治療のまま成人期に至っており，適切な医療や福祉的支援を受けていなかったことも指摘されている．国際的にみても成人期のASDに対する適切な診断や治療，支援方法の確立は精神科医療が取り組むべき喫緊の課題であると考えられる．

　ASDあるいは，広汎性発達障害（pervasive developmental disorder：PDD）という概念は，Kanner[2]およびAsperger[3]による症例報告を出発点とし，対人相互性の障害や強迫的なこだわりを基本障害とする診断カテゴリーが成立した．2013年5月に刊行された『精神疾患の診断・統計マニュアル第5版』（DSM-5）では，従来までの診断基準で示されていたAsperger障害，特定不能の広汎性発達障害などのサブカテゴリーが廃止され，ASDに一括されている．これは，発達の度合いには個人差があり，「発達障害の人」と「発達障害ではない人」との特徴・言動・問題行動の有無の境界線を明確に引くことは困難であり，発達障害概念は正常発達から典型的なKanner型自閉症までを，連続体（スペクトラム）として理解すべきというWing[4]らが，1990年代から提案している概念を反映した結果とも考えられる．

　司法領域においても，わが国では2000年のいわゆる「豊川主婦殺害事件」以降，社会的にインパクトのある事件において，少なからぬ頻度でASDが見出されており，司法も注目するようになっている[5,6]．ASDの責任能力判断において，一般的に，弁識能力については，妄想性障害のような具体化した認知の歪みが直接関係するような事件であっても簡単には心神喪失や心神耗弱と判断されないことから，ASDの非言語的コミュニケーションや想像力の障害が事件に関係していた場合であっても，これをもって弁識能力に"著しい"障害があったと判断することは難しいという意見もある[7]．また，制御能力については，事件時の状況の急変や不測の事態によって混乱をきたし，過剰な攻撃行動によって事件が拡大しているような場合には，その障害の関与を検討しうるが[8]，こうした過剰な攻撃を招く要因として武器の準備や被害者の選定などが行われている場合には，事前からの本人の意思が多分に関係している[7]と考えるほうが合理的なように思われる．しかし一方では，ASDの強迫的で限局したこだわりなどの特性により，彼らは障害がない者に比べて犯罪行為を抑止することが困難であるという考え方や，固有のハンディキャップのために，社会的感覚に裏打ちされ

た広義の「弁識能力」または「行動制御能力」は障害されていたとする考え方もあり[5]，ASDの責任能力に関しては，まだ一定の見解は見出されておらず，今後，慎重な議論を要すると思われる．

　精神科医には，ASDの診断概念の変化に柔軟に対応し，診断や治療を行う臨床医としての役割がある．また，鑑定人としても，ASDに関する責任能力判断について，従来の枠組みでは十分に対応できない困難さがあることを念頭におきつつ，司法における判断が，精神医学的にみても合理的なものとなるよう，客観的かつ科学的な知見を提供する重要な役割が存在すると考えられる．

2. 鑑定事例の提示

　以下，ASDの起訴前嘱託鑑定事例を提示する．

精神鑑定書

1	被告人	氏名　○○○○○　（男）・女　生年月日　○○○○年○○月○○日　現在満28歳）
2	事件概要	被告人は， 第1：通行中の女性に所掲のカッターナイフを突きつけるなどして，強いてわいせつな行為をしようと企て，X年○月○日午後7時35分頃，市道上を徒歩で通行中の○○○○（当時16歳）に対し，いきなり背後から抱きついて，同女の口を塞ぎ，その場から同市道脇の畑に連れ込んで押し倒し，さらに，同畑内に横たわる同女に対してカッターナイフをちらつかせながら手で口を強く塞ぐなどの暴行を加え，その反抗を抑圧し，強いて同女にわいせつな行為をしようとしたが，同女に抵抗されたため，その目的を遂げなかった（強制わいせつ未遂）． 第2：業務その他正当な理由による場合でないのに，前記日時・場所において，刃体の長さ約8.15センチメートルのカッターナイフ1本を携帯したものである（銃砲刀剣類所持等取締法違反）．
3	鑑定事項	1. 本件犯行時及び現在における精神障害の有無，精神障害があるとすればその病名及び程度 2. 本件犯行時における自己の行動の是非を弁別する能力の有無及び程度並びに前記弁別に従い自己の行動を制御する能力の有無及び程度 3. その他，責任能力を判断する上で参考となる事項
4	鑑定主文	1. 被告人は，犯行時及び現在において自閉症スペクトラム障害（299.00：DSM-5）に罹患している．自閉症スペクトラム障害は中枢神経系の生物学的成熟に関連した機能の障害であり，被告人は場の状況を読むなど，情報を処理することに関しての能力の低さが認められるが，言語能力の高さゆえに，学習や研究，就労なども可能であり，障害の程度は軽度と考えられる． 2. 被告人は，犯行時において自己の行動の是非を弁別する能力は完全に保たれていた．また，同弁別に従って自己の行動を制御する能力については，自閉症スペクトラム障害のもたらす性に関する強迫的な拘りや視点の切り替えの困難さ，ファンタジーへの没入傾向に加え，性暴力自体のもつ嗜癖性，フェティシズム傾向が重複しており，性暴力加害行動の抑制といった観点においては障害されていたものの，著しく障害されてはいなかった． 3. 被告人は上記障害により，幼少期から対人関係において不全感やストレスを抱えていたが，社会的には明らかな不適応状態をきたさなかったために，障害が見逃

		され，積極的な介入は行われてこなかった．被告人に医療観察法医療の要件は存在せず，精神保健福祉法による入院治療の必要性は認めないものの，再犯防止のためには，上記障害や性暴力に関する治療的アプローチが必要であり，社会復帰に際しては，発達障害者・性暴力加害者の特性を理解した上での医療・司法協働による支援体制を構築することが望ましい．
5	鑑定経過	鑑定期間　○○年○月○日から ○○年○月○日まで 参考情報　(a) 一件記録 　　　　　(b) 両親との面接記録（○月○日） 　　　　　(c) 母子手帳 　　　　　(d) 小学校の指導要録写
6	診断	#1 自閉症スペクトラム障害（コード：299.00　診断基準：DSM-5）(犯行時) #2 自閉症スペクトラム障害（コード：299.00　診断基準：DSM-5）(現在) **上記診断を支持する主たる所見等** 　被告人は，幼少期より「相手の気持ちが分からない」「自分の気持ちを話すのも苦手．話すよりも書く方が整理しやすい」との自覚があり，客観的には，「真面目すぎて要領が悪い」「環境になじむまでに時間がかかる」「人間関係の輪が広がらず親友がいない」といった特徴もみられており，非言語的コミュニケーションや対人的相互反応の質的な障害が認められる．また，女性の脚への強固な拘りと好みのタイプの女性を見ると女性を襲う場面が頭に浮かび，視点の転換ができず，結果性暴力を達成しようとするなどの，強迫的で限局化された精神活動と行動の様式も有している．心理検査では，「言語を扱う能力に優れているが，場の状況のちょっとした読み間違いがみられる．また，有効な防衛機制が少ないため，空想や白昼夢にこもることによってストレスや圧力に反応する」傾向が認められている． 　これらの所見から判断すると，被告人は自閉症スペクトラム障害に該当する．上記のような特徴に加えて，被告人の発達歴・生活歴や鑑定面接場面，心理検査所見からは様々な自閉症スペクトラム障害の特徴が確認されている．以下に特記すべき所見を抜粋する． ・幼少時の聴覚における過敏性や緊張場面でのパニック． ・進学・転居などの移行期に認められる不適応状態． ・面接中の視線の合いにくさや丁寧すぎる細部に拘った話し方などのコミュニケーション様式． ・心理検査：WAIS-Ⅲにおいて，総合的知能指数は96で，正常域の知能を有するが，言語性知能指数は115,動作性知能指数は74と有意差が認められる．下位項目においても，言語理解114＞知覚統合81・処理速度66，作動記憶105＞知覚統合81・処理速度66において5％水準で有意差がみられるなど，知的機能の偏奇が確認されている．また，自閉症スペクトラム指数（AQ）は，42点（カットオフポイント33点）を示している．総合結果として，病態水準として精神病圏の可能性は低い． 　障害の程度に関しては，被告人は言語能力の高さゆえに，学習や研究，就労なども可能であり，DSM-5による自閉症スペクトラム障害の重症度水準に照らし合わせても，軽度（レベル1）と考えられる． 補足説明：被告人の思考・行動特性は，DSM-5の自閉症スペクトラム障害の診断基準を明確に満たしている．また，心理検査における，「本質の見抜けなさや想像力の乏しさ，共感性の乏しさ，現実感覚の乏しさがうかがえる」との結果も自閉症スペクトラム障害の特徴に合致したものである．
7	家族歴・本人歴等	(1) 家族歴 　事件当時，両親との3人暮らしであった．アパートで一人暮らしをしている妹は，大学時代に摂食障害の治療歴がある．母親は，X－1年頃よりうつ状態に陥り，精神

科治療を継続している．被告人は，母親に対し，「昔からしつけに厳しく，小学校1年くらいまでは頬を張られることもあった」「保育園の時に，母親に性器が変と言われ，いじられ，嫌がった記憶がある」「こうしてほしい，こうすべき，と色々な場面で介入してくる．もう少し話を聞いて自分のことを理解してほしい」と鑑定面接で述べている．

(2) 発達歴・生活歴

2人同胞第1子長男．胎生期（妊娠2，3か月頃）に流産しそうになるといったエピソードがあったが，周産期に異常はなく，2883gで出生した．乳幼児期の身体及び言語発達に関して周囲から遅れを指摘されることはなかったが，母親の印象では，周囲の子供達に比べ，言葉の発達が遅かったという．2歳頃，「何か音ねぇ」と口癖のように言うことがあり，特定の音に反応する様子が認められた．保育園では，特定の子供とだけ遊び，友達の輪は広がっていかなかった．父親は，幼少期の集団場面で印象に残っているエピソードとして，水泳教室で飛び込みの練習をしていた際に，順番に飛び込んでいく流れに沿えずに，自分の番になると両手を奇妙にぶらぶらさせながら，列の後ろに繰り返し回るといった行動を挙げている．

小学校では，低学年では特定の友達とのみ付き合う様子がみられていたが，高学年になってからは，深い関係には至らないまでも色々な友人と付き合うようになった．学業成績は上位であったが，体育，特に球技は苦手であった．小学校の指導要録には，2～6年生時の担任教師からの評価として，「人間関係を深めようとしない」「活発さが足りず少し物足りない」などと記されている．両親は被告人の性格傾向として，「几帳面で大人しく気が小さい」「真面目すぎる」「要領が悪くマイペースすぎる」と述べている．

中学校入学後，学校になじむまでに時間がかかり，入学当初は学業成績も下がった．被告人の希望で陸上部に入部し，部活動に励み周囲になじむにつれ，クラスでも上位の成績をとるようになった．

中学校卒業後は，第一志望の高校に入学．被告人は中学時代と同様，陸上部への入部を望んだが，両親は学業の優先を理由に入部を反対し，生物クラブに所属することになった．高校入学当初は，なかなか周囲になじめず，学業成績も下がったが，2年生になって生徒会活動に励むようになってからは，友達付き合いも増え，成績も向上した．

高校卒業後は教員を目指し，A大学教育学部に合格し，一人暮らしを始めた．教育実習にも出たが，授業のための準備に時間がかかったり，研究授業の段取りが悪かったりした．被告人は周りに色々配慮したつもりだったが，他の実習生や指導の先生に，自己中心的と評されたという．その際，被告人はショックを受け，納得できなかったが謝罪し，「自分は教師に向いていない」とも思ったという．その後，教育行政関係の研究者を目指し，B大学教育学部の修士課程へ進学した．

(3) 本件犯行前までの経過

被告人は，中学生頃に初めて自身の性衝動を自覚するようになったが，その頃の特徴的なエピソードとして，意識していた女性のスカートの中が見えてしまったことを挙げ，その際の映像は今でも頭に浮かぶことがあるという．大学入学後より，「スカート姿の若い女性の脚」への興味・関心が徐々に増強し，自慰行為を行うようになった．自慰行為の性的対象は，スカート姿の女性の脚であることが多く，女性の脚を触ることを想像しながら，自慰行為を行っていた．大学を卒業する頃には，「女性の後をつけることを想像し満たされる」「女性を襲うイメージが思い浮かぶ」といった性的空想も存在していたが，抑制することができていた．

X-5年よりB大学教育学部修士課程に進学し，他県に居住するようになった．転居5日後，被告人は銃刀法違反で逮捕された．被告人は犯行動機について，「包丁で女性を脅してその女性の脚を触る場面を想像しながら自慰行為をするために，包丁を持ってアパートの敷地内に潜んでいた．実際に持っていることで女性を襲う場面をリアルに想像できると思い包丁を持っていた」と供述し，罰金10万円で釈放された．

		被告人はB大学の博士課程に進めるよう努力したが進学は叶わず，被告人は事件が影響したものと感じた． 　X−3年に，C大学大学院の研究生となった．1年間研究生として従事し，その後大学院の博士課程に進む方向で大学側とも合意がとれていた．研究生としての生活は，「自分の研究だけではなく研究室の仕事も手伝わされた．苦手な飲み会も多く体育会系のようでかなりハード」であった．研究生となって2か月後，被告人は「見ず知らずの女性の部屋に入って自慰行為をする」ことを目的に，鍵のかかっていない一人暮らしの女性のアパートに不法侵入して，懲役6月執行猶予3年の判決を受けた． 　被告人は研究生をやめ，保釈されて自宅に戻った．保護観察下で，X−2年より児童館でボランティアとして働くようになり，塾の講師や家庭教師のアルバイトもかけもちするようになった．約半年後から児童館の正職員として，週5〜6日勤務するようになり，仕事のスケジュールは過密な状態が続いた．また，この頃より女性との交際が始まった． 　X−1年頃より自慰行為の頻度が増え，ほぼ毎日，多い時は1日3〜4回行い，夜間だけでなく，仕事に出かける前の朝にも行っていた．空想や外で見かけた女性を頭に焼きつけての自慰行為という以前からのものに加え，アダルトDVDやアダルトサイトを見ながらの自慰行為も行うようになった．女性の脚を性的対象としたジャンルを好んで見ていた．「外でスカート姿の好みの女性に会うと目で追ってしまい，他の目的があれば切り替えられるけどそうでないと切り替えられない」状態になることも多く，切り替える場合には，「そのまま家に帰って自慰行為をするか，店のトイレでも自慰行為をする」との対処行動をとっていた． **(4) 既往歴** 　小学校5年生頃まで小児喘息で加療を受けていたが，それ以外は特記事項なし． **(5) 薬物歴・飲酒歴** 　機会飲酒．違法薬物の使用歴・喫煙歴なし．
8	犯行の説明（総合）	X年4月頃より，性衝動に対しての抑制が効きづらくなり，スカート姿の好みの女性を見ると目で追うようになり，その後，実際に後を追いかけるようになった．追いかける頻度は徐々に増え，週に2，3回は「襲う場面を想像しながら」追いかけるようになった．追いかけてしまった時には，「帰宅時間が遅くならないように」「執行猶予期間中だからやめなきゃ」と自分に言い聞かせたり，店のトイレで自慰行為をすることで区切りをつけていた．7月には，D大学博士課程への進学に向けての具体的な話が進んでいたが，8月にB大学よりD大学に以前の事件の話が伝わり，進学は破談となった．事件のことを伝えたB大学に対する怒りや不信感と共に将来への行き詰まりも感じた．両親に相談しても「事件を起こしたんだから仕方がない」と言われ，ほぼ同時期に応募論文が落選したり，付き合っていた女性と別れるといった出来事もあった．気分は落ち込み，将来への絶望感も感じていたが，仕事は過密で，休めない状況であった．「女性の脚を触りながら自慰行為をしたいという欲求」が増強し，9月頃からは，「スカート姿でスタイルの良い脚をしている」という好みのタイプの女性を求めて，仕事帰りに，3か所の駅を物色するようになった．本件犯行日の数日前に，駅から一人の若い女性が歩いて出てくるのが目にとまった．この女性は，「スカート姿で，スタイルの良い脚をしていて，脚も顔も好みのタイプ」であり，その女性の後をつけていった．女性は人気のない坂道を進んでいき，本件犯行現場付近まで歩いていくのが分かった．この女性を襲う対象の一人に決め，この日以降も2回ほど見かけるたびに後をつけていった．その一方で，彼女の他にも，自分の好みのタイプの女性を探すことにして，数日にわたり，仕事帰りに駅へ物色しに行ったが，他には発見できなかった．本件犯行日の朝，「女性の脚を直に触って自慰行為をしたい」との欲求以外のことが考えられなくなり，出勤する際に，犯行道具として，カッターナイフ，ガムテープ，サングラス，マスク，軍手を準備してから，自宅を出発した．

		仕事が終わってから，駅に車で向かい，午後7時30分頃，駅から出てきた人達の中に被害者を発見し，軍手やサングラス，マスクをして，カッターナイフやガムテープをズボンのポケットに入れ，被害者の後を15メートルくらいの間隔をあけてつけていった．襲うことに対する躊躇もあったが，襲おうと決心してカッターナイフを取り出して右手に持ち，刃を目いっぱい出した状態にして被害者に近づいていった．左手を被害者の背後から顔に回して口を塞ぎ，右手に持ったカッターナイフを被害者の顔の前に出し，「静かにしろ」と言った．被害者は身体をよじらせて何かもごもご言っていたが，聞き取れなかった．道路左側の畑に横歩きの状態で女性を連れ込もうとしたが，足をもつれさせて，共に転倒した．仰向けに転倒していた被害者の腹部に馬乗りになり手で口を塞いだ．被害者は手足をばたつかせて抵抗し，口を押さえていても声を出していた．ガムテープを被害者の口に張り付けて，手足を縛って抵抗できないようにしようと思ったが，被害者が，「重い，重い．重いからどいて」と言って手足を動かして抵抗するのを見て，もう無理だと思い，可哀想だという気持ちにもなった．それまでは「囚われた状態」になっていたが，ふと我に返り，被害者から離れ，立ち上がって駅の駐車場に停めた車を目指して走って逃げた．
（項目別）	犯行の態様についての着目点，それらと精神障害の関係についての評価	
	①動機の了解可能性/不能性	強制わいせつ未遂事件については，犯行2か月ほど前より，過密スケジュール，進学の破談，応募論文の落選，失恋などのストレッサーが重なり，将来への行き詰まり感や自暴自棄の気持ちも自覚する中で，性衝動が高まり，「女性の脚を直に触って自慰行為をしたい」との欲求を抑えられず，行われた行動であった． 　また，銃砲刀剣類所持等取締法違反事件については，上記欲求を達成するために，計画的に準備したカッターナイフを犯行時の脅迫の際に使用するとの行為であった． 　以上により，犯行動機に了解可能な部分があると指摘しうる．
	②犯行の計画性/突発性/偶発性/衝動性	犯行半年ほど前より，「襲う場面を想像しながら」のストーキング行為が散見されていた．犯行1か月ほど前からは，女性を襲う前提で被害者となる女性を物色し，好みのタイプである被害者を特定した後は，2度のストーキングを経て，カッターナイフ，ガムテープ，サングラスなどの犯行道具も準備した上で犯行に至っている．計画性は十分に認められ，事前からの被告人の意思が多分に関係していると考えられる．
	③行為の意味・性質，反道徳性，違法性の認識	被告人は，性暴力が犯罪行為であることは，能力的にも十分に認識しており，執行猶予期間中であることで，その認識はより強固なものとなっていた．しかし，「性衝動や性的な空想が生じた際のコントロールができない」状況に陥り，被告人の言うところの「囚われた状態」になり，犯行に至ったものと考えられる．
	④自らの精神の状態の理解，病識，精神障害による免責の可能性の認識	被告人は，幼少期より「相手の気持ちが分からない」「自分の気持ちを話すのも苦手．話すよりも書く方が整理しやすい」との自覚があり，客観的にも，対人的相互反応の質的障害が認められていたものの，被告人や家族も障害の存在を認識しておらず，よって精神障害による免責の可能性を認識していたとは考えられない．
	⑤犯行の人格異質性	中学時代に芽生えた「スカート姿の若い女性の脚への興味・関心」が，大学時代に自慰行為が伴う強固なものとなり，自閉症スペクトラム障害に基づく特性も加わり「女性の脚への強迫的な拘り・フェティシズム傾向」に発展し，さらには「女性の脚を触り

			ながらの自慰行為」といった性的空想が生じるに至っている．そこに，ストレス状況下での衝動制御の障害や性暴力自体の嗜癖性が加わり，性暴力加害の連続体の中で，犯行につながっているが，この流れの中には，一貫して人格の異質性は認められない．
		⑥犯行の一貫性・合目的性	ストレッサーが重畳し，将来への行き詰まり感や自暴自棄の思いも自覚する中で，性的空想が強固となり，「女性の脚を直に触って自慰行為をしたい」との欲求を抑えられず，好みの女性を物色し，ストーキング行動を経て，犯行道具を用意して犯行に至るという流れには，一貫性・合目的性が認められる．
		⑦犯行後の自己防御・危険回避的行動	被告人は，犯行時，被害者が抵抗するのを見て，我に返り，被害者から離れ，駅の駐車場に停めた車を目指して走って逃げている．犯行後，逮捕に至るまでの約1か月間，周囲に犯行について語ることがなかったことからも，犯行後の自己防御的行動は認められていたといえる．
9	総合（1）障害と犯行の関係		被告人の「スカート姿の若い女性の脚への興味・関心」は中学生頃に芽生え，大学時代には「女性の脚への強迫的な拘り・フェティシズム傾向」に発展し，スカート姿の女性の脚を触ることを想像しながら，自慰行為を行うようになった．大学を卒業する頃には，「女性の後をつけることを想像し満たされる」「女性を襲うイメージが思い浮かぶ」といった性的空想が構築されており，その後の繰り返される性暴力につながっている．この流れには，被告人の持つ対人的相互反応の質的な障害や，好みのタイプの女性を見ると女性を襲う場面が頭に浮かび，視点の転換ができず，結果性暴力を達成しようとするといった，強迫的で限局化された精神活動と行動の様式が大きく関与している． 被告人に生来的な知的障害や明らかな言語発達の遅れは認められず，進学等の移行期に，集団適応の困難さや学業成績の低下が一時的にみられていたが，時間の経過と共に適応可能となり，障害の存在は見逃されたまま経過している．大学在学中の教育実習での挫折体験があり，その後研究者を目指し，他大学の修士課程へ進学するわけであるが，その頃には性的空想が構築されており，進学に伴い他県に居住するようになって1週間も経たないうちに初回の犯行に至っている．これらの流れには，挫折体験や移行期に伴う環境変化等のストレッサーが大きく関与していたとも考えられ，自閉症スペクトラム障害の，移行期において環境との相互作用により，不適応状態を起こしやすいといった特徴に合致するものと考えられる． 一般的に，性暴力は嗜癖性を有したものと解釈されている．性暴力によってのみ充足できると感じられている欲求が存在し，性暴力を振るうことによって得られた欲求充足の体験が，その手段を捨て去ることを極めて困難にさせる．そして攻撃性の強度と頻度は，適切な介入を受けなければ，そこからの満足を求めて次第に増悪することは理解に難くない．その意味では，性暴力は物質依存などと同様の「嗜癖化」という機制を有する．性暴力行動に依存し，初めは少量で得られていた満足が当初の刺激では徐々に得られなくなり，求める刺激と行動がエスカレートしてくるのである．また，性暴力は断絶したカテゴリーではなく，「性的からかい」に始まり，間接的接触による「覗き」「下着盗」「わいせつ電話」「性器露出」，直接的接触による「痴漢」「強制わいせつ」，そして攻撃性が増大する「強姦」，その極致にある「快楽殺人」に続くといった性暴力加害の連続体で表され，その攻撃性の強度や被害者との接触の度合いは異なるが，性暴力としての本質は共有していると言われている（藤岡淳子．性暴力の理解と治療教育．2006）． 被告人による1件目の事件は，「女性を襲うイメージ」という性的空想をよりリアルなものにするために包丁を所持しながら女性をうかがっていたものであり，2件目の事件でも「見ず知らずの女性の部屋に入って自慰行為をする」ために一人暮らしをする女性のアパートに侵入したものというように，共に間接的接触による性暴力加害

| | | 行動である．その後は，好みのタイプの女性へのストーキングを経て，本件犯行のような直接的な接触によるわいせつ行為に変化している．被告人は，攻撃性がさらに増大した性暴力である強姦の欲求・衝動については，「自分は経験もないためかあまり性行為は想像しない．汚らわしいとまでは思わないが，少し抵抗感もある．相手が喜んでいるのかどうかも分からないし」と否定しているものの，性暴力加害行動は，その攻撃性の程度において徐々にエスカレートしてきていることが明らかである．
この性暴力加害の連続体の中においても，「女性の脚」は，被告人の性的刺激の最も重要な源泉であり，満足のいく性的反応には欠かせないものとなっている．自閉症スペクトラム障害における性犯罪は特殊な形をとることが多く，その形態は，フェティシズムと小児性愛の2つに大きく分けられるとされているが（安藤久美子．発達障害における行動性と攻撃性．2006），被告人の場合は，性衝動と自閉症スペクトラム障害による強迫的な拘りという特性がアンバランスに結びついて，性的対象が脚に固着したフェティシズム傾向を有するに至ったものと考えられる．このことも性暴力を繰り返している一因と考えられる．
総合すると被告人の場合，性衝動に「空想や白昼夢にこもる以外にストレスや圧力に対する有効な防衛機制が少なく，現実と空想を区別しにくい」という，自閉症スペクトラム障害に基づく傾向が加わることで，「女性の脚」への強迫的な拘りやフェティシズム傾向，そして「女性の脚を触りながらの自慰行為」といった性的空想に発展しており，そこにストレッサーの重畳による衝動制御の障害や性暴力自体の嗜癖性が加わり，性暴力加害の連続体の中で，攻撃性がエスカレートしていったものと考えられる．さらに，その性衝動への対処法自体が性的空想に基づく自慰行為のみという状況で，対処すればするほど性衝動や性的空想が強化され，被告人の言うところの「囚われた状態」になるといった悪循環に陥り，犯行に至ったものと考えられる． |
|---|---|---|
| 10 | 総合（2）刑事責任能力に関する参考意見 | 犯行当時及び現在も，被告人には幻覚・妄想などの狭義の精神病状態は認められない．被告人は上述したような過程を経て犯行に至ったと考えられ，その過程には障害の関与が認められる．ただ，犯行当時，「囚われた状態」に支配されており，「囚われちゃいけないと言い聞かせても制御が効かなかった」と自己統制が全く効かなかったかのような発言が聞かれる一方で，犯行の遂行を断念した場面について，「違和感を覚えてやめなければと思った．女性を襲っても自分の問題解決にはならないと思った」と語るなど，冷静な思考が存在していたこともうかがえる．心理検査でも指摘されているように，被告人には「自らが主体となって達成したい欲求がある時には独自の理由づけをして行動に移る傾向」が認められており，性的な欲求を解決するために何ができるのかを論理的に考えた結果の行動であるとの可能性も否めない．性暴力が犯罪行為であることは，知的能力的にも十分に認識されており，執行猶予期間中であることで，その認識はより強固なものとなっていた．被告人は，独自の理論に固執した強迫的で限局された思考パターンに陥りやすくはあるものの，具体的な事実自体への認識を欠いてはいなかった．犯行は，女性を襲う前提で被害者となる女性を物色し，2度のストーキングを経て，犯行道具も準備した上での犯行であり，計画性は十分に認められ，事前からの被告人の意思が多分に関係していると考えられる．また，被告人は鑑定入院中に，反応性の抑うつ状態に陥っており，被害者の心情を慮る点では不十分ではあるが，犯行が周囲に与えた影響を想像し，内省する姿もみられていた．
以上により，被告人は犯行当時，是非善悪の弁識能力は完全に保たれており，自閉症スペクトラム障害の特徴や性暴力自体の持つ嗜癖性によって制御能力はある程度障害されていたが，その程度は著しく障害されていた，あるいは完全に失われていたという程度には達していなかったものと判断される． |
| 11 | その他参考意見 | 犯行時及び現在において，被告人は弁識・制御能力の保たれた状態にあり，強制的な医療の対象とはならない．しかしながら，被告人は障害の存在により，幼少期から対人関係において不全感やストレスを抱えていたが，社会的には明らかな不適応状態 |

	をきたさなかったために，障害が見逃され，積極的な介入は行われてこなかった．被告人は再犯防止への意識も高く，被害者の気持ちを理解するために，性犯罪被害者の手記を自ら読むなどの姿もみられる．また，社会スキルの獲得や，行動や感情のコントロールを目的とした心理教育的なアプローチも一定の効果が期待でき，中でも性衝動への対処法が，性的空想に基づく自慰行為のみという状況は再犯リスクを増大させるものであり，自慰行為に代わる別の対処法の確立は必要不可欠な課題となる． 　以上により，今後は，どのような処遇が決定されようとも，再犯防止のためには自閉症スペクトラム障害や性暴力に関する治療的アプローチが必要であり，社会復帰に際しては，発達障害者・性暴力加害者の特性を理解した上での医療・司法協働による支援体制を構築することが望ましい．
鑑定日付 鑑定人署名	以上の通り鑑定する． 　　　　○年　○月　○日　　　　　　　　氏名　村杉　謙次

3. 事例の解説と自閉症スペクトラム障害診断の留意点

　前述したように，ASDという障害が，一般精神科臨床あるいは社会的に認知されるようになって歴史はまだ浅く，その概念については今後も変遷していくことも予想される．しかし，ASDの中核症状が「対人相互性の障害」にあることは，おそらく今後も不変であり，この障害は従来の統合失調症，気分障害などの古典的症候群とは次元の異なる症候であり，人間の社会性の基盤をなす部分の障害であるため，責任能力判断に大きな課題を突きつけていると考えられる．そこで，本項では，ASDを診断するにあたっての注意点にもふれながら，責任能力の判断に関わるポイントについて精神鑑定書の書式に沿って解説する．

a. 鑑定主文

　一般的に，鑑定事項に示された順番に沿って簡潔に記載する．
　1. では，診断名と障害の程度に関して，DSM-5の基準に沿って簡潔に記されている．
　2. では，弁識能力は障害されておらず，制御能力はある程度障害されているものの，心神耗弱（著しく障害されている状態）や心神喪失（完全に欠如している状態）の水準には達していないことが表現されている．
　3. では，医療的支援の必要性が，処遇の決定に影響することがないように注意して記述することが重要である．今後さらなる申立てが必要であるかどうかについても意見を述べている．

b. 鑑定経過

　ASDの診断には，養育歴の情報が不可欠であり，家族，特に母親から妊娠中や出産時，育児期間中のさまざまなエピソードを確認するのはもちろんのこと，可能な限り客観的な情報を得るために，母子手帳や指導要録等による客観的評価を確認することが望ましい．事例の場合，指導要録写を入手することができ，ASDの診断に有用な学童期の情報を得ることができた．

c. 診断

　ここで鑑定人に求められていることは，十分な精神医学的な根拠をもって診断を行うことであるが，ASD を診断するにあたっては，いくつかの問題点もある．近年，一般精神科臨床においては，軽度の障害であっても ASD を積極的に診断し，より早期に治療的介入を行っていこうという風潮があり，その流れは医療・福祉面において非常に有用であると思われる．しかし，精神鑑定の場面では，障害のわずかな程度の差が犯行時の責任能力判断に大きく影響することもあるため，慎重な判断が必要とされる．おそらく専門家間で診断自体が異なることは少ないと思われるが，障害の程度に関しては必ずしも意見が合致しないこともあると思われる．鑑定人は診断のみではなく，その障害の程度を判断した根拠についても意見を記述しておくことが望ましい．

　また，ASD をもつ司法事例の大半のケースは，軽度のいわゆる「知的障害を伴わないASD」であり，重度のいわゆる「典型的な自閉症」のケースは限られているとされている[9]．もし，ASD と反社会的行動が直接的に関連するのであれば，障害がより重度なほど，問題行動の割合が高まるはずであり，このことも ASD と反社会的行動との間に直接的関連がないことを示唆している．この事実が，責任能力判断の難しさを招いている一因であることも鑑定人は念頭におく必要があると思われる．

d. 家族歴・本人歴等

　ASD を診断する際に，その根拠となる重要な所見のほとんどは，発達歴・生活歴に示されることになる．特に事例のように成人になってから初めて ASD が診断されるような場合には，鑑定時に診断基準を満たすことだけでなく，ASD 傾向が幼児期から明らかに存在していたことを示す必要がある．そのためには，一般的な発達歴に加え，家族の供述のなかから ASD に特有なエピソードを取り上げて記載するなどして，発達歴について丁寧に聴取した様子を示すことが重要である．しかし，ASD 傾向が顕著ではない場合や社会的不適応をきたさなかった場合，家族に ASD に関する知識がない場合には，どのような行動が ASD に特徴的であるのかは，家族自身にとっても明確ではないことが予想される．そのため，鑑定人からも積極的に予測されるエピソードの存在について質問することや，診断補助ツールである親面接式 ASD 評定尺度-テキスト改訂版（Parent-interview ASD Rating Scale-Text Revision：PARS-TR）を用いた家族からの情報収集も有用であろう．

　事例では，これらの点に留意して，発達歴・生活歴において，具体的なエピソードを織り交ぜながら，興味・関心の偏りや，対人的相互反応の質的な障害があることを示唆する情報を列記している．また，本来現病歴として記されることの多い犯行前までの経過については，生来的な障害である ASD に現病歴という表現は適さないため，「本件犯行前までの経過」という表現で，性に関する認知や衝動の経過を中心に記載し，性暴力行動につながるシナリオを考えるうえでの材料をあげている．

　また，ASD はそれ自体で事例化するものではなく，特に移行期において環境との相互作用により，不適応状態を起こしやすいといった特徴があるため，各移行期における不適応状

態や行動化の場面について詳述している．

e. 犯行の説明

この項目では，犯行に至るまでの一連の流れや犯行後の行動について，本人の描くストーリーで再構成していくことが求められる．事例の場合，犯行動機や犯行に至る一連の流れに関しては説明可能であるものの，一部了解しがたい，あまりに自己中心的な論理も認められる．しかし，その不可解さが診断を裏打ちする場合もあるため，ここでは，なるべく本人による具体的な供述をそのまま引用しながら犯行の流れを構成している．

f. 犯行の態様についての着目点，それらと精神障害の関係についての評価

ここでは，いわゆる「7つの着眼点」[10]に沿って，障害と犯行の関係がどのように説明されるかを検討しておき，以後の考察につなげていく．

事例の場合，動機の了解可能性や犯行の計画性，違法性の認識，犯行の一貫性・合目的性，犯行後の自己防御的行動が認められ，犯行の偶発性や精神障害による免責の可能性の認識，犯行の人格異質性は認められず，この部分だけに着目すると，あたかも弁識能力や制御能力は完全に保たれているかのように読み取ることができる．しかし，この「7つの着眼点」は，あくまでも法律家の視点から法廷などで問われる可能性の高い質問などを経験的に列挙した「視点」であり，直接，弁識能力や制御能力の程度，あるいは刑事責任能力の結論を導く「基準」ではない[10]．この着眼点の意義と内容を参考にしたうえで，障害と犯行の関係を考察していく必要がある．

g. 障害と犯行の関係

事例の中学時代に芽生えた「スカート姿の若い女性の脚への興味・関心」が，強迫的なこだわりやフェティシズム傾向に，さらには性的空想，そして性犯罪に発展していく流れにおいて，事例のもつ障害特性がどのように関わっているのかを記述している．さらには，事例が性暴力を繰り返し，刑罰を受けた後においても本件犯行に至った流れのなかで，障害のみでは説明できない要因として，性暴力自体のもつ嗜癖性や性暴力加害の連続体[11]，ASDとフェティシズム傾向の関連[9]などについて，参考文献も示しながら説明を加えている．

ASDの責任能力判断の困難さに加え，事例のように性犯罪という個別的要因が複雑に絡み，また再犯の危険性が高い犯罪に及んでいる場合，鑑定人の精神医学的評価に基づく見解のみではなく，広く認知された先行研究の結果を示すことも，障害と犯行の関係を多角的にとらえるうえで有用と考える．岡田ら[12]による，ASDの特徴から生じてくる具体的な問題と事件との関係の仕方に注目した，「常同固執型」「不如意不満型」「誤解固執型」「不測困惑型」「共感困難型」「問題解決困難型」「併存障害型」の7つの型への整理や，十一[13]による，ASDケースの触法問題発生の基盤と考えられた契機による「性的関心型」「理科実験型」「高次対人緊張型」「従来型」の4つの型への分類なども，ASDの特徴と反社会的行動の関係をより広い視点でとらえるうえで参考になるであろう．

h. 刑事責任能力に関する参考意見

　責任能力について，弁識能力と制御能力に分けて説明している．ASDに，意識障害や幻覚妄想状態は基本的にはみられない．そして，被告人に併存障害や二次障害がない場合，犯行時は一応，通常の知覚，思考力，記憶などの認知機能が保たれ，行動の段取りや準備を実行できていることが多い．そのため，被告人の行動のうちそのような側面のみが取り上げられると，事理弁識能力と行為制御能力は低下していないように映りやすい．しかし，犯行に関わる行動を詳細に眺めると，事理弁識が破綻している点がしばしば認められ，そのような破綻が，何らかの状況により追い詰められて反応性に生じた不合理な行動なのか，それとも，"平常"な心理状態においてASDの基本障害の影響下でとられた"合理的な"行動であるのかを鑑別しておく必要がある[14]．事例の場合は後者に該当し，意識障害や知能障害，幻覚妄想状態は認められず，犯行に至る流れのなかで人格の異質性はなく，本人の意思や計画性は明確に存在し，弁識能力は完全に保たれていたものと考えられる．

　制御能力については，ASDには独自の混乱状態へ突発的に陥る傾向があり，時として事件化の一因をなしており，その際には，犯行への障害の影響を検討しうる．ASDによる混乱状態には，自閉症にみられる癲癇のような激しい形態から，より自閉性が軽度のASDに多い，一瞬思考がフリーズするような形態まで幅広くあるため，パニックの関与や程度を見極めるのに困難を伴うこともあるといわれている[14]．事例の場合，明らかな混乱状態に陥ってはおらず，被害者の選定や犯行道具の準備を行っていることからも，制御能力に関しても基本的には保たれていると判断しうる．しかし，「女性の脚」を中核としたフェティシズム傾向や性的空想をもつ事例が，性暴力加害の連続体から抜け出すことができず，「囚われた状態」に陥り犯行に至ったことを考えると，制御能力が障害されていなかったとは断定することはできず，障害されていたものの，心神耗弱や心神喪失の水準には達していなかったと判断され，そのように表現している．

i. その他参考意見

　ここでは今後の医療的関与の必要性などについて述べているが，その意見が処遇の判断に直接影響することのないように注意して記載している．また，再犯防止のためには，性暴力行動そのものへの治療的アプローチが必要不可欠であり，そのことについても言及している．

　ASDは脳の生来的な機能障害が原因と考えられており，治療も，社会スキルの獲得や，行動や感情のコントロールといった心理教育的なアプローチが中心となる．こうした観点から考えると，「治療可能性」が適用の一要件となっている医療観察法に，ASDが該当するのかどうかについては，今後も法曹を交えた継続的な検討が必要であろう．そして，検討においては，医療観察法施行から12年が経過し，多くのASDをもつ触法精神障害者の鑑定や審判，治療が行われてきた実績から得られた知見を活用することで，治療可能性のより具体的な判断基準が設定されていくことが期待できる．

j. 司法による判断とその後の経過

　鑑定終了後，事例は起訴され，公判では責任能力については争われなかったものの，再犯防止の観点での医療の必要性に関する議論がなされた．公判途中で事例のうつ症状が増悪し，鑑定人の所属する医療機関において，うつ症状の改善を目的とした精神保健福祉法による入院治療を行った．入院期間中に，懲役3年，執行猶予5年の判決が下りた．そこで，入院治療の目標を再犯防止に変更し，医療観察法医療のノウハウを応用し，性衝動に対する薬物療法とともにセルフモニタリングの導入やクライシスプランの作成，内省面へのアプローチ，医療・福祉・司法の連携による地域での支援体制の構築などを行ったうえで，自宅に退院となった．以後も，支援体制を維持しつつ治療を継続し，再犯に至ることなく執行猶予期間を終えることができている．

　鑑定で行った多角的なアセスメントを再犯防止に向けたアプローチに応用することができ，精神鑑定を中心としてきた伝統的な司法精神医学を，触法精神障害者の社会復帰を目的とした司法精神医療へと展開していく過程を体感できる経験となった．

おわりに

　ASDの責任能力を判断するうえでの明確な基準はいまだ存在せず，今後も事例を積み重ねながら，司法と医療の両者で，継続的な検討を行っていく必要があるであろう．現時点では，過去の判例や他の障害との相対的な比較を行いながら，事例の責任能力判断を検討するうえでの客観的かつ科学的な知見を法曹に提供することが，ASDの鑑定に臨むうえでの現実的な姿勢となるであろう．鑑定人は，ASDの過剰診断や，極端な可知論的な立場で障害の犯行への影響を過小評価してしまうことに注意しつつも，本人に帰責できないASD固有のハンディキャップが，犯行にもたらした影響についても，しっかりと目を向けるバランス感覚が必要であると考える．

〔村杉謙次〕

文献

1) Brugha TS, McManus S, Bankart J, et al. Epidemiology of autism spectrum disorders in adults in the community in England. Arch Gen Psychiatry 2011 ; 68 : 459-465.
2) Kanner L. Autistic Disturbances of Affective Contact. Nervous Child 1943 ; 2 : 217-250.
3) Asperger H. Die 'Autistischen Psychopathen' im Kindesalter. Archiv fur Psychiatrie und Nervenkrankheiten 1944 ; 117 : 76-136.
4) Wing L. Autistic Spectrum Disorders. BMJ 1996 ; 312 : 327-328.
5) 十一元三, 崎濱盛三. アスペルガー障害の司法事例—性非行の形式と動因の分析. 精神経誌 2002 ; 104 : 561-584.
6) 十一元三. 司法領域における広汎性発達障害の問題. 家庭裁判月報 2006 ; 58 : 1-42.
7) 岡田幸之. 刑事責任能力再考—操作的診断と可知論的判断の適用の実際. 精神経誌 2005 ; 107 : 920-935.

8）安藤久美子．発達障害と犯罪．山上　皓ほか（編）．司法精神医学3 犯罪と犯罪者の精神医学．中山書店；2006．pp253-266．
9）安藤久美子．発達障害における行動性と攻撃性．精神科治療学 2006；21：961-969．
10）岡田幸之，安藤久美子，五十嵐禎人ほか．刑事責任能力に関する精神鑑定書の手引き ver.4.0.（平成18～20年厚生労働科学研究費補助金（こころの健康科学研究事業）他害行為を行なった精神障害者の診断，治療および社会復帰支援に関する研究，他害行為を行なった者の責任能力鑑定に関する研究）．2009．
http://www.ncnp.go.jp/nimh/shihou/information.html
11）藤岡淳子．性暴力の理解と治療教育．誠信書房；2006．
12）岡田幸之，安藤久美子．自閉症スペクトラム障害にみられる特徴と反社会的行動．精神科治療学 2010；25：1653-1660．
13）十一元三．広汎性発達障害における触法行動の問題．原　仁（編）．発達障害医学の進歩18．診断と治療社；2013．pp69-77．
14）十一元三．司法領域における発達障害の問題からみた児童精神医学のキャリーオーバー．精神経誌 2014；116：597-601．

参考文献

・安藤久美子．各種疾患の精神鑑定例 発達障害（Asperger症候群）．五十嵐禎人（編）．専門医のための精神科臨床リュミエール1 刑事精神鑑定のすべて．中山書店；2008．pp160-172．

索　引

和文索引

あ

亜昏迷状態　158
アルコール依存　53
アルコール関連障害　175

い

医学的検査　26
意思の自由　7
異常パーソナリティ　223
依存症　208
違法性　2
意味連続性　118
医療観察法　47
医療観察法医療必要性　52
医療観察法鑑定　47
飲酒試験　176
陰性症状　152

う

内村祐之の見解　34
うつ病　162
うつ病の責任能力の判断基準　171

え

冤罪　70

お

応報刑論　6
岡田幸之の見解　35
岡田の8ステップ　35, 129, 239

か

解体症状　153
解離性健忘　75, 196
解離性障害　95, 196
解離性同一症　197
解離性同一性障害　75
確証バイアス　101
覚せい剤精神病　186
　──と統合失調症の鑑別点　187
　──の診断基準　187
拡大自殺　162, 173
過食性障害　206
過食のための盗み　207
家族への面接　26, 87
可知論　8, 133
家庭裁判所　81
観察法　235
感情移入　117
鑑定医　47, 50
鑑定結果の報告方法　23
鑑定事項　23
鑑定実施期間　23
鑑定実施体制　23
鑑定主文　30
鑑定助手　23
鑑定資料　135, 138
鑑定入院　23, 60
　──中の治療　49
　──に関する問題　62
鑑定人　39
鑑定人尋問　30
鑑定面接　25, 86
鑑定留置場所　84
慣例　8

索 引

────── き ──────

奇異ではない妄想　150
奇異な妄想　150
器質性精神障害　75, 232
「機序」の解明　17
機序の説明　28
起訴前鑑定　129, 139
規定飲酒試験　177
規範的責任論　7
気分（感情）障害　162
虐待　90
逆行性健忘　75, 124
逆行的構成　70
急性ストレス障害　93
境界性パーソナリティ障害　197
供述調書　83, 138, 249, 256
供述分析　69
供述変遷　123
共通評価項目　51
虚偽自白　70
緊張病症状　158
緊張病性行動　152
緊張理論　102, 103

────── く ──────

虞犯少年　80
クリスマスツリー効果　242
呉秀三の見解　33
クレプトマニア　120, 206

────── け ──────

軽愚　247
刑事責任能力　4, 7
刑事責任能力鑑定　2, 22, 33
刑事責任能力判断における裁判官と精神科医の役割　38
刑事責任能力判断の構造の8ステップ　42
刑事訴訟能力　67
刑罰　6
刑法39条　44
刑法学における責任能力　5

刑法における責任　6
原因において自由な行為　190
幻覚　152
検察官鑑定　133
幻聴　150
健忘　124, 160, 220

────── こ ──────

行為責任論　6
行為と責任の同時存在の原則　7
拘禁反応　25, 74
構成要件　2
行動障害　208
行動制御能力　44, 134
広汎性発達障害　259
公判調書　24
合理的選択理論　106
混合的（複合的）方法　3

────── さ ──────

再鑑定　32
罪業妄想　170
再発防止プログラム　110
裁判員の参加する刑事裁判に関する法律　33
裁判員法50条に基づく鑑定　137
裁判官　39
裁判所鑑定　133
榊俶の見解　33
作為体験　16
詐病　121
三要件説　57
三要素説　57

────── し ──────

持効性注射剤　49
自己防御能力　68
自招性障害　190
疾病性　52
質問法　235
自動症　3

児童相談所　81
児童福祉法　80
自閉症スペクトラム障害　259
自閉性障害　71
嗜癖行動　208
嗜癖モデルに基づく窃盗症の治療　206, 213
嗜癖モデルに基づく治療　210
社会的責任論　6
社会的絆理論　104
社会復帰要因　55
赦免妄想　74
自由意思　7
自由飲酒試験　177
自由再生質問　249
周トラウマ期の解離　96
宿命的決定論　7
主治医　50
受諾の判断　22
狩猟過程　109, 111
準幻覚　188
準妄想　188
生涯持続型犯罪者　104
焦点化した質問　249
常同症　160
衝動制御障害　121
少年鑑別所　81
少年事件手続　81
少年犯罪　78
少年法　79
触法少年　80
事理弁識能力　14
しろうと理論　101
思路障害　160
心因性健忘　125
神経心理検査　235
神経性過食症　206
神経性大食症　206
神経性無食欲症　206
神経性やせ症　206
心神耗弱　4, 44
心神喪失　4, 44, 131
身体検査　85
人定質問　82

心的外傷後ストレス障害　90
侵入窃盗犯　109
心理学的方法　3
心理学的要素　4, 128, 132
　　——への影響の分析　13
心理検査　26, 85
心理的責任論　7

――――― す ―――――

スイス刑法　3
スクリプト　109
スウェーデン刑法　3

――――― せ ―――――

性格責任論　6
制御能力　4, 14, 128, 134, 244, 257
精神医学的診断　27
精神異常抗弁　3
精神運動興奮　150
精神科医と裁判官の役割分担　35
精神鑑定における鑑定人と裁判官　39
精神鑑定の依頼　22
成人事件と少年事件における鑑定事項の比較　83
精神障害　10, 11
精神障害者免責制度　5
精神遅滞　247
精神遅滞者の精神医学的面接　255
精神的正常人　37
精神の疾患　10
精神の障害　10
精神病質パーソナリティ　223
精神病性　225
精神病即責任無能力　37
精神病理学　115
精神保健判定医　47
静的了解　116
青年期限定型犯罪者　104
性犯罪　90, 269
性犯罪者　109
生物学的方法　3
生物学的要素　4, 128, 132

275

| 索 引 |

生物学的要素の診断　10
責任主義　3
責任能力　2
　──の判定基準　3
責任能力鑑定に対するミニマム要求　12
責任能力判断　128
責任能力判定と了解概念　119
摂食障害　206
絶対的非決定論　7
窃盗　251
窃盗症　206
善悪判断能力　134
前向性健忘　124
選択性健忘　125

──────── そ ────────

躁うつ病　73
操作的診断基準使用の意義　12
相対的応報刑論　6
相対的非決定論　7
訴訟能力　67, 130, 245
訴訟無能力　68

──────── た ────────

対人相互性の障害　267
対人暴力犯罪　107
代用監獄　70
対立　225
多肢選択式質問　249
脱抑制　225
ダラム・ルール　3
単純酩酊　175, 184

──────── ち ────────

痴愚　247
知的障害　71
知的能力障害　54, 247
中立性の問題　19
重複障害　9
治療可能性　53

治療しながらの鑑定　48
治療的効果　87
治療反応性　53

──────── て ────────

定性的可知論的判断　18
適応障害　96
電気けいれん療法　49
伝統的精神医学　115
　──の特徴　115

──────── と ────────

ドイツ刑法　3
動画資料　24
道義的責任論　6
統合失調症　55, 73, 144, 152
同時性健忘　124
統制理論　103, 104
詐病　123
取調べ調書　24
取調べの録音・録画　138, 250

──────── な ────────

中田修の見解　35

──────── に ────────

二次被害　92
二重役割のジレンマ　50
認知機能検査　242
認知症　54, 75, 232

──────── の ────────

脳画像検査　241
脳至上主義　243
脳所見過剰重視（評価）症候群　13, 243

は

はい‐いいえ型質問　249
ハイデルベルク学派　115
白痴　247
パーソナリティ障害　54, 223
発生的了解　116
発達障害　54, 259
発達類型論　104
パレンス・パトリエ　79
犯行動機の了解可能性　118
犯行連鎖　110
犯罪者プロファイリング　107
犯罪少年　80
犯罪心理学　101
犯罪スクリプト　109
反社会性パーソナリティ障害　226
反社会的行動　268

ひ

被害者鑑定　90
被害者への配慮　98
必要的減軽　4
否定的感情　225
病的酩酊　175, 184
貧困妄想　170

ふ

不安状況反応　188
不可知論　8
複雑酩酊　175, 184
副次文化理論　102, 103
物質使用障害　53
プレゼンテーション　31
分化的接触理論　103

へ

弁識能力　4, 14, 44, 128, 244

ほ

法益　2
法的責任論　6
法的判断能力　7
本人への面接　24

ま

マクノートン・ルール　10
まとまりのない会話　152
慢性覚せい剤中毒　188
万引き　206, 251

み

見せかけの了解可能性　16
三宅鑛一の見解　34

む

無罪妄想　74
無知の暴露　70
無理心中　173

め

酩酊状態　175
酩酊の分類　176
命令性の幻聴　150

も

妄想　149, 152, 171
妄想性障害　150
目的刑論　6
黙秘権　68

や

薬物関連障害　186
やわらかな決定論　7

索 引

ゆ

優格観念　237
有責性　2

ら

ライフコース理論　103, 104

り

離人症　16

リ

リスクアセスメント　56
離脱　225
了解概念　116
臨床精神病理学　115
臨床的認知症尺度　235

ろ

魯鈍　247

数字・欧文索引

数字

7つの着眼点　129, 134, 139, 269
8ステップ　42, 129

A

abusive sexual contact　94
actio libera in causa（ALIC）　190
acute stress disorder（ASD）　93
Anorexia Nervosa　206
Asperger 障害　259
autism spectrum disorder（ASD）　259
automatism　3

B

Binder の酩酊基準　175
Binge-Eating Disorder　206
brain overclaim syndrome　13, 243
Bulimia Nervosa　206

C

Clinical Dementia Rating（CDR）　235
Clinician-Administered PTSD Scale（CAPS）　93
comorbidity　9
confirmation bias　101
control theory　103
Criminal Lunatics Act　5

D

disease of the mind　10
DSM-5　10
Durham Rule　3
DV（domestic violence）　90

G

Gruhle の責任能力論　37

H

HCR-20　51
hunting process　109, 111

I

ICD-10　10
insanity defense　3

K

Konvention　8, 35

L

lay theories　101
life-course theory　103

M

McNaughton Rules　10

N

Number Needed to Detain（NND）　56

O

offence chain　110

P

parens patriae　79

pervasive developmental disorder（PDD）　259
posttraumatic stress disorder（PTSD）　90
PTSD 臨床診断面接尺度　93

R

rational choice theory　106

S

SCID（Structured Clinical Interview for DSM-Ⅳ）　94
strain theory　102
subcultural theory　103

W

WAIS-Ⅲ　235

中山書店の出版物に関する情報は,小社サポートページを御覧ください.
https://www.nakayamashoten.jp/support.html

刑事精神鑑定ハンドブック

2019年3月5日　初版第1刷発行 ©
〔検印省略〕

編　　集	———	五十嵐禎人／岡田幸之
発 行 者	———	平田　直
発 行 所	———	株式会社 中山書店

〒112-0006 東京都文京区小日向 4-2-6
TEL 03-3813-1100（代表）
振替 00130-5-196565
https://www.nakayamashoten.jp/

装丁 ————— 花本浩一（麒麟三隻館）

印刷・製本　　株式会社 真興社

Published by Nakayama Shoten Co.,Ltd.
ISBN 978-4-521-74742-2　　　　　　　　　　　　　　　　Printed in Japan
落丁・乱丁の場合はお取り替え致します.

・本書の複製権・上映権・譲渡権・公衆送信権（送信可能化権を含む）は株式会社中山書店が保有します.
・|JCOPY|〈(社) 出版者著作権管理機構 委託出版物〉
本書の無断複写は著作権法上での例外を除き禁じられています．複写される場合は，そのつど事前に，(社) 出版者著作権管理機構（電話 03-5244-5088, FAX 03-5244-5089, e-mail:info@jcopy.or.jp）の許諾を得てください.

本書をスキャン・デジタルデータ化するなどの複製を無許諾で行う行為は，著作権法上での限られた例外（「私的使用のための複製」など）を除き著作権法違反となります．なお，大学・病院・企業などにおいて，内部的に業務上使用する目的で上記の行為を行うことは，私的使用には該当せず違法です．また私的使用のためであっても，代行業者等の第三者に依頼して使用する本人以外の者が上記の行為を行うことは違法です．

DSM-5を読み解く

DSM-5時代の精神科診断をわかりやすく解説

伝統的精神病理，DSM-IV，ICD-10をふまえた新時代の精神科診断

- ●総編集 **神庭重信**(九州大学)
- ●編集
  池田　学(熊本大学)／**神尾陽子**(国立精神・神経医療研究センター)
  三村　將(慶應義塾大学)／**村井俊哉**(京都大学)
- ●編集協力
  内山　真(日本大学)／**宮田久嗣**(東京慈恵会医科大学)

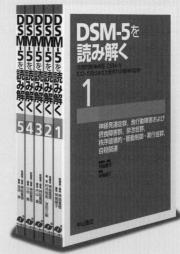

●B5判／2色刷／平均240頁

シリーズの構成

1 神経発達症群，食行動障害および摂食障害群，排泄症群，秩序破壊的・衝動制御・素行症群，自殺関連
編集●神尾陽子　定価(本体7,000円+税)

2 統合失調症スペクトラム障害および他の精神病性障害群，物質関連障害および嗜癖性障害群
編集●村井俊哉／宮田久嗣　定価(本体7,000円+税)

3 双極性障害および関連障害群，抑うつ障害群，睡眠-覚醒障害群
編集●神庭重信／内山　真　定価(本体7,500円+税)

4 不安症群，強迫症および関連症群，心的外傷およびストレス因関連障害群，解離症群，身体症状症および関連症群
編集●三村　將　定価(本体7,000円+税)

5 神経認知障害群，パーソナリティ障害群，性別違和，パラフィリア障害群，性機能不全群
編集●池田　学　定価(本体7,000円+税)

▶▶▶ シリーズ特長 ◀◀◀

- ●DSM-5の診断基準を用いて，どのように診断を進めるか，その際の注意点は何かを詳述．
- ●DSM-IVと比較して，どこが改訂されたかを明示し，改訂の根拠となった研究結果や議論など，その背景をわかりやすく解説．
- ●伝統的な精神医学の概念や診断の流れを解説し，DSM-5をわが国の臨床においてより適切に用いる方法を指南．

中山書店　〒112-0006 東京都文京区小日向4-2-6　TEL 03-3813-1100　FAX 03-3816-1015
https://www.nakayamashoten.jp/